面向远程医疗的移动物联网技术

本书出版得到“国家出版基金”资助

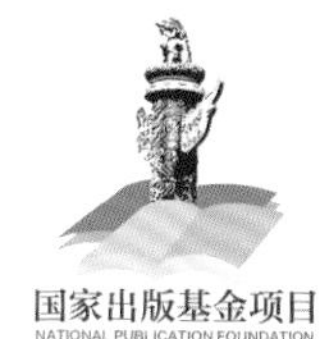

面向远程医疗的移动物联网技术

医疗物联网

概念、需求与发展进程

INTERNET OF MEDICAL THINGS

主　编　焦秉立

副主编　童云海　段晓辉

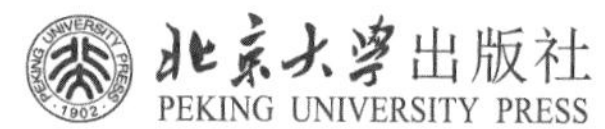

图书在版编目(CIP)数据

医疗物联网：概念、需求与发展进程/焦秉立主编.—北京：北京大学出版社，2021.6

ISBN 978-7-301-32272-7

Ⅰ.①医… Ⅱ.①焦… Ⅲ.①物联网–应用–远程医学–研究 Ⅳ.①R-058

中国版本图书馆CIP数据核字(2021)第111266号

书　　名　医疗物联网：概念、需求与发展进程
　　　　　YILIAO WULIANWANG: GAINIAN、XUQIU YU FAZHAN JIN CHENG

著作责任者　焦秉立　主编

责任编辑　王　华

标准书号　ISBN 978-7-301-32272-7

出版发行　北京大学出版社

地　　址　北京市海淀区成府路205 号　100871

网　　址　http：//www. pup. cn　新浪微博：@ 北京大学出版社

电子信箱　zpup@ pup. cn

电　　话　邮购部 010-62752015　发行部 010-62750672　编辑部 010-62765014

印 刷 者　北京九天鸿程印刷有限责任公司

经 销 者　新华书店

　　　　　730毫米×980毫米　16开本　17.5印张　280千字

　　　　　2021年6月第1版　2021年6月第1次印刷

定　　价　99.00元

编 委 会

（按照姓氏笔画排序）

序　　言

摆在我面前的是“面向远程医疗的移动物联网技术”的书稿，这是北京大学牵头的课题组承担“新一代宽带无线移动通信网”国家科技重大专项的课题研究成果的总结。移动物联网是移动通信与物联网技术的结合，这套书不是一般性讨论移动物联网，而是针对医疗应用特别是远程医疗，提出的移动物联网技术解决方案。

本书特点之一是面向医疗应用。医疗应用分为预防、检查、诊断、急救、治疗、护理、康复等不同阶段，它们对移动物联网的要求有所不同，城市与乡村医疗现场也有很大差别,这就决定了应用于医疗的移动物联网需求的多样性。在注意到具体应用服务的特殊性的同时，本书从共性需求入手，提出了一种以人为本，面向场景应用的无线物联网总体架构，从服务体系的高度回答了数字医疗中的移动物联网的组成。

本书另一个特点是面向技术。移动物联网跨移动通信与物联网两大领域，覆盖感知层、通信网络层和数据平台层，从技术上看，医疗应用的移动物联网既有窄带也有宽带，有对功耗和成本敏感的应用，也有对时延敏感的应用，普遍的是对可靠性有较高的要求，在一些有特殊要求的场景，需要使用无线专用网络。本书具体分析了移动数字医疗中的各项关键技术，并展望了未来技术的发展趋势。

本书还有一个特点是面向产业。本书专门讨论了面向医疗的移动物联网中产业链的组成,介绍了国内外有关企业在发展移动医疗物联网产业方面的战略。更难得的是本书从产业部署的角度分析了医疗物联网的专利布局，提出了推进

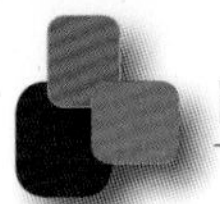

面向医疗的移动物联网产业化的策略。

信息技术在医疗领域应用的前景很广阔，但目前还处于起步阶段，这方面的著作不多，针对远程医疗的移动物联网技术的论著更难得。本书的作者团队来自高等院校、信息技术和医学科研院所以及知名医疗机构，各领域专家合作写出这套书，这是一次很好的尝试，也值得信息技术界和医疗卫生界从业者的期待，希望引发更多有识之士投身到数字医疗领域，在医疗服务水平提升的同时促进信息技术和产业的发展，并进一步发挥信息技术在推进健康中国建设中的作用。

中国工程院　院士

自　序

带着激动和喜悦的心情，我们完成了本书的编写和出版工作。书中大部分内容归属于“新一代宽带无线移动通信网”国家科技重大专项“面向远程医疗和社区医疗信息化的无线物联网技术总体研究”项目的调研和研究成果。历时三年，在充分明确研究目标的前提下，围绕真正解决好群众“看病难、看病贵”这一核心问题，项目研究团队奔赴祖国的边疆地区，包括新疆、西藏和川贵等地区的医院和乡村诊所进行了翔实的考察和调研，聆听了各级医生、护士包括最基层的村医的需求和建议，同时汇集了多家大型三甲医院医护人员和相关大型医疗健康产业精英们的智慧，构建了本书的轮廓，形成了章节的精髓。感谢所有支持和帮助过我们的各个单位、相关领导及各位专家，感谢所有为本书贡献资料的项目组成员。

由于医疗物联网发展迅猛，结合信息技术的最新发展和全球特别是我国新冠疫情的防控经验和成果，在本书成书之际，我们还扩展了人工智能技术和防疫的相关内容。在此，我们也特别感谢移动数字医院系统教育部工程研究中心（北京大学）的各位同人的高效工作和辛苦付出。

本书分为《医疗物联网：概念、需求与发展过程》与《医疗物联网：网络框架与技术应用》两本。前者从宏观角度简述了医疗物联网的总体架构、服务需求和对应的技术内涵、产业链发展特点，其目的是探讨各级管理层在推进医疗物联网发展的政策制定上及医疗健康行业的数字化转型方面的层次及脉络，为实现更加精细化、智能化的行业管理提供有益的参考。

第二本内容更侧重于医疗物联网技术，结合 5G 的发展，描述了大带宽、

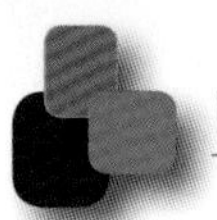

高可靠和低功耗技术及其相关要求，融合人工智能、大数据、云计算等新技术在医疗健康领域不同场景中的应用，适合相关专业学生的学习和工程技术人员作为参考。

医疗物联网的核心功效在于，将现代信息化技术运用在医疗及健康管理领域，达到提高效率、延伸覆盖范围和节约成本的目的。在国家现有医疗体系和智慧医疗的大背景下，医疗物联网必将成为合理均衡充分使用医疗资源的有效手段之一。

由于本书作者视野和水平有限，在编写过程中难免有疏忽和纰漏， 为此真诚希望广大读者给予批评指正。让我们携起手来，共同参与医疗物联网的建设，让有限的医疗资源，更好更充分地惠及大众。

焦秉立

北京大学　教授

移动数字医院系统教育部工程研究中心　主任

目　　录

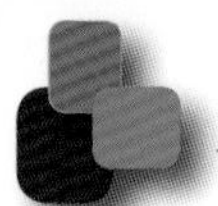

第一章 医疗物联网的概念及其发展现状

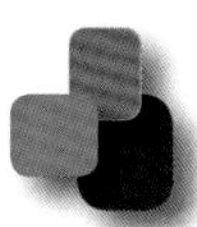

1.1　医疗物联网的发展历程

医疗物联网的起源是远程医疗（Telemedicine），这个概念出现的时间比较早。当时，大陆上的医生通过无线电通信的方式与处于航行状态的患者沟通医疗信息，并对患者的病情进行诊断和治疗。远程医疗得到广泛的应用 。通过运用通信网络、计算机、医疗技术与设备，实现数据、音频和视频的远距离传输，实现专家与病人、专家与医务人员之间的异地“面对面会诊”。医疗物联网是医疗信息网络和物联网（Internet of Things, IoT）结合的产物，随着宽带通信技术、移动医疗设备、人工智能的发展，医疗物联网的服务范围扩大到健康管理、医疗卫生服务和药物管理等方面。

随着我国经济的飞速发展和人民生活水平的提高，建立一个能够覆盖海陆空域的、功能完善和高效运行的医疗物联网，成为国家卫生体制改革的一项重要点办部署医疗物联网。可用于提高医疗效率、降低医疗成本以及平衡医疗资源；构成医疗信息资源互联的桥梁，消除患者和医生、患者和医院以及医药管理的时间和空间障碍；促进“人人享有基本医疗卫生服务”的发展。发展医疗物联网需要从我国的国情出发。

首先是以现存医疗体系为基础，在城市的三级医院、二级医院以及社区医院框架下考虑城市居民医疗服务和养老服务。在农村的县级医疗卫生机构、乡镇卫生院和村卫生室的医疗体系内考虑农村居民的医疗服务和养老服务。另外，通过信息化手段增强和规范公共医疗卫生管理、预防疾病和阻断突发流行病的传染途径。

其次是信息传输和处理能力，医疗物联网提供的服务涵盖紧急信息传输的实时性、可靠性以及非紧急信息的准确性、多元性。信息传输的形态有有线传输和无线传输，其中无线传输是信息传输的瓶颈。在医疗领域，一个信息传输错误就可能导致严重后果，因此必须针对不同的信息采用不同的传输方式。随着通信系统从第一代到第五代的更迭，信息通信能力有了长足的发展，并且第五代通信系统的服务驱动模式，大大促进了无线医疗物联网的发展。随之而来的创新服务模式也将不断出现。目前我国医疗物联网发展的关键是，把大城市大医院的优势资源输送至基层医疗机构，利用信息共享的方式提高基层医疗机

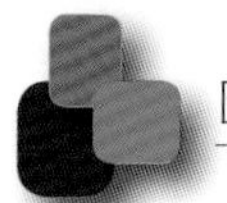

构的服务水平，以达到最终消除城乡医疗差别的目的，这也是医疗物联网发展的终极目标。

1.2 各国医疗物联网发展方式和状况

将信息技术作为工具应用于医疗服务是各国医疗服务的发展方向。这里介绍澳大利亚、美国、印度、日本、英国、挪威和芬兰等国家的医疗物联网发展情况，希望对我国医疗物联网的建设提供有益的参考。

1.2.1 澳大利亚

澳大利亚拥有先进的医疗卫生服务系统，它的国土面积大，因此，需要建立一个大区域的医疗卫生服务系统以覆盖全国的公立和私立医疗体系。该体系包含了 1 000 家公立和私立医疗机构，成千上万名全科医生、临床专家、社区医生、保健辅助和老龄保健人员构成庞大的医疗服务群体[1][2]。

澳大利亚医疗卫生服务系统的发展属于典型的政府推动[3]，其医疗信息化，服从于国家电子医疗战略，设有个人电子健康档案项目、国家宽带网远程医疗试点项目、健康评估平台项目等。同时，澳大利亚也有专门的医疗信息标准化组织，紧跟国际标准化进程，制定适合本国的相关标准。澳大利亚政府在电子医疗方面给予政策支持和大量资金投入，据此在全国推行电子医疗、远程医疗等服务，不断提高国内医疗保健信息化水平。此外，澳大利亚设立专门的研究基金，鼓励电子医疗相关技术的研究和开发。

进入 21 世纪后，澳大利亚政府希望改善医疗和卫生保健领域的体系和服务方式，这项工作是将信息共享贯穿整个医疗卫生保健领域，通过改变医疗工作者在实际工作中与患者互动沟通的方式实现飞跃式发展。为此，政府统一协调电子医疗政策，在全国范围内推行电子医疗战略。2008 年，政府委托德勤[4]进行调研，并拟定了《澳大利亚国家电子医疗战略》[5]。这一报告对国家电子医疗战略进行了分析研究，内容大致包括：① 平衡并协调澳大利亚电子医疗领域目前存在的各类问题；② 监管澳大利亚各州和地方的电子医疗领域的潜在变化；③ 随着技术的发展和经验的积累，制定和管理与之相关

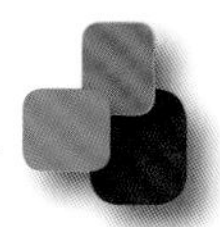

的政策。与此同时，政府也为各州和地方政府以及公私立医疗机构电子医疗政策的实施预留调整的空间，使他们既能在类似的框架下遵从电子医疗政策，又能根据各自的实际情况进行调整，以便实现效益和效率最大化。澳大利亚政府通过改进澳大利亚电子医疗体系，以最终达到提高该领域生产力、促进经济发展的目标。

随着因特网普及率的指数级增长以及网络和通信技术的进步，电子医疗健康已被视为国民健康系统中必不可少的重要元素。澳大利亚远程医疗服务系统发展的一个目标是有效减少医疗差错、提高医疗质量、大幅度降低医疗成本，并使消费者能够了解其医疗需求，并对其医疗做出知情的决定。这些手段包括实践管理（例如实践计划、处方和计费）、信息来源和共享、服务提供（例如慢性病支持和远程保健）、远程护理管理和健康、临床决策支持（例如协助诊断、治疗和护理过程）、电子健康记录（Electronic Health Record, EHR）和公共卫生智能。作为健康信息源，电子健康档案是所有其他信息源的基础，自2000年以来，澳大利亚在发展电子健康档案方面做出了巨大努力。2011年6月，澳大利亚政府正式颁发了《澳大利亚2020年数字经济战略》；2012年7月1日，澳大利亚政府发布了第一个版本的个人控制电子健康记录（Personally Controlled Electronic Health Record, PCEHR）系统[6]。2015年，有49.5万个远程医疗咨询通过远程访问的方式，向农村、边远地区以及大都市外围地区的患者提供专家咨询服务；计划至2020年，90%的高优先级消费者，如老人、婴儿、慢性病人或其看护人，都可以建立电子健康记录，并有25%的专家将通过远程医疗咨询向远程患者提供服务。

澳大利亚远程医疗服务系统发展的另一个目标是为老年人及癌症患者开发和提供家庭远程医疗服务，对心血管疾病患者进行监护和紧急救治，对心脏病病人在康复治疗期间进行移动监护。

另外，澳大利亚电子医疗研究中心（Australian e-Health Research Centre, AeHRC）建设了健康评估平台（Care Assessment Platform, CAP），通过一系列移动医疗（Mobile Health）工具，包括智能手机、网络服务和生物传感器技术，改善医疗状况，这个平台已经在昆士兰州的医院进行测试。一个典型的例子，医院给患者配备一台智能手机，手机里集成了加速计、步进计数器和一个日记簿应用，病人将诸如锻炼、压力水平、睡眠模式、烟酒摄入、

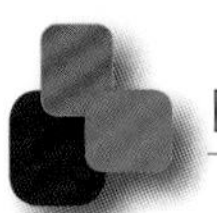

体重和血压水平等细节记录在日志上，医院通过短信的方式对患者进行每日医疗指导。

澳大利亚政府在医疗信息化基础建设方面采取了如下行动：

（1）保障“信息高速公路”项目基础设施的建设，据此实现澳大利亚国内医疗卫生系统的信息无缝覆盖；

（2）鼓励对高优先级计算机系统和工具项目的投资，使澳大利亚用户、医疗单位和机构都能从中受益；

（3）鼓励医疗卫生保健部门参与使用高优先级计算机系统和应用程序；

（4）建立电子医疗政府监管机制，实现国家对电子医疗活动的有效协调和监管。

在资金投入方面，早在 2010 年澳大利亚政府就给电子医疗领域划拨了 4.67 亿美元的财政预算，支持时间为两年；2012—2013 年度，该预算继续执行，拨款额度为 2.34 亿美元。澳大利亚政府的信息显示，居民可以通过网络、手机和医疗保健用品销售点注册个人电子健康档案账户。在 2012—2013 年度预算拨款中，1.62 亿美元用于 2013—2014 年度个人电子健康档案系统项目的建设；460 万美元将用于电子档案的隐私保障；余下的 6 740 万美元将用于维护电子医疗系统信息的安全，补充到澳大利亚联邦政府的电子医疗执行委员会基金中去[7]。除了这部分的资金支持，电子医疗执行委员会的其余资金来自澳大利亚各联邦州。除了资金支持，成就澳大利亚电子医疗领域飞速发展的另一个关键点在于电子健康项目，包括西北远程医疗项目、全民健康保险计划、卫生通信网（Health Communications Network, HCN）、远程分布式交互式解决方案（Telemedicine Applications for Remote Distributed Interactive Solutions, TARDIS）的远程医疗应用、开放式架构临床信息系统（Open Architecture Clinical Information System, OACIS）、南方卫生保健网（Southern Health Care Network, SHCN）智能卡、链接多个应用程序的事务运行状况交换（Transactional Health Exchange Linking Multiple Applications, THELMA）等[8]，大都由政府部门主导，主要特点在于将现代通信、信息网络技术以及高效事务应用程序与医疗挂钩，极大推动了澳大利亚电子医疗的发展。

2016 年，澳大利亚国家电子医疗战略产生的重要倡议是国家卫生认证服务（National Authentication Service for Health, NASH）的安全访问和患者数据

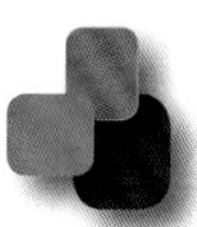

的共享。NASH 将确保医疗参与者在连接到国家电子医疗基础设施时进行可靠的身份验证。NASH 的目标[9]是：① 为医疗保健标识符服务提供认证；② 在本地医疗保健部门内授权公共密钥基础设施服务；③ 协助现有电子医疗系统转型，使其能够使用新的数码证书；④ 为其他计划 (如安全消息传递) 提供所需资金。NASH 确保了患者数据的安全性，并且无论何时从患者那里收集到新的数据，它都能与现有的患者记录正确匹配。

2020 年 3 月 11 日澳大利亚总理斯科特 · 莫里森宣布了一项总额为 24 亿澳元的国家综合医疗方案[10]，用于抗击新型冠状病毒肺炎疫情。该计划的主要内容包括：拨款 11 亿澳元用于国家医疗储备，确保澳大利亚有足够的药品、口罩和其他个人防护设备；拨款 1.702 亿澳元建立专门的新型冠状病毒病理学测试体系，为患者提供新冠病毒和流感检测，同时也为老年护理机构病理学检查提供支持；拨款 1 亿澳元为因新型冠状病毒在家隔离的居民提供医疗服务，使其能通过脸书（Facebook）或 Skype 等电话或视频服务获得健康咨询；拨款 2500 万澳元资助家庭医药服务，让病人可在网上订购药物福利计划中的处方药，并可把药物送到家中；为全国新型冠状病毒健康信息热线拨款 5070 万澳元，用于扩展其服务，使其全天候为患者提供咨询；拨款 500 万澳元加快在澳推广电子处方，等等。截至 2020 年 4 月 24 日，澳大利亚全国范围内已经累计对 47 万人进行病毒检测，检测率如此之高主要得益于澳大利亚的圣文森特病理检测机构（SydPath）、Austech 医学实验室、Goulburn Valley 医疗集团等机构与 Intersystem 合作[11]。Intersystem 是一家数据技术提供商，提供用于流感病毒检测的分析仪，其 TrakCare 接口减少了数据输入，针对性设计每个实验室的检测规则和协议，确保检测结果能够通过线上即刻传递给临床医生。将新的检测方式整合到现有工作流中，降低了周转时间，进而提高了整个医疗系统应对新型冠状病毒肺炎疫情的能力。

澳大利亚电子医疗标准网提供现有澳大利亚和全球电子医疗标准开发项目、活动和组织等的信息。澳大利亚卫生信息署（The Australian Health Information Council, AHIC）制定和发布适用于本国的医疗信息系统国家标准[12]，响应卫生部门的信息需求，并确保在各个领域的一致性。这些领域包括电子健康记录、信息、医疗理念表达、客户端 / 提供者识别和健康供应链等。这些标准将允许医疗信息的交换和纵向管理，以支持综合临床护理，包括输入到澳大利亚战略

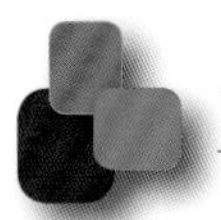

和实施卫生信息系统的互操作性和电子卫生标准；参与澳大利亚信息系统互操作性和电子卫生标准的创建和本地化；参与澳大利亚评论和表决国际标准化组织（International Organization for Standardization, ISO）医疗信息标准。

澳大利亚有一个普遍的公共保健系统，但获得电子医疗健康服务(即使用互联网和健康服务的相关技术)仍然是一个重大挑战，特别是在农村和偏远社区。与许多其他国家一样，澳大利亚面临着人口老龄化和慢性病管理以及平衡健康需求和先进医疗资源的供应的挑战。尽管它在克服医疗健康方面的距离问题和相关差距方面具有巨大潜力，但对农村和偏远地区的人来说，仍然存在阻碍有效获得电子医疗健康的障碍[13]。因此，就需要改善偏远地区的高速宽带接入能力，以减少医疗健康方面的差距。

澳大利亚医疗信息化面临的挑战，主要体现在以下几个方面：

（1）个人隐私、数据安全问题尚需解决，发生恶果后的处罚方式有待进一步规范。

（2）医疗机构间的沟通与协调尚存在一定问题，医疗健康服务系统、统一规范的医疗术语和医疗健康标准在全国认证中存在的问题，都影响着电子医疗项目的推进。

（3）在使用和获得电子医疗健康服务上，城乡之间依然存在差距，如何克服距离与地理条件的限制是一个重要的改进方向。

（4）澳大利亚的医疗健康系统是高度政治化的，这可能导致不同政治意识形态之间关于资金分配的频繁争论，导致整个系统的效率下降。

1.2.2 美国

美国的医疗信息化建设以市场和商业需求为导向，并通过行业协会来推进。医疗卫生信息和管理系统协会（Healthcare Information and Management Systems Society, HIMSS）是最具有影响力的行业协会之一。它的总部设在芝加哥，办公室分布在美国、欧洲和亚洲，包含超过 570 个团体成员和超过 170 个非营利组织，代表了超过 44 000 名个人成员的利益，这些成员中超过三分之二的人员来自医疗健康服务提供者、政府以及非营利组织。该组织专注于提升 IT 技术和管理系统在全球医疗服务上的应用。一方面，它对各个厂商的医

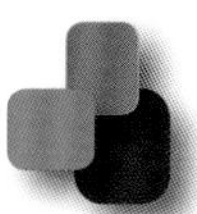

疗信息系统是否符合标准进行测试和认证；另一方面，对已采用获得认证的信息系统的医疗机构提供资金支持。

作为医疗信息化在世界范围的先行者，美国医疗信息化建设起步于20世纪70年代，经历了四个发展阶段：① 1980—1990年，医疗信息化主要是实现部门级应用和财务系统应用；② 1990—2000年，医疗信息化开始进入到诊疗业务中，进行临床信息化建设；③ 2000—2010年，医疗信息化的重心逐渐转移到全院级的电子病历（Electronic Medical Record, EMR）系统，并在2015年前后实现普及；④ 2015年之后，医疗信息化主要用于支撑责任医疗系统的实现，核心是实现医疗信息互联互通。前两个阶段，美国医疗信息化主要目的是改善医院工作效率，由医院需求和政策共同推动；后两个阶段，医疗信息化转向以患者为中心以及推动医保支付方式改革。

2009年2月，美国总统奥巴马签署了《美国复苏和再投资法案》（American Recovery and Reinvestment Act, ARRA）。该"刺激计划"包含了《卫生信息技术促进经济和临床健康法案》（Health Information Technology for Economic and Clinical Health Act, HITECH）。该计划将投入190亿美元在全美推广使用医疗信息技术[14]。2010年3月，奥巴马总统签署《患者保护与平价医疗法案》（Patient Protection and Affordable Care Act, PPACA），此举加强了HITECH法案的效力。随后，国家医疗信息技术协调办公室（Office of the National Coordinator, ONC）与医疗保险和医疗补助服务中心（Centers for Medicare and Medicaid Services, CMS）依法创建了联邦医保（Medicare）及联邦医助（Medicaid）电子健康档案（Electronic Health Record, EHR）奖励计划，该计划的奖励方案，就是新出台的MU（Meaningful Use）标准，使用者有奖，而对不实施EHR的医生或医院进行处罚[15]。

MU分为三个阶段，逐步增加对EHR功能的要求以及EHR应用的深度和范围。第一阶段强调医疗数据的获取和存储；第二阶段强调数据在医院部门间的共享和交互，推动数据在临床诊疗的应用；第三阶段强调区域信息的互联互通，以促进医疗效果的改善。HITECH批准了资金预算，给予在各阶段时限内达到MU要求的医疗机构经济奖励，对在时限后仍未能达标的医疗机构予以医保支付扣除1%～5%的惩罚。

MU的实际建设周期慢于最初的政策预期，第一阶段的考核时限、第二阶

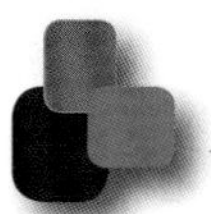

段与第三阶段的考核内容和考核时限均进行了一定的调整。

MU 第一阶段（2010—2014 年）：医疗数据的获取和存储。

MU 第一阶段的评价指标由 CMS 在 2010 年 7 月正式颁布，主要强调医疗数据的获取和数据的存储。政策适用范围包括美国的医院和由医生执业的独立诊所。以医院为例，MU 第一阶段要求其满足 14 项核心要求，另外要满足 10 个可选指标中的 5 个，总计实现 15 项医疗质量指标上报的目标。

MU 第一阶段要求实现的 EHR 水平，和 HIMSS 电子病历应用模型（Electronic Medical Record Adoption Model, EMRAM）4 级要求基本一致。HIMSS EMRAM 是由医疗卫生信息和管理系统协会针对医疗信息化在不同应用场景下的建设和应用水平的分级评价模型，采用 0 ～ 7 级 8 个级别的分级方式，0 级为最低级别，7 级为最高级别。

MU 第二阶段（2015—2018 年）：院内数据交互以及数据应用于临床诊疗。

MU 第二阶段的评价指标由 CMS 在 2012 年 8 月推出，强调医院内部数据在科室间的交互以及数据在临床诊疗的应用。由于医院的实际落地情况慢于预期，CMS 根据实际情况在 2015 年 10 月进行了修正，MU 第二阶段最终的完成年限设定在了 2018 年。MU 第二阶段以第一阶段为基础，其多数核心要求是由第一阶段的核心要求或可选指标延伸而来。

MU 第二阶段的 EHR 标准与 HIMSS EMRAM 5 级到 6 级的标准接近。2012 年 8 月指标公布后，HIMSS EMRAM 5 级渗透率增长就进入了快车道。2015 年，HIMSS EMRAM 5 级普及率已达到 67%。

MU 第三阶段（2018 年至今）：医疗信息在机构之间的互联互通。

MU 第三阶段的具体标准在 2015 年 10 月公布，2018 年 6 月进行了修订。MU 第三阶段 EHR 的要求与新一阶段的发展目标——互操作性相互匹配。CMS 制订的第三阶段标准重点关注通过 EHR 系统实现医疗信息交换、医疗管理协调等功能，以及基于医疗数据实现的公共卫生管理、患者个人数据读取等。

HITECH 法案和 MU 的标准阶段推进的结合，有效推广了 EHR 在医院的普及。尽管 MU 标准阶段经历了多次延迟和修订，但最终仍较好地完成了 EHR 的建设工作。至 2018 年，应用 EHR 的大型医院超过 95%，为医疗支付改革和医疗信息互操作的全面建设打下了基础。HITECH 法案验证了医疗信息化可助力实现控制花销的效果，保障了政策的延续性。

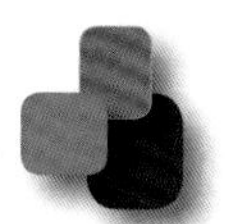

2010 年 3 月，美国国会通过了《患者保护与平价医疗法案》，旨在提高医保覆盖率和降低医疗费用。在提高医保覆盖率方面，PPACA 通过约束保险公司，使其不得因投保人存在既往病史而拒绝赔付或限制保障范围，也不得因投保人生病而取消其保险计划；同时法案扩大了医保的覆盖面，要求实现全美公民均享有医疗保险。

PPACA 于 2010 年通过后，美国医保覆盖率从 2012 年进入一个快速上升期，覆盖率从原来的 84% 左右上升至 91% 左右，实现了总体覆盖率的阶跃。

PPACA 的第二个目的是推动医保支付向按价值付费转变。医保支付方式是医保机构对医疗机构实施医疗项目后结算的方法，有效的支付方式可起到控制医保费用增长的作用。PPACA 扩大了医保覆盖范围，将显著增加医保资金的压力。因此，PPACA 同步推动支付费用由传统的按项目付费（Fee for Service, FFS）向按价值付费（Value-based Reimbursement, VBR）转型。FFS 和 VBR 的核心区别是，前者根据医疗机构实施的医疗项目数量付费，后者根据医疗机构实施达到的医疗效果付费。

PPACA 间接推动了医疗信息化的发展：VBR 的付费金额控制需要根据医院实际医疗成本出发进行测算，VBR 推广需要以大量的医疗数据为依据，而这是以有效的 EHR 等医疗数据记录为基础的。

2015 年，CMS 推动的《医保准入和儿童健康保险方案再授权法案》（the Medicare Access and CHIP Reauthorization Act, MACRA）公布，旨在推动支付方式和医疗信息化。美国卫生部（Health and Human Services, HHS）将支付方式分为四个阶段：纯 FFS 机制、经调整的 FFS 机制、FFS 的替代支付机制和纯 VBR 机制。MACAR 对支付方式向 VBR 转型做出了具体要求：到 2018 年 90% 的医院开始向 VBR 转型，50% 的医院实现 FFS 的替代支付机制或纯 VBR 机制。

2016 年底通过的《21 世纪治愈法案》（21st Century Cure Act）在医疗信息化方面提出了更加明确的要求，用于推动互操作性的进一步发展。由于隐私方面的担忧和 HIPAA 的规定限制，医疗行业的互联互通推进速度慢于多数行业，《21 世纪治愈法案》加快了医疗信息互操作性的规范化，并要求健康信息按法律规定公开且可以分享，并将对屏蔽信息的对象进行处罚。

继 MACRA 和《21 世纪治愈法案》在立法层面推动互操作性建设之后，美国医疗信息技术协调办公室于 2016 年进一步把互操作性的发展划分为三个阶

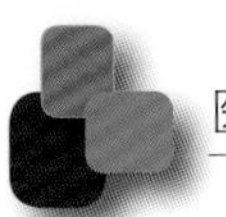

段，目标是在2024年建立全美范围的医疗信息互操作性。美国医疗信息技术协调办公室的互操作性发展路径与CMS推动的支付制度改革相互绑定，推动医疗信息的互操作性建设与支付制度改革同步进行，实现互操作性建设的有效使用。

HIMSS每年召开大会，其对于北美乃至全球的卫生信息化市场走向具有里程碑的意义。值得注意的是在2011年的大会上，iPad平台的移动医疗应用软件全面亮相，它标志着卫生信息化进入了移动医疗时代[16]。

除了上述的法案之外，还有其他一些具有广泛影响的组织，例如Continua联盟是一个非营利的开放式关注健康监护的产业联盟，它通过与众多的健康服务技术公司的合作，提高个人健康监护的质量。目前，Continua联盟在世界上已有超过220个成员公司，并正在建立一套互操作的个人健康管理方案，使用户可以独立自主实施医疗监护，也提供个性化的健康服务[17]。

为了建立用户对产品的信任，Continua联盟建立了一套标准系统，通过统一的logo表示该产品与其他标准产品的通用性。个人远程健康监护内容十分丰富，从健康数据、体重变化、健身、邮件/聊天/视频、个人健康记录，到疾病管理（例如生命体征监测、药物兼容及提醒、趋势分析及预警），并连接家庭健康，包括老龄人群、未成年人看护及基本生活能力检测等。

在美国，医疗信息化的研发和应用由大公司主导，在区域医疗方面各大公司战略侧重点不同[18]。

通用电气公司（General Electric Company，GE）的医疗设备在医院中有着广泛应用，因此在医疗IT系统方面，GE有着天然的优势[14]。微软公司也是最早大力投入研发和应用的公司之一，早在1997年，他们就设有专门的部门关注医疗领域的软件开发。2005年，微软医疗解决方案部（Healthcare Solution Group，HSG）成立。微软医疗解决方案有三个：医院信息系统（Amalga HIS）、统一智能系统（Amalga UIS）以及在线管理个人健康信息（Health Vault），微软医疗解决方案侧重点在临床系统整合。以前业界都希望将HIS作为医院整体的信息平台，在HIS中加入很多的功能，如数据分析与处理功能等，HIS因此不堪重负。如果有更好的独立的信息整合平台，能够脱离HIS，不仅可以让HIS的功能回归到一个简单的范畴，同时也给其他信息系统的集成和利用提供更大的可能性和灵活性，微软的统一智能系统平台就这样诞生了。

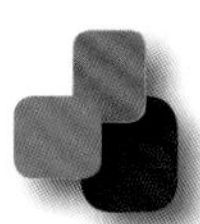

IBM 正在构造智慧医疗平台。智慧医疗平台分两部分：一部分是应用于区域医疗卫生领域、综合性医院的区域医疗信息网络和临床科研信息整合平台；另一部分是IBM重点投入的代表未来的基于云计算网络环境的智慧医疗。

美国远程医疗协会（American Telemedicine Association， ATA）也是国际领先的推动先进远程医疗的力量之一，属于非营利机构。其目标是通过努力，把远程医疗技术转换为健康监护系统，提高医疗服务的质量标准；并通过通信技术和信息技术提高医疗服务的专业性、规范性和平等性；积极和议会及其他政府机构合作，消除远程医疗发展的壁垒。

ATA 年度会议是世界上最大的远程医疗科学研究会议[19]，每年有成千上万的人参加。它把大学研究与行业的发展相联系，和行业内的顶级杂志合作，为会员提供业内最新的研究成果。ATA 正在建立远程医疗服务的标准，同时在进行机构认证标准的项目。

推动移动医疗健康监护产业发展，需要拥有一个专用频段。为此，美国业内人士联合食品药品监督管理局（Food and Drug Administration， FDA）和美国联邦通信委员会（Federal Communications Commission， FCC）开始探讨人体局域网络（Body Area Network，BAN），据此希望得到一个可用的窄频波段。预计政府主要支持将来专用频段的许可[20]。

美国医疗保健研究与质量局（The Agency for Healthcare Research and Quality，AHRQ）的健康信息技术计划是国家战略中将信息技术应用于医疗保健领域的一部分，它已投资超过 3 亿美元给 48 个州超过 200 个社区，以促进和鼓励医疗信息技术的使用。

另外，美国研究开发资金主要来自各大公司。政府资金用于鼓励医院使用标准化的设备。

Epic 成立于 1979 年，是现在美国 EHR 市场占有率最高的公司，也是美国最大的医疗信息化厂商之一。其主要业务模式为 EHR 产品的开发和销售，提供以 Chronicles 数据库为核心的集成化医疗信息软件。2003 年，全美最大的医护管理机构 Kaiser Permanente 采用了 Epic 的电子病历系统，Epic 确立了大型医院的市场定位。在 MU 第二阶段获得市场认可，Epic 在大型医院市场份额由 10% 提升至 26%。根据知名调研机构 KLAS 的咨询报告，Epic 的产品在医疗机构和个体诊所的受欢迎程度是最高的[21]。

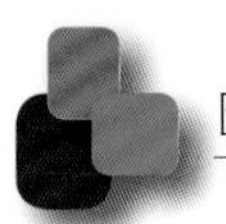

Epic 的应用程序是适合医生、护士、急救人员和其他护理人员使用的临床系统；是适合实验室技术人员、药剂师和放射科医生使用的系统；是适用于保险公司的计费系统。Epic 还为不希望维护自己服务器的客户提供云托管[22]，它还通过其全资子公司 Boost Services 提供短期优化和实施顾问服务。

有医护人员认为 Epic 的系统在实际工作中存在很多隐患，因为设计软件的人不是实际参与医疗活动的人，而实际操作软件的医务人员必须按照那些非医疗专业人员的要求来学习怎样开展医疗工作，这是非常不合情理的[23]。

随着美国一系列医疗改革法案的实施，电子病历系统推进得很快，但是同时也出现了新的问题。新技术能否保证用户信息安全或者提高医护人员的工作效率，最终还取决于它的使用者。理想状况下它们应该在经过合理设计后，安装在电子设备上使用。美国联合委员会认为，如果一款医疗系统不经过合理的设计就使用到临床工作中，那么这个系统很有可能会增加医护人员的工作量，使得临床工作复杂化。

美国医疗信息化目前面临的挑战主要来自三个方面：首先是技术挑战，这是由于美国代表了世界先进技术的开发水平，因此在移动医疗应用充满了研究热点的情况下，特别需要关键技术的突破；其次，需要政府不应做出过多干涉企业的行为；最后，商业公司之间的竞争使得行业标准难以统一。

1.2.3　印度

印度是世界人口第二大国，庞大的人口基数决定了其巨大的医疗资源需求。独立后，印度政府建立了几乎免费的公共医疗卫生体系，国民健康花费的绝大部分都是来自政府支出。在病情比较严重情况下，患者自己也需要负担一部分费用。对于急诊病人，政府采取的政策是先看病，后交钱。

印度的医疗卫生体系采用三级体制，即：服务于一定数量乡村的初级医疗中心、位于地区的二级医疗中心以及位于大城市属于三级中心的医科大学附属医院。此外，还包括一些为数不多，但是集临床、教学和科研于一体的国家级高级医疗机构。目前，他们远程医疗的技术能力可以从初级通过二级向三级医院转移，传递卫生保健相关信息。另外，培训边远地区的医生也是其系统服务的内容之一。

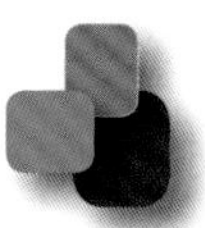

尽管印度的卫生保健系统网络比较完备，但农村地区实际接入卫生保健系统的能力比较薄弱。

基于卫星的信息交互方式是印度目前医疗信息通信的主要方式。印度地处赤道附近，特别适合同步轨道卫星的覆盖。印度空间研究组织（India Space Research Organization, ISRO）按照农村卫星计划正在部署远程医疗节点。它与各邦政府合作建立了一个包括 225 所医院联结 185 所边远 / 农村医院的远程医疗网络，而地区医院 / 卫生中心联结于大城市的 40 所大型专门医院。超过 225 000 位病人通过 ISRO 项目得到了远程会诊和治疗。

印度政府和印度电子和信息技术部通力合作，已经在全印度设立了 75 个以上的节点并支持以下方面的研发：

（1）由印度的高级计算发展中心（Centre for Development of Advanced Computing, C-DAC）为三家主要的医疗机构，即桑贾伊·甘地医科研究生院（Sanjay Gandhi Postgraduate Institute of Medical Sciences, SGPGIMS）、新德里全印医学科学研究所（AILMS）、昌迪加尔医学教育和研究院（PGIMER），开发和验证的远程医疗软件系统，所使用的是和卫星连接的综合业务数字网（Integrated Services Digital Network, ISDN）。

（2）利用 Webel 公司，位于克勒格布尔（Kharagpur）的印度技术研究院以及热带医学学院通过广域网（Wide Area Nework, WAN）共同对孟加拉邦的热带病进行诊断和监测。

（3）在 Trivendrum 区域癌症中心的外围医院建立了喀拉拉邦肿瘤网络，提供癌症监测、治疗、缓解疼痛，以及患者随访和持续保健方面的服务。

（4）为了给印度东北各邦的偏远地区提供专业医疗服务，在 Marubeni 印度有限公司、那加兰邦政府和新德里阿波罗医院的支持下，已经为那加医院（科希马）和米佐拉姆邦以及锡金邦提供了一套远程医疗解决方案。以项目的形式实施开发，并定义“用于卫生的信息技术基础设施的框架”，以满足卫生保健行业不同利益相关方的信息需求。

（5）另外，政府经过批准的远程眼科项目通过远程眼科移动车向印度孟加拉邦、旁遮普省、北方邦等农村和边远地区的病人提供专门的眼科治疗服务。

政府联合社团和一些专门医院支持了一些远程医疗项目（如表 1-1 所示），在过去的五年中，取得了显著的成绩 [24]。

表 1–1　印度专科医院超级远程医疗网络（公共和社团部门）

编号	大型专科医院	联结的远程医疗节点	资助和实施的机构
1	勒克瑙的 SGPGIMS	奥里萨邦、北安查尔邦网络、全印医学科学研究所等、AIMS、科钦、SRMC、钦奈、CMC、Vellore、哈里亚纳邦 Rohtak 医学院	ISRO、DIT、奥里萨邦和北安查尔邦政府、燃气管理有限公司、CDAC Mohali、NIC
2	新德里的 AILMS	J & K 网络、哈里亚那（Rohtak 医学院、Ballabhgarh 社区中心）、Cuttack、Guwahati、Chennai、Kochi	DIT、ISRO、C-DAC、Mohali
3	昌迪加尔的 PGIMER	旁遮普和喜马偕尔网络、勒克瑙 SGPGIMS、新德里 AIIMS	ISRO、DIT 以及旁遮普和喜马偕尔邦政府
4	科钦的 AIMS	34 个节点	ISRO
5	孟买塔塔纪念医院	9 个节点和区域癌症中心	
6	班加罗尔亚洲心脏基金会	加尔各答罗宾德拉纳特·泰戈尔心脏科学国际学院、班加罗尔 NarayanaHrudayalaya 医院	ISRO
7	钦奈的 Shankar Nethralaya 医院、马杜赖的 Meenakshi 眼科委员会和 Arvinda 眼科治疗中心	移动远程眼科	ISRO
8	阿波罗医院集团	在印度和国外有 64 个节点	ISRO、阿波罗远程医疗网络基金会（ATNF）
9	Fortis 医院	12 个节点	

另外，国际货币基金组织是资助印度现代医疗发展的重要力量之一，例如：成立于 2001 年的柏拉主基金会（该组织是为了纪念 Byrraju Satyanarayana Raju，即 Satyam 公司的创始人而设立的），为印度及发展中国家生活质量的提升和生活方式的转变做了大量贡献。

为将不同远程医疗中心的服务标准化，印度电子和信息技术部起草了一份名为《印度远程医疗行业推荐指南和标准》的文件 [25]，该文件旨在改进在该国内设立的各种远程医疗系统之间的互操作性。这些标准将协助电子和信息技术部、各邦政府和卫生保健提供商规划并实施可操作的远程医疗网络，建立远程医疗中心，设定远程医疗系统、软件、连接、数据交换、安全和隐私问题等的标准，用制定指南的方式开展远程医疗互动。

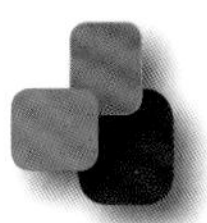

另外印度政府与国家信息中心（National Information Center, NIC）合作，在东北各邦和锡金邦的 30 个地区采用国家信息中心网络初步设立了社区信息中心（Community Information Center, CIC）。

随着更多印度移动用户弃用功能手机，转而使用智能手机，该国家庞大的移动互联网服务市场潜力吸引了全球风险投资者。印度医疗保健信息提供商 Practo 完成了新一轮 9 000 万美元的融资，其中腾讯领投，这表明资金继续涌向印度创业公司。Practo 提供了一款在线搜索工具，供消费者找到医疗保健专家，比如牙医等专科医生。Practo 运营着一家网站，并提供移动应用，能够通过位置、咨询费以及其他指标来过滤搜索。Practo 还为医生提供医疗管理工具 Practo Ray，允许诊所对日程安排、医药库存、医药账单和其他服务进行数字化管理 [26]。

据全球移动通信协会（Global System for Mobile Communications Association, GSMA）发布的一项最新研究显示，到 2015 年底，印度的移动用户数已超过 5 亿人，预示着该国将开启全新的移动经济时代。印度的移动用户数已占全球移动用户总数的 13%，而且根据该国巩固其作为紧随中国之后的全球第二大移动市场的地位来看，未来几年其用户增长预计将超过该地区及全球平均水平。印度移动产业正快速地向新的移动宽带网络、服务和设备过渡，因而成为该国政府旨在向所有民众提供宽带连接的“数字印度”计划的主要推动因素。

然而就总体而言，印度的医疗条件远落后于国际平均水平。2012 年印度死亡人口大约 980 万，其中 77% 是死于疾病和健康问题；在全球 190 个国家中，印度的医疗健康指标仅排名第 112 位。到 2026 年，印度人口预计将达到 14 亿。而据印度信贷评级和信息服务有限公司（Credit Rating and Information Services of India Ltd., CRISIL）报告显示，届时年龄达到或超过 30 岁的人口比例将从目前的 40% 上升到 50%，这意味着逐渐步入老龄化的印度社会将需要更加充足的医疗服务资源 [27]。印度的新生儿以及五岁以下儿童死亡人数排在世界前列。随着人口老龄化的加剧，医疗需求的缺口会越来越大，而这也为印度的医疗健康市场提供了巨大的发展空间。

印度医疗健康水平低下也跟政府的资金投入不足有关。2013 年印度政府在医疗卫生方面的总支出仅占到 GDP 的 4%（数据来源于世界卫生组织全球医疗支出数据库），而 2015 年该数字更是下降到了 1.2%，使印度成为全世界

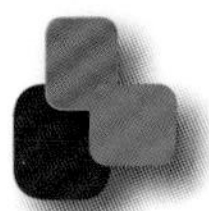

医疗支出比例最低的国家之一，远低于全球平均值 5.4%。

而随着医疗物联网的发展，印度医疗健康类企业正试图借助数字革命打破行业现状，其中医疗物联网技术发挥的作用尤其突出[28]。医疗物联网把医疗信息和服务集中起来，使人们更容易获取相关信息[29]。

印度市场已经涌现出各种各样的医疗物联网公司，可以大致划分为以下几类[27]：

（1）医疗资源发现平台。这些平台将顾客跟医生和医院直接连接起来，还能帮助他们挂号预约。这类平台的技术公司包括 Practo Search，CrediHealth 和 Lybrate。

（2）电子病历记录平台。这类企业帮助患者整合所有医疗记录，建立电子病历。该领域主要领跑者有 Practo Ray 和 eKincare。

（3）专业医疗服务垂直领域。该类型企业专门为患者提供某一方面的医疗服务，例如 MyDentist 和 Vasan Eye Care Hospitals。

（4）医疗诊断设备类公司。这些公司利用智能科技手段简化医疗诊断程序，主要参与者包括 Perfint Technologies 和 Biosense Technologies。

（5）医药电商平台。这类企业帮助人们从各种商家购买药品和医疗设备。

印度医疗健康行业的融资交易呈现出强劲增长势头。2016 年上半年，印度总共达成的 552 笔融资交易中，医疗健康行业占据的比例最大，达到 59 笔，共涉及金额 1.545 亿美元。而 2014 年和 2015 年的融资分别有 24 笔和 57 笔，金额分别为 9 160 万美元和 2.764 亿美元。

虽然存在监管方面的挑战，但是医疗物联网行业在印度的发展势头仍然迅猛。从就业增长和收入两方面来看，医疗健康行业都是印度增长最快的行业之一。印度评级机构 CRISIL 的报告称，印度医疗健康行业的复合年增长率保持在 14% ～ 15%，预计未来还将以年均 12% 的速度增长。印度当前的医疗条件还有很大的发展和创新空间。据德勤最新发布的医疗健康行业报告显示，印度平均每万人拥有的医院床位仅有 7 个，公共医疗体系的资金和效率严重不足，有限的医疗资源主要集中在大城市，而占人口总数 70% 的农村地区医疗资源却十分有限。印度每千人拥有的医生数量只有 0.6 人，很多医学领域也缺少专业人才，农村地区的困难尤其突出。在政府的共同参与下，医疗物联网技术公司有望为农村地区带来一场医疗革命，从而填补现有医疗体系

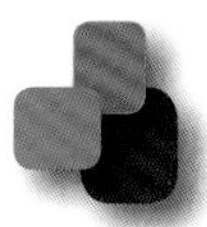

留下的巨大鸿沟。

而印度的医疗物联网发展也存在一定的阻碍，可以总结为以下几点[27]：

（1）政府的忽视。医疗健康行业对前期投资、技术研究和监管环境的要求特别高，如果没有政府在启动阶段的协助和保护，医疗物联网公司很难生存下来。印度政府在医疗卫生方面的支出不足，再加上缺乏来自政府的援助和贷款，这在很大程度上限制了行业的发展。

（2）识字率低下和健康意识的缺乏。印度的识字率虽然在不断上升，但整体水平依然低下，这导致整个国民的健康意识仍然偏低。据 CRISIL 估计，2014—2015 年，印度病患的入院率只有 84%，其余的要么对小病选择忽略，要么直接求助于迷信或宗教。

（3）企业发展缓慢。虽然医疗行业前景广阔，竞争也不那么激烈，但是这个行业有其自身的特殊性，很多企业在缺乏资金的情况下，要想熬过起步阶段并不容易。

（4）科技普及率不高。虽然科技创新能够解决印度农村地区缺少医生和诊所的难题，但是这些地区的科技和教育普及率都非常低。电力缺乏、文盲率高、迷信思想等，这些都是医疗物联网技术公司进军农村市场的拦路虎。

（5）监管问题。网络药店最近一直是人们热议的话题，有人担心电子处方不安全，还担心商家滥用技术手段，线下药店也对此表示反对。市场参与者将矛头指向政府监管的缺乏。印度现在只有一部 2000 年颁布的《信息技术法案》，还没有电子医药产业监管方面的专门法规。过去两年里，网上药店产业吸引了大量投资者进入，目前为止已经获得了 9 260 万美元的投资。网上药店这个高达 180 亿美元的市场预计到 2020 年还将增长到 550 亿美元。获得最多投资的几家网上药店包括 Practo（三轮融资中总共获得 1.24 亿美元）、PorteaMedical（两轮融资中总共获得 4 650 万美元）、1mg（三轮融资中总共获得 2 200 万美元）。

到 2020 年，受收入增长、健康意识增强、生活方式相关疾病和支付者增多等因素的推动，印度医疗市场规模有望达到 2 800 亿美元。医疗设备 / 诊断市场的当前估值为 50 亿美元，而且还在增长。在印度，每 1 457 人才有一名医生，低于世界卫生组织规定的每 1000 人拥有 1 名医生。这也显示了医疗物联网在印度大有可为。

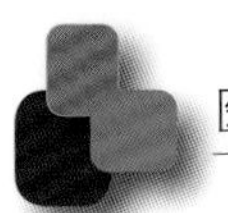

印度医疗物联网发展的优势在于，其保险行业已经成为医疗信息化的实际推动力，它要求尽快全面实现更有效的相关信息存储和获取，期望以自动化方式帮助医院解决烦琐的管理收费问题。他们的高级计算发展中心（Advanced Computing Development Center, ACDC）、医疗服务体系卫生保健、Tata 咨询服务（Tata consultation service, TCS）和西门子信息系统有限公司（Siemens Information System Co Ltd., SISL）等大型 IT 公司正在积极参与这项工作。目前，绝大多数社区医院和一些政府医院正在部署医院信息和管理系统。

1.2.4 英国

英国国家医疗服务体系（National Health Service, NHS）发现了移动和数字智能医疗服务可以在医疗系统中起到关键的作用，所以从 1998 年开始设立国家医疗卫生信息技术发展项目（National Programme for Information Technology, NPfIT），致力于建立可以覆盖全英国范围的统一的健康互联规划（Spine）[30]。

2003 年底到 2004 年期间，英国政府与多家医疗信息化巨头签署了时间长达 10 年、总金额 60 亿英镑的合同，预计搭建一个覆盖全英国的卫生信息网基础平台，在该平台上部署一系列应用服务。这个项目惠及英国的 5 000 万人口、2.8 万家医疗机构和 100 多万医务工作者[31]。2005 年，英国卫生部成立了“NHS 健康互联（NHS Connecting for Health）”专门机构，负责规划从 1998 年开始的国家健康互联项目。整个项目预估所需资金将达到 120 亿英镑[32]。据官方保守估计，Spine 项目实际需要花费约 200 亿英镑，超出原预算的 440% ～ 770%。英国在医疗信息化研究的投入比其他发达国家要高出很多。

英国医疗卫生行业正在努力寻求更低成本的方案来为病人提供高质量服务。移动医疗的应用或将为英国医疗卫生服务带来革命性变化。NHS 推出的移动医疗应用系统无疑将英国移动医疗战略推进了巨大的一步，定会掀起英国医疗健康服务的崭新篇章。

据 E-Health Insider 2011 年 6 月的报道，NHS 推出的 NHS Direct 热线电话服务在过去一年通过降低对医疗专业人士的不恰当的访问，大约为 NHS 节约成本 4 400 万英镑。但是，呼叫中心的成本仍然非常高，NHS 的每一个

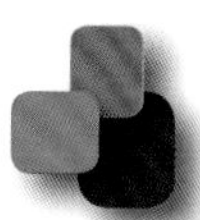

电话将花费英国纳税人多少钱，多年来一直有不同的统计数字，最高曾达到每个电话 25 英镑，这几乎等同于直接访问一个家庭医生（General Practitioner, GP）的费用。因此，尽管 NHS Direct 已经为 NHS 节约了大量资金，但如何尽量减少病人的电话仍然是医疗服务提供者所关注的主要焦点之一，而移动医疗在有效降低电话量中发挥着关键作用。这对 NHS Direct 实施其移动医疗计划无疑起到了推进作用。移动医疗应用软件发布后第一个星期便成为 iTunes Store 平台免费软件列表中下载最多的软件，这一成功也表明移动医疗符合英国广大人民的需求[33]。

英国移动医疗的发展主要依托高校的研究。由于国民意识比较保守，加之法律、伦理以及管理三个方面的约束，移动医疗实际应用效果尚处于观望之中。代表研究前沿的牛津大学、剑桥大学的研究内容是与其他高校和社区的医疗相结合的。

英国高校研究的移动医疗方面的内容包含了先进的医学信号处理和医学健康信息交互方法，例如：实时监测系统识别早期病情恶化的生命体征（心跳、血压、呼吸速率、氧饱和度和体温等），收集病人在血液透析时的生命体征变化数据，构建一个对慢性疾病通用的远程健康管理解决方案，如：慢性阻塞性肺疾病（Chronic Obstructive Pulmonary Disease, COPD）。研究内容也涵盖了病人电子病历等信息管理分类及其他信息汇总。另外，药物信息管理也是高校研究的重点方向之一。

2020 年，NHS 发布了新标准来促进医疗信息化，核心内容是：开发者在设计数字医疗技术的早期阶段应考虑 NHS 的数字部门 NHSX 的指导方针。开发者应证明数字医疗技术是可获得的，设计的目的是为用户实现明确的利益 / 结果，并且在临床上是安全的。开发者必须确保数字医疗技术符合一系列数据保护、安全和监管要求。这些要求包括 NHS 的数据安全和保护工具包，并确保数字医疗技术的构建和测试符合 OWASP 应用安全验证标准。新型冠状病毒肺炎疫情以来，英国已经在数字健康领域取得了巨大的进展，与其他国家合作共同发展医疗信息化，例如与来自德国的 Ada Health 合作，通过响应患者提供的症状和数据来帮助识别疾病。数字化战略不仅限于诊断和评估，它还是一个全球医疗保健平台推进人口健康管理和提供精准医疗解决方案，以减少急诊服务的压力。目前整个 NHS 都在尝试促进医疗技术的数字化和远程工作。

1.2.5 挪威

挪威的地理环境和人口分布情况特殊，“人口疏散居住”使得他们十分重视远程医疗的发展，尤其是在远程诊断、康复和持续医疗护理方面。国家的医疗信息化主要由政府监督和实施，并纳入IT领域基础设施的投资和全国范围内宽带的普及“E-Norway”项目中。医科大学及其附属医院对推进医疗信息化起到重要作用，同时企业也给予较大投入，首都奥斯陆的Rikshospitalet-Radiumhospitalet HF医疗集团，先后花费7年时间，投资数千万美元，于2005年建成了一个区域卫生信息系统（Clinical Systems All Managed, CSAM），通过此系统，逐步建立起了由工具、子系统和应用程序组成的区域医疗信息系统，从而提高了医疗服务水平和工作效率[34]。

挪威发展医疗信息技术的主要目的是应对人口老龄化带来的健康问题。

挪威医疗信息技术发展面临的主要挑战在于，在人口老龄化问题急剧加重的情况下，如何有效服务沿海众多岛屿上的人口，发展支持高效率的远程医疗即诊断系统是一个迫切需要解决的问题。

2020年新型冠状病毒肺炎疫情以来，挪威政府计划开发一款基于谷歌和苹果技术的追踪新型冠状病毒在人口中传播的应用，用信息手段隔离和阻止新型冠状病毒肺炎疫情的传播。

1.2.6 芬兰

芬兰政府的卫生保健制度体系由一个高度分散的三级公费医疗系统和一个规模较小的私营医疗部门组成。虽然社会事务和健康部（the Ministry of Social Affairs and Health）对医疗健康领域有着最高决策权，但是一般由地方政府来负责为本地居民提供卫生保健。芬兰政府为居民提供全民医疗保健，其医疗信息化的主要发展成果有以下几个方面：

1996年第一期eHealth中，社会事务和健康部发布“第一次利用信息及通信科技于福利及健康领域的策略”（Strategy for the Utilisation of Information and Communication Technologies in Welfare and Health），其主要目的为：① 服务的垂直整合；② 开放共享整合服务；③ 引入公民在健康保障提供过程中相当重要的信息参考。该策略采取的方式有：发展信息通信技术；

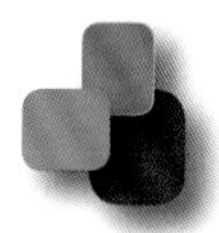

建立服务提供者与产业间的伙伴关系；使用新的契约方式，让地方政府与私营医疗部门建立合作关系。

2002 年，政府决定实施“国家计划：确保医疗卫生的未来”（National Program for Securing the Future of Health Care），次年开始将信息通信技术运用于社会服务领域。2004 年 1 月发布“国家电子健康档案策略”（The strategy for the National Electronic Health Record, EHR），2005 年进一步将建立国家电子健康记录档案库的议题，提升到总理马蒂·万哈宁（Matti Vanhanen）层级的“信息社会计划”（Information Society Program）中。芬兰在“欧盟 eHealth 行动计划”（EU eHealth Action Plan）中“芬兰 eHealth 发展路线图”（The Finnish eHealth Roadmap）也已于 2006 年完成规划[35]。

芬兰健康信息的传输通过一般商业网络服务公司所提供的宽带网络，并未设立特殊的 eHealth 专属网络。一般健康医疗用途的网络频道，主要通过“虚拟私人网络（Virtual Private Network, VPN）”和“安全网络通信协议”管道实现，许多医疗院区及市政府，已通过 VPN 技术建立内网，作为联系平台。

芬兰的医疗卫生信息技术有 20 多年的发展历史，在信息技术方面的花费占整个医疗卫生的 1.84%。芬兰在医疗健康方面的支出占 GDP 的百分比在不断攀升，从 2000 年的 7.2%，一路上升到 2008 年的 8.4%，2009 年达到 9.2%，芬兰正在实施创新卫生服务体系的项目，从 2008 年到 2015 年，每年至少投入 2 000 万欧元[36]。

2020 年新型冠状病毒肺炎疫情以来，芬兰政府推广新型冠状病毒数字自我评估工具 Omaolo 在全国范围内使用。市政当局和医院引导人们在其网站上录入信息。这种电子调查表可以实现不分时间和居住地的服务。在实践中，如果一个人怀疑自己感染了新型冠状病毒，会被建议使用 Omaolo 网站进行新型冠状病毒症状评估。通过强认证回答问卷的人，可以进一步将其评估问卷结果以电子表格的形式发送给各自的公共基层医疗中心。公共基层医疗中心将问卷发给医疗机构，由医生或护士联系患者。市政部门实施的新型冠状病毒相关措施的良好做法已被收集到由国家健康和福利研究所（THL）主持的 Innokylä 网站上开放访问，以便各市之间共享信息。此外，还使用了最近开通的国家紧急评估医疗帮助热线 116117，该服务目前覆盖了 74.5% 的居民。还有一些使用其他卫生技术和应用程序处理新型冠状病毒疫情的早期经验。芬兰开发了一个

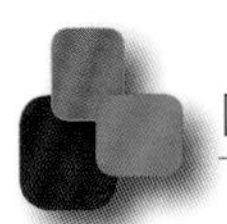

与可能接触新型冠状病毒者联系的应用程序 Koronavilkku，用于提醒与检测呈阳性者接触的人；人们也可以主动向医疗服务机构发送关于他们可能接触到检测呈阳性者的信息，并迅速收到关于他们需要采取行动的信息。该应用程序于 2020 年 9 月 1 日全面投入使用，是匿名、免费且自愿的。

1.2.7 日本

日本是仅次于美国的第二大智慧医疗消费市场。在日本智慧医疗市场上，西方发达国家尤其是美国的智慧医疗产品占有很大比例。日本已进入高度老龄化社会，60 岁以上老人占该国总人口的比例已达 20.5%，与老年疾病有关的智慧医疗产品，包括心脏起搏器、人造心脏瓣膜、血管支架、胰岛素泵、人工关节等植入性产品需求极为旺盛。同时，近年来陷入亏损的日本电子业巨头纷纷转型智慧医疗产业，这将进一步促进日本智慧医疗产业的发展。

日本作为亚洲医疗信息化领域的先行者，已经取得了显著的成效。国家的医疗信息化相关政策在总务省和经济产业省的主导下，与厚生劳动省等省厅共同制定。国家医疗信息化的推进实行产官学三结合体制，上、下结合，相互促进，以电子保健记录和远程医疗建设为工作重心，涵盖医疗保险等社会保障领域，努力建设世界最先进的医疗信息化基础设施，包括改善医疗机构等的信息化基础设施。经过数十年的努力，国内医疗信息化建设已经取得阶段性成果。其中值得一提的是日本保健医疗福祉情报系统工业会（Japanese Association of Healthcare Information Systems Industry, JAHIS），该协会由相关企业发起，负责牵头医疗信息化行业相关标准与技术文档的制定，是日本医疗信息化过程中的重要角色[37]。

针对医疗信息化建设，日本将重心放在电子保健记录及远程医疗建设上。通过电子保健记录，个人可将医疗机构获取的保健信息提交给医务人员，从而减少误诊的概率；同时，基于历史诊断记录可避免不必要的检查；并且，通过处方的电子交付以及配药信息的电子化，可对处方信息或配药信息进行跟踪反馈，从而可实现更加安全、便利和高质量的医疗服务。

日本的医疗信息化建设主要集中在如下几个方面：

（1）通过电子手段收集、管理健康信息，支持日常健康管理；

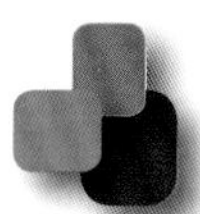

（2）医疗机构实现网络化，可以安全、方便地进行信息交换；

（3）积累的健康信息可以进行统计分析、疾病分析，循证医学得到进一步推进；

（4）医疗费用请求账单的网络化，医保 IC 卡的普及。

随着科技的进一步发展，物联网（IoT）、大数据、人工智能（Artificial Intelligence, AI）等工具的跨领域应用更加广泛，软、硬件的整合提升了各项医疗服务的效能，也让老龄化社会的健康医疗服务不仅具有目标导向，同时更为人性化。

2020 年以来，日本新型冠状病毒肺炎确诊病例不断增加，疫情形势在国内外引发广泛关注。一般来说，日本公司职员患感冒的时候大多不休息，他们的普遍想法是请假会给他人增添麻烦，因为身体不好而请假给人不负责任的感觉。在新型冠状病毒肺炎疫情肆虐日本的情况下，“带病上班”加剧了病毒的传播。

据《日本经济新闻》3 月 6 日报道，日本诺日士钢机集团旗下的 Doctor-NET 株式会社将开启 AI 检测新型冠状病毒的试验。该公司将与 AI 开发企业北京推想科技合作。报道中提到，日本国内引进这一新型冠状病毒诊断系统，有助于医疗一线检测病毒，以最快速度确诊。日本智能手机应用程序开发公司 LEBER 也能为人们提供免费的在线医疗建议。LEBER 的程序允许用户与自动人工智能服务对话，用户在描述自己症状的几分钟后就可以得到医生的相关建议。还有一家叫作 Spectee 的公司，开发出一款利用人工智能技术分析社交网络的信息，从而分析新冠肺炎病毒感染情况的系统。

新型冠状病毒肺炎疫情为医疗服务机器人的应用提供了新的机会，许多生产机器人的厂商都对已有医疗服务机器人的功能进行了改进，用以消毒清扫或为顾客提供咨询服务。在日本福井县济生会医院的隔离病房，新创企业 Avatarin 使用视讯机器人 Newme 让病患与家属尝试以无线网络见面聊天，来代替传统的访视服务；东京都板桥区的医院与企业在 2020 年 8 月进行了紫外线灯机器人杀菌实验；日本铁路公司 JR East 在 2020 年 7—8 月，进行了自动酒精喷洒机器人的实验，并且都获得了较好的实验效果。

日本政府方面针对防疫机器人提供一系列服务整合，例如 AI 体温感测服务、机器人辅助管理运货服务、IoT 设施管理服务和线上问诊服务，并且研究

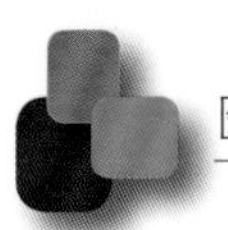

在上述服务功能一起运作时是否会发生服务的互相冲突或是与厂商的软硬件配合不良等问题。在新型冠状病毒疫情暴发前，日本医疗服务业就已测试了医疗服务机器人，但由于人力成本总是相对较低，医疗服务机器人一直难以得到推广。但新型冠状病毒疫情提高了人力成本，政府也为企业提供了技术和投资平台，这也许将有助于推动医疗服务机器人与无线通信网络的融合与推广。

日本移动医疗应用面临的主要挑战是，作为医疗信息化的基础，日本全民规范化的电子医疗信息档案的普及率不高，而且面临个人信息安全、数据泄露等电子医疗信息档案所共同面临的问题。此外，由于分管部门较多，尤其是经济产业省和总务省在医疗信息化的相关政策制定、预算执行等方面的配合欠佳，也在一定程度上影响了日本医疗信息化建设的效率[38]。

1.2.8 案例介绍

时至今日，澳大利亚、美国和印度等国家都有成功的医疗物联网案例。

澳亿（Ocare）是澳大利亚最新推出的海外医疗项目，总部位于墨尔本。作为一款国际化的海外医疗平台，以早期预防为基础，以制订个性化医疗方案为核心，提供海外体检、肿瘤筛查、远程会诊、疑难疾病国际病例讨论、全球就医绿色通道及陪护等一系列国际医疗服务；同时与国内医院资源相结合，提供海外诊疗方案的国内落地治疗及随访，实现跨境诊疗一站式解决。澳亿的远程国际会诊由澳大利亚最权威的医生团队，针对海外患者、体检中心，提供远程会诊服务，帮助海外病人及机构更好地制订医疗方案。如有必要，在审核客户的身份之后，专科医生会为病人开具处方，澳亿在澳大利亚购买药物，通过国际邮寄及入关申报等方式确保客户在本土之外的国家和地区收到处方药物。后期专家还会给客户持续的治疗意见，并在智能健康管家中对客户的健康数据做出看护。

美国的达拉斯儿童健康中心开展了一项出院后的护理计划，由儿科移植患者和医院护理者合作完成。该计划将 Vivify Health 平台与三星 Galaxy 平板电脑相结合，患者家长使用平板电脑和蓝牙等设备（如血压计、体重秤和脉搏血氧仪等）每天记录他们的血压、体重和其他生物识别数据。医疗服务提供者通过视频会议或家庭电话访问这些信息以跟进患者。所有的数据在患者的电子健

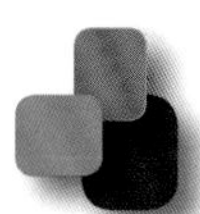

康记录里，因此医疗服务提供者可以在同一位置访问所有历史和实时信息，通过实时访问重要的患者数据，医生和专业护士可在任何地方确保患者的健康状况都能保持稳定，该计划受到了极大的欢迎。Vivify Health 报告称，100% 的医务人员和 95% 的患者对该计划感到满意。通常需要每周两次进行随访预约的患者现在可以通过视频会议呼叫接受相同的护理。

印度远程医疗服务平台 Doctor Insta 获得 250 万美元 A 轮融资，Doctor Insta 由 Amit Munjal 在古鲁葛拉姆所创办，是一家视频医疗平台，为患者提供普通内科、儿科、心理学和营养学等方面的在线咨询服务。Doctor Insta 致力于缩小医生和患者之间的距离，通过视频，患者在 15 ～ 30 分钟内连接专家并获得治疗建议。Doctor Insta 官方表示，对于平台上为患者提供远程医疗服务的医生，有严格的筛选流程。这些医生均来自印度最好的医学院和医院，并且深受同行和患者的高度评价。

1.2.9　发展分析

发达国家由于其经济基础强大、社会福利完善、医疗水平较高，因此信息化和医疗物联网在医疗体系中起着辅助作用，但不同的国家由于国情和历史差异，医疗物联网出现了不同的发展状况：澳大利亚地广人稀，有利于政府推动，但是缺乏市场竞争；美国通过公司和协会产生市场竞争机制，市场先行而难以统一标准；英国等欧洲国家和日本建立了统一的系统，但由于福利好，医疗信息化相对落后，应用推广的步伐较慢。不过发达国家的共同点在于都将医疗物联网作为未来发展战略并投入大量资源，可见医疗物联网虽然目前仍然存在诸多问题，但未来将在医疗中扮演重要角色，甚至颠覆传统医疗模式。

作为发展中国家，中国和印度也有着相似的医疗体系，通过医疗物联网提高工作效率，平衡医疗资源。

总的来说，医疗物联网是国际发展的大趋势，政府需要在发展时针对国情制定长远战略来对市场进行规划和引导，因此对于其他国家的发展方式应该谨慎参考而不是简单盲从。

1.3 我国医疗物联网的发展基础与历史机遇

新中国成立以来，中央和地方政府采取统一规划，加大投入力度，在以城市大医院和县级医院为基础的框架下，建立了一套分级医疗卫生服务体系，城市地区医疗卫生服务体系如图 1-1 所示。

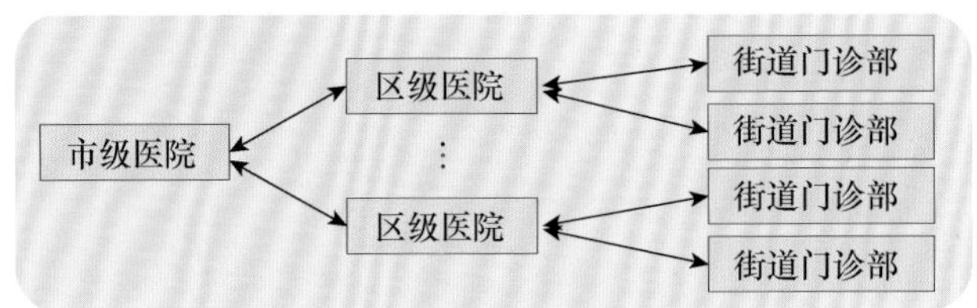

图 1– 1　城市地区医疗卫生服务体系

农村县级医院、乡村诊所的阶梯式结构，如图 1-2 所示。

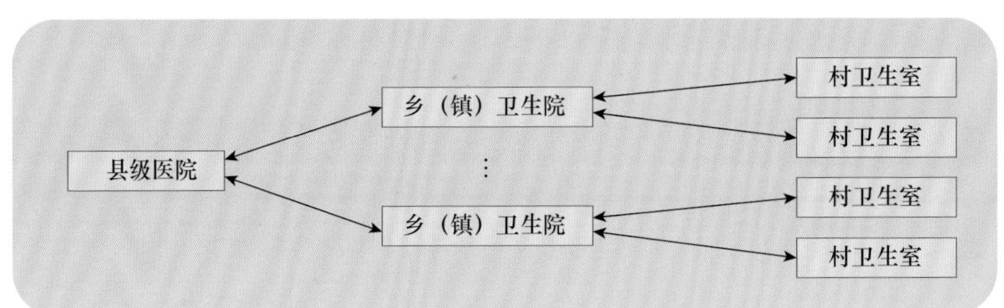

图 1– 2　农村地区医疗卫生服务体系

1.3.1 医疗体系基本现状和挑战

我国的分级医疗结构虽然推动了医疗体系建设，但是也带来了医疗资源分配不均匀的问题。根据 2011 年的统计结果，我国共有两万多所医疗机构和诊所，其中三级医院比例大约占到 5%，他们所占医疗资源却达到总资源的 64%；二级医院的数量是三级医院的 5 倍之多，他们占有资源的总和即只有三级医院的 1/4。各级医院数量比例和资源分配情况如图 1-3、图 1-4 所示。

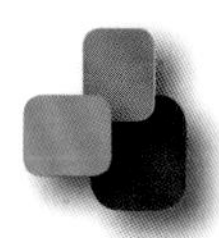

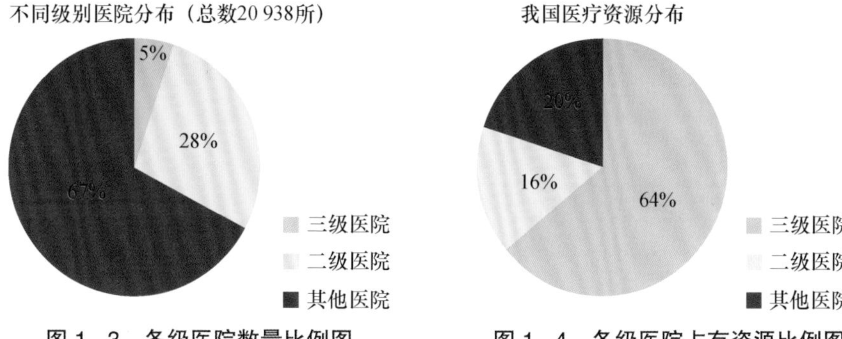

图 1-3　各级医院数量比例图　　图 1-4　各级医院占有资源比例图

为了更清楚地表示资源占有率，我们给出了各级医院资源占有率的情况，如图 1-5 所示。

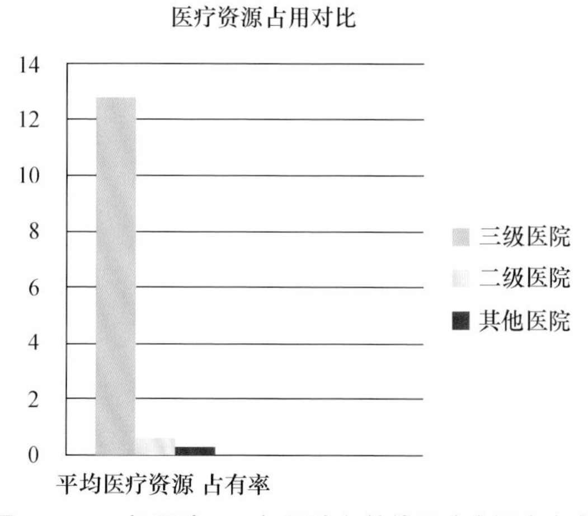

图 1-5　三级医院、二级医院和其他医院资源占有率

由图 1-5 可以看出，这种资源极度不均是造成老百姓“看病难、看病贵”的主要根源之一。另外，由于收入差距的加大，贫困人口最基本的医疗卫生服务难以保障。2000 年世界卫生组织在对成员国卫生筹资与分配公平性的评估排序中，中国位居 188 位，在 191 个成员国中倒数第 4。毫无疑问，通过医疗物联网实现资源（特别是医疗智力资源）共享是解决上述问题最有效的途径之一。

1.3.2　医疗物联网的优势和机遇

目前在大城市，大学医院 / 综合医院由于硬件设备和专家资源配备齐全，

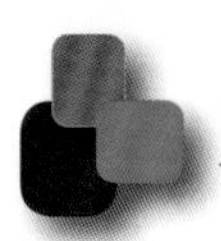

单个医院日均门诊量可超过1万人次。由于这些医院集中于城市繁华地段，“看病难、看病贵”体现在医院外部空间有限，医院内部的排队挂号、检查和取药的等待，导致了医疗资源输出瓶颈。而医院空间大的区属/二级医院、社区卫生服务中心等，由于设备缺乏和医生名气不高，就诊人数相对较少。

利用医疗物联网的信息交互功能，直接消除患者和医生、医院和医院之间信息沟通的距离和时间障碍，将极大地提高医疗效率和降低社会医疗成本。

就我国现有体系而言，医疗物联网首要的作用是，通过信息交互的方式有效分流患者，使得三级医院/大学医院着重于疑难重症的治疗；区属/二级医院着重于常见病、慢性病、多发病的治疗；一级医院/社区卫生服务中心/乡镇卫生院着重于小病和卫生保健，从而完成六位一体的基本医疗体系。

医疗物联网的应用包括：医院内部网络应用（如移动查房、移动心电监护）、移动设备管理、麻醉药品管理和移动安全监视等方面。

2004年，北京大学人民医院的信息系统基本实现机构内各个系统间的信息共享和更新功能，它遵循了我国健康管理信息系统建设单位提供的标准、卫生部颁布的数据标准和本地应用的需求，如图1-6所示。

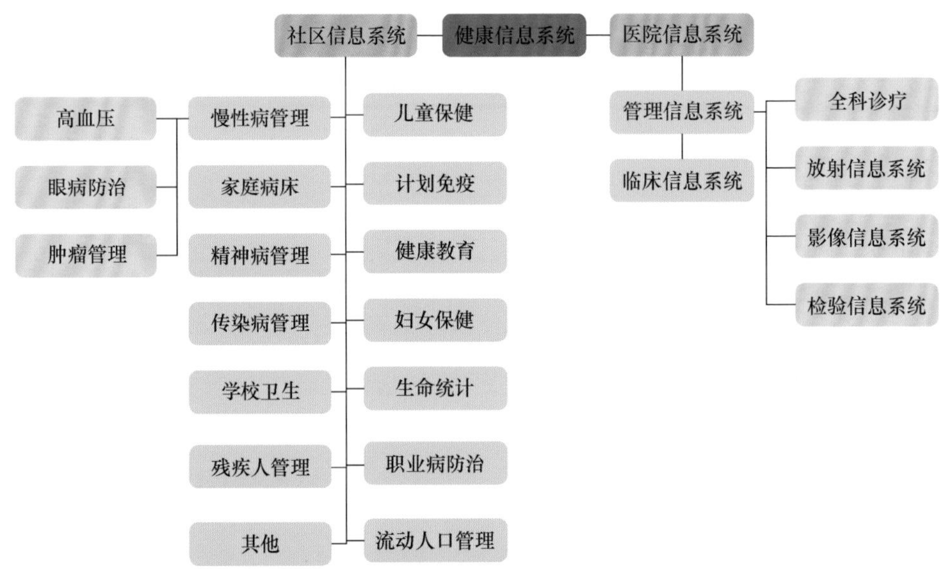

图1–6 我国健康管理信息系统数据采集系统框架

一般而言，健康信息包含医疗信息，利用这些信息可以实现患者诊疗信息

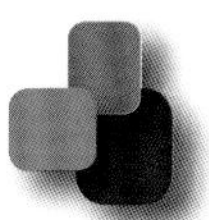

共享与医疗救治协同。患者的医疗信息包含不同医疗机构近期诊疗记录，包括：诊断、药物治疗和检验检查、影像资料等。系统自动提示近期检查和检验的记录，避免不必要的重复检查，有利于治疗和康复措施的延续性。

由于在健康监控发展的初期，人们对健康数据的重视不够，缺乏合适的盈利模式，政府主导成为主要的发展方式。但是，在培育形成健康管理的习惯后，发展的主导方式将转为个人和家庭。循序渐进地发展商业模式是解决政府医疗卫生面临的资金入不敷出问题的方案之一。另一方面，医疗资源逐级下沉至社区及乡镇卫生院，最终进入社区，也将成为健康信息的来源，健康管理将真正渗透至家庭和个人，并形成常态运营。

健康数据的获取将从入户调查单一渠道转变为服务环节中的多元信息。健康信息采集更新、远程移动数字设备和应用系统的建设，使居民能随时随地享受到信息化的健康服务。例如，儿童免疫接种短信提醒方便了年轻的爸爸妈妈。健康信息采集对象由户籍人员转变为服务人群，促进公共卫生服务均等化。

健康档案将从信息孤岛转变为可以实时更新、信息共享、协同服务的模式。多层面的信息共享，使健康档案有效反映居民的最新健康状况，便于开展相应的健康教育、诊疗计划及干预措施；便于分析社区居民的卫生需求、社区健康状况及危险因素，同时对临床治疗质量进行全程监控。

另外，我国医疗物联网应用在处理紧急事件上具有管理优势，它在2020年新型冠状病毒疫情的人流移动管理方面取得了突出的成效。通过对就诊人群进行分析和实时监控，也为疫情研究提供了依据。

一般而言，居民的健康管理应该从被动接受转变为主动参与。根据居民身份认证，每个人可以安全地上网了解自己的健康信息，获取有针对性的健康管理知识。结合定期随访和效果评估反馈，可以形成一套完善的医生干预指导方案。

1.4　本章小结

总体来说，不同国家医疗物联网发展的历史和现状各有特色。澳大利亚在

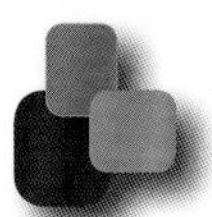

政府的大力推动下建立了庞大的医疗保健卫生服务网络和标准体系，并且有面向不同需求的医疗服务。但是医疗健康识别服务系统和医疗健康标准认证，仍然是电子医疗项目推进的目标。另外，由于采用政府的深度计划发展模式，商业化动力稍显不足。美国在没有政府干预的情况下，市场自主发展和商业竞争驱动了医疗物联网的发展。由于在美国医疗信息化的研发和应用由大公司主导，而各大公司战略侧重点不同，导致商业公司之间的竞争使得行业标准难以统一，阻碍了医疗物联网的标准建立和进一步发展。而欧洲由于长期经济基础、社会福利和医疗水平的优势，医疗信息化主要起着医疗的辅助作用，缺乏需求和发展动力。欧洲虽然也进行了一定的信息化建设，但医疗物联网的发展仍然处于传统演进的过程中。印度和中国有着相似的国情和医疗体系，将医疗物联网用于提高工作效率和平衡医疗资源。由于印度的地理位置处于赤道附近，卫星通信给医疗物联网的建设提供了很大帮助，也成为其技术特色。

中国存在医疗资源分配极不均匀的问题，通过医疗物联网实现资源共享是最好的解决途径之一。中国虽然医疗信息化起步较晚，但是有庞大的市场需求，市场先行成为中国医疗物联网发展的一大优势。在发展中，政府必须从国情出发，制定长远战略规划来引导市场，同时也要借鉴其他国家的有利经验。

参考文献

[1] 郭凯婴 . 澳大利亚电子医疗战略及实施情况（上）[R/OL]. (2011-10-26) [2011-10-27]. http://www.ccpitecc.com/article.asp?id=2405.

[2] 郭凯婴 . 澳大利亚电子医疗战略及实施情况（下）[R/OL]. (2011-10-26) [2011-10-28]. http://www.ccpitecc.com/article.asp?id=2414.

[3] 彭婧 . 澳大利亚政府购买医疗卫生服务的实践及对我国的启示 [J]. 中国全科医学，2015(02), 18(5)：485-489.

[4] Australian Government Department of Health. National E-Health Strategy[R/OL]. (2012-09-26). https://www1.health.gov.au/internet/main/publishing.nsf/Content/National%20Ehealth%20Strategy.

[5] 代涛，胡红濮，郑英. 澳大利亚卫生决策支持系统发展与启示 [J]. 中国循证医学杂志，

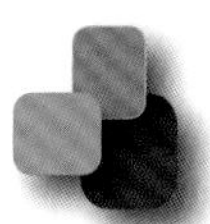

2012, 12(04): 374-378.

[6] Jun Xu, Xiangzhu Gao, Golam Sorwar, et al. Implementation of E-health Record Systems in Australia[J]. The International Technology Management Review， 2013, 3(2)：92-104.

[7] 中国经济网 . 澳电子医疗领域获得 2012 政府预算 $2.34 亿资金支持 [R/OL]. (2012-05-21). http：//intl.ce.cn/specials/zxgjzh/201205/21/t20120521_23338767.shtml.

[8] Kolachalam S. eHealth in Australia[J]. IN INTERNATIONAL TELEMEDICINE AND eHEALTH, 2006.

[9] Amir Andargoli. e-Health in Australia：A synthesis of thirty years of e-Health initiatives[J]. Telematics and Informatics, 2020: 101478.

[10] 经济日报 . 澳大利亚政府拨款 24 亿澳元应对新冠肺炎疫情 [R/OL]. (2020-03-12). https://zhuanlan.zhihu.com/p/112638471.

[11] InterSystems 中国 . InterSystems 助力澳大利亚多家医学检验检测机构抗击 COVID-19[R/OL]. (2020-04-14). https://www.Chinaehc.cn/xw/600.jhtml.

[12] 吴辉 , 何长龙 , 李伟平 . 澳大利亚国家医疗信息系统安全保障措施研究 [J]. 信息网络安全 . 2009, (8): 59-60.

[13] Alam K, Mahumud RA, Alam F, et al. Determinants of access to eHealth services in regional Australia[J]. International Journal of Medical Informatics, 2019, (131): 1-9.

[14] 林丽， 邹长青 . 美国新医改推进医疗信息化对我国的启示：基于《美国复兴与再投资法案》的分析 [J]. 中国卫生事业管理 . 2012, (1): 7-9.

[15] 赵新远 . 电子病历在美国：各种法案相伴的日子 [R/OL]. (2014-12-08). http://www.cn-healthcare.com/article/20141208/content-465081.html.

[16] 朱杰 . 政策机遇与应用创新——美国 2011 年 HIMSS 大会侧记 . 中国信息界（e 医疗）. 2011; (3): 16-17.

[17] 陈骞 . 全球移动医疗发展现状与趋势 [J]. 上海信息化 . 2013(2): 80-82.

[18] CIO 时代 . 三大区域医疗信息化模式的优势所在 [R/OL]. (2010-06-30). http://news.hc3i.cn/art/201006/4715.htm.

[19] 美国远程医疗协会 . http://baike.baidu.com/link?url=OTZc0oYmu0f6aolItbwWOBYS2WsJZ5YH-4zykOMSHOxpI98NY8ZmkUDkz1kbQt0GuLYjjVSiD2yytqe6hctUa_.

[20] IOTER 无线医疗设备或可使用 FCC 核准的专用频段 [R/OL]. (2012-03-15). http://www.iot-online.com/jishuwenku/2012/0315/17592.html.

[21] Glaze J. Epic Systems draws on literature greats for its next expansion[J]. Wisconsin State Journal website, 2015.

[22] Robbie Koffie. Epic and the Health Records Business[R/OL]. (2016-11-16). https://digital.hbs.edu/platform-rBtom/submission/epic-and-the-health-records-business.

[23] Rebecca McBeth. EPR implementation led to 'catastrophic loss of confidence'[R/OL]. (2016-2-25). https://www.digitalhealth.net/2016/02/epr-implementation-led-to-catastrophic-loss-of-confidence.

[24] SK Mishra, LS Sathyamurthy. 印度：印度现有的远程医疗基础设施、网络、应用 . ITU-D 第 2 研究组第 4 研究期 [R/OL].（2006-2010）. https://www.baidu.com/link?url=ln6JIFHGDRBFypYb6RxtUUieLWgnkNvZtPcgHhcLVplhWV6iu-JUxpcbAJqehkmODM_y8RQupxjt4L0SpkDh-6BlYNYsgz72bBERXHUB_l4D5UuFeqoN4C-QToMWas37&wd=&eqid=fc2076530013ea460000000356a4266b.

[25] 14-2/2 号课题最终报告 . 第 14-2/2 号课题：电信在电子卫生领域的应用 ITU-D 第 2 研究组第 4 研究期 [R/OL].（2006-2010）. http://www.itu.int/dms_pub/itu-d/opb/stg/d-stg-sg02.14.2-1-2010-msw-c.docx.

[26] 箫雨 . 印度移动医疗 Practo 融资 9000 万美元 [R/OL]. (2015-08-08). https://www.cn-healthcare.com/article/20150807/content-476720.html.

[27] Dublin. Indian Internet of Medical Things (IoMT) 2017-2024: Market Size & Shares, Growth Rate, Revenue Forecast and Competitive Landscape[R/OL]. (2019-03-05). https://finance.yahoo.com/news/indian-internet-medical-things-iomt-091032071.html?guccounter=1&guce_referrer=aHR0cHM6Ly9jbi5iaW5nLmNvbS8&guce_referrer_sig=AQAAAAGV_m2LZlQrlfxrLRa-QUTmXBH-QyaOm1SuMyuFroyJu_Ccb-5sCY4OKFNHdlvcuw8tU8Ud1ZfUaNNfLZqxFVZjwfN16w6qBi_D3uQoi4ik9FBF_5kPiJCdzXEPcOsNz8eOSHAQSR3Mz-KrvoIw5mA1hi4iIrqbjl8sTw5P5jtDy.

[28] IV Pustokhina, DA Pustokhin , D Gupta, et al. An Effective Training Scheme for Deep Neural Network in Edge Computing Enabled Internet of Medical Things (IoMT) Systems[J]. IEEE Access, 2020, (99): 1-1.

[29] GJ Joyia, RM Liaqat, A Farooq, et al. Internet of medical things (IOMT): Applications, benefits and future challenges in healthcare domain[J]. Journal of Communications, 2017, 12(4): 240-247.

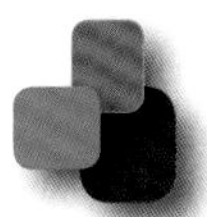

[30] 周力虹 , 刘璐 , 赵一鸣 . 英国居民数字健康档案建设经验及对我国的启示 [J]. 信息资源管理学报 . 2014, (2): 94-100.

[31] 周拴龙 . 国外电子病历档案国家项目研究进展 [J]. 兰台世界 . 2013, (11): 19-20.

[32] 薛万国， 李包罗 . 临床信息系统与电子病历 [J]. 中国护理管理 . 2009, (2): 77-80.

[33] 张冬娟 . 移动医疗引发英国医疗服务新变革 [J]. 中国信息界（e 医疗）. 2011, (12): 18-19.

[34] Espen Brodin. Norway CSAM. CSAMTM - A framework for leveraging your existing in-vestments and enable benefits realization[R]. 中华医院信息网络大会 2005 暨中外医院信息化高层论坛（CHINC）, 2005.

[35] Persephone Doupi, Päivi Hämäläinen, Pekka Ruotsalainen – STAKES. eHealth Strategy and implementation activities in finland[R/OL]. http://www.doc88.com/p-625276458371.html.

[36] 王世玲 . 中国医改镜鉴：芬兰 1.4 亿欧元创新卫生服务体系 [R/OL]. (2011-12-08). https://health.sohu.com/20111208/n328302183.shtml.

[37] 范启勇， 曹剑锋， 孟丽莉，等 . 日本医疗信息化建设的启示 [J]. 中国数字医学 . 2012, 118-120.

[38] 王喜文 . 日本 IT 政策谁说了算？总务省 PK 经济产业省 [R/OL]. (2011-2-19). http://www.ccpitecc.com/article.asp?id=1144.

2

第二章 我国发展医疗物联网的实际需求

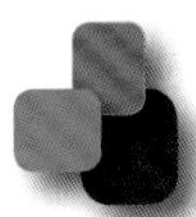

目前，我国在医疗卫生方面的城乡差别较大，这些差别主要来自基础设施、人口构成、平均收入、文化教育等方面。在医疗健康方面，城市的优势在于医疗资源密集、人员健康意识较强。而对社区中大量亚健康、慢性病和老年人群的健康管理，则需要大数据和信息的传输支持。在医院建设方面，医疗物联网在提高医院内部效率上展现出了其非同寻常的效力。

农村医疗资源相对匮乏，人口结构基本由老人和孩子组成，身体抗疾病能力较差，医疗知识普及少，医疗保障体系有待完善。因此，急需医疗物联网解决远程医疗、健康管理和医保费用等方面的需求。

由于城乡实际情况差异很大，我们将分别介绍城市和乡村医疗物联网的需求。

2.1　城市医疗物联网的需求

城市医疗物联网的需求分为：医院需求和社区医院的需求。

2.1.1　医院内部物联网的需求

医疗物联网支持医院内部各项业务，提高了医务人员、科室之间、患者、医疗器械、费用结算的信息分析和管理效率。随着人工智能等高科技手段的应用，医疗物联网被应用到临床诊断中。

1. 日常业务、手术支持和员工培训的需求

（1）日常业务需求。日常办公中，各式各样的会议占据了医务人员许多的办公时间，智能会议室可以实现快速地召开会议，并对会议室的音频、视频等控件实现智能化的控制，文件或笔记的编辑、保存、上传、分享都可以实时、互动地进行。

医疗物联网也被用于工作人员的考勤管理中，利用指纹打卡，可以确认工作人员到院和离院的时间，并且有照片辅助来确认人员的真实性，如图 2-1 所示。

（2）手术支持需求。在紧急情况下，人员和设备的定位十分重要，因此医疗物联网需要有人员和设备追踪能力，例如：具有决策权的科室主任、抢救设备、支持手术室的超声设备等，均被需要提供实时的位置信息。

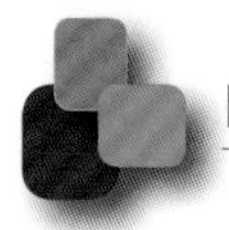

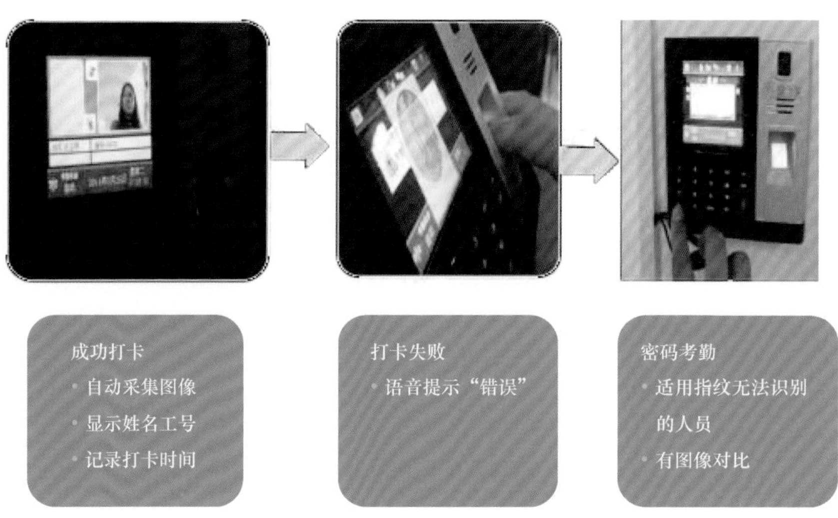

图 2-1　院内工作人员考勤场景

通过把射频识别（Radio Frequency Identification, RFID）传感器安装在医生更衣柜的钥匙扣上，接收装置安装在手术室的墙面上，传感器就会把医生进入手术室的时间、工作时长以及离开手术室的时间点记录下来，通过时间点的比对，就可以加强对医生的管理，这在一定程度上提高了工作效率。此外，各种手术设备也需要通过物联网来追踪，从而能够优化手术流程，提高手术室资源的利用率，为更多患者服务，如图 2-2 所示。

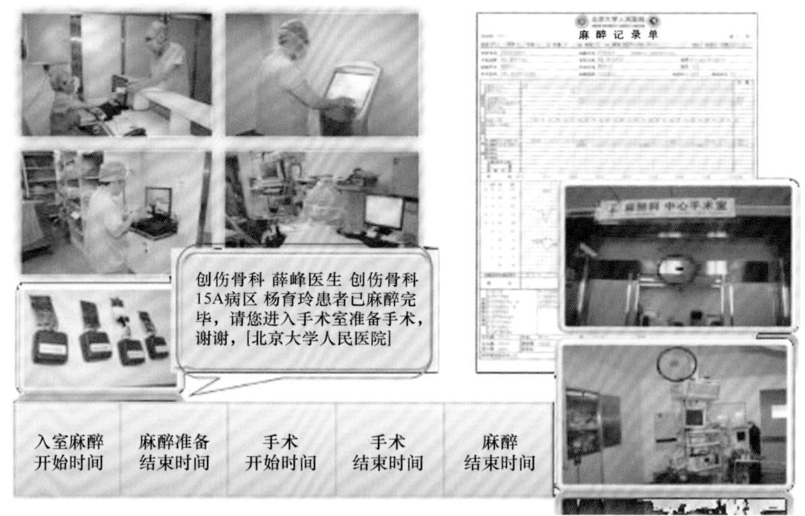

图 2-2　手术室人员定位场景

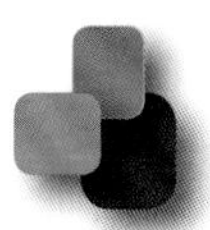

（3）员工培训需求。提高医疗服务质量的关键是医务人员素质的提高，因此，在繁忙的工作环境中，如何有效地对医务人员进行培训显得尤为重要。目前，利用网络开展的电子学习平台突破了传统的面对面的教学方式，为医务人员的培训提供了一种更有效的方式。电子学习方式具有灵活方便、学习内容及时更新和在线考试等优势。通过电子学习平台的培训，医务人员整体素质不断提高，为患者提供的服务质量有了明显的改善，如图 2-3 所示。

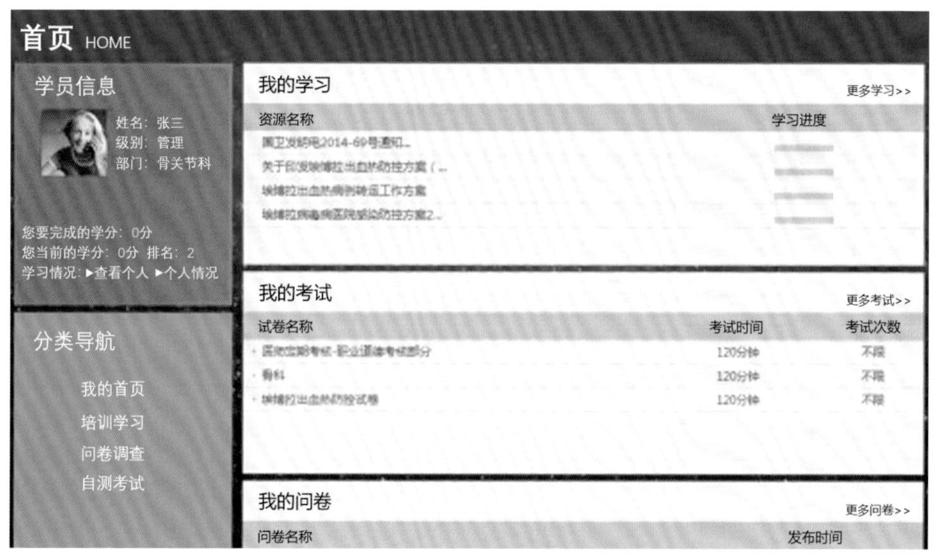

图 2–3　电子学习平台

2. 院内业务和物流的需求

在当今医院的管理中，科学化、精细化和规范化管理理念日趋成熟，对医院的物流需求也在上升。医院物流涵盖了医院绝大多数业务部门的日常管理工作。例如：纸质病历、医嘱单、报告单、收费单等各种医院文件的转运；药品、医疗器械、低值耗材等医用物资的传送；血、尿、便等检验标本、病理标本等医用标本的传送等。医疗物联网的引入有效地提升了医院物流的运营效率，对医院的长期发展具有重大意义。

一家综合性的医院，院内物流异常复杂，以 2012 年度北京大学人民医院的院内物流为例，价值 13.6 亿元的院内物流，可分为四大类：药品物流、高值耗材物流、低值耗材物流以及体外诊断试剂物流。这些物流不仅金额巨大，且品种、规格繁多，对医院的科学化、规范化和精细化管理提出了挑战，如图 2-4 所示。

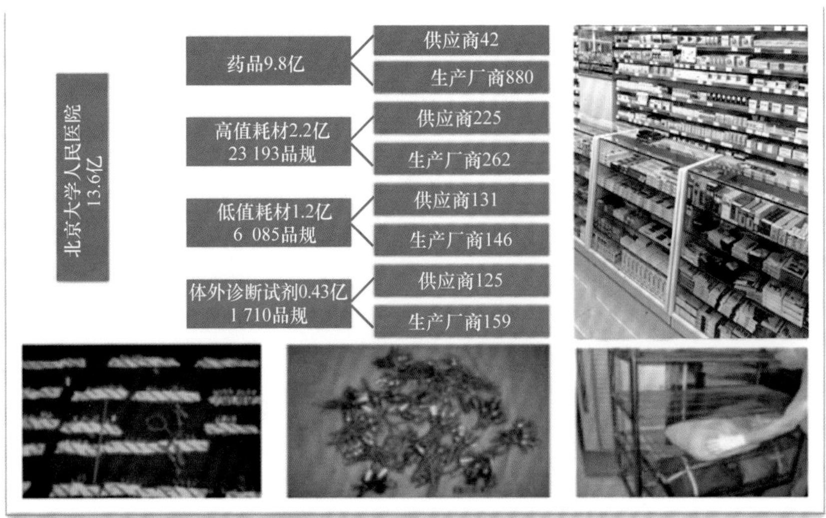

图 2–4　医院内部四大物流

生成采购订单是药品物流的开始环节之一，通过物联网接入企业对企业（Business-to-Business，B2B）平台，可以与供货商直接进行信息交互，提高了工作效率，减少了差错[1]，同时支持了快速简捷的溯源，如图 2-5 ～ 2-7 所示。

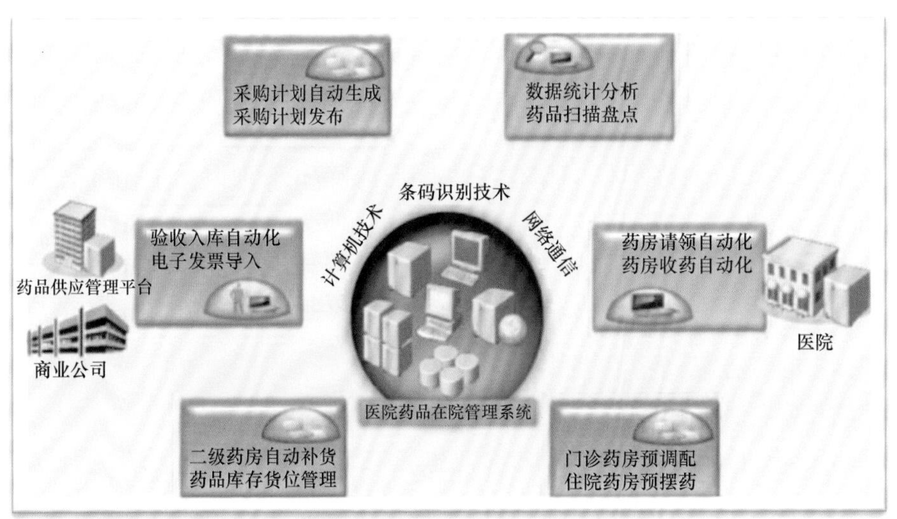

图 2–5　药品物流 B2B 模式（医院与供应商）

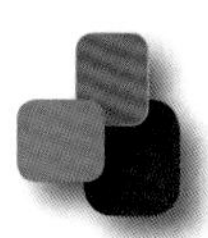

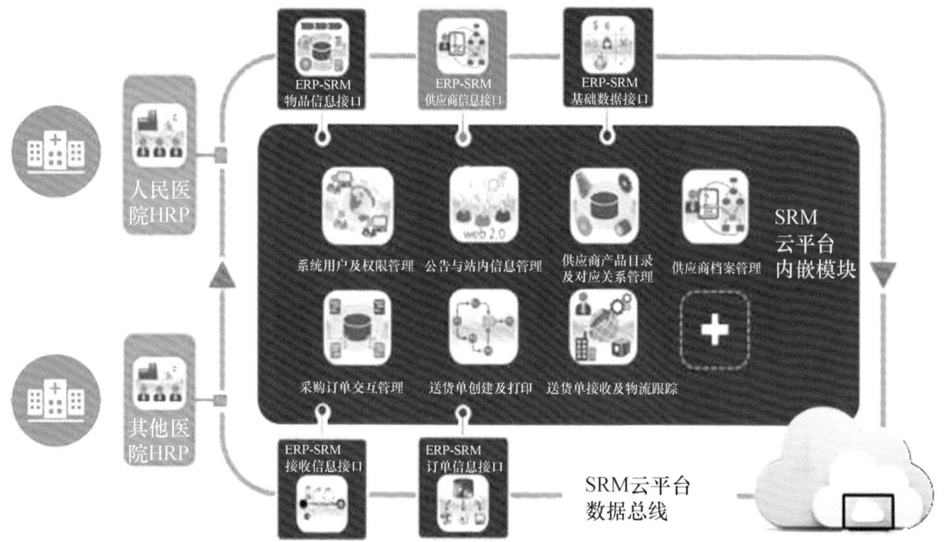

图 2-6　供应链关系管理

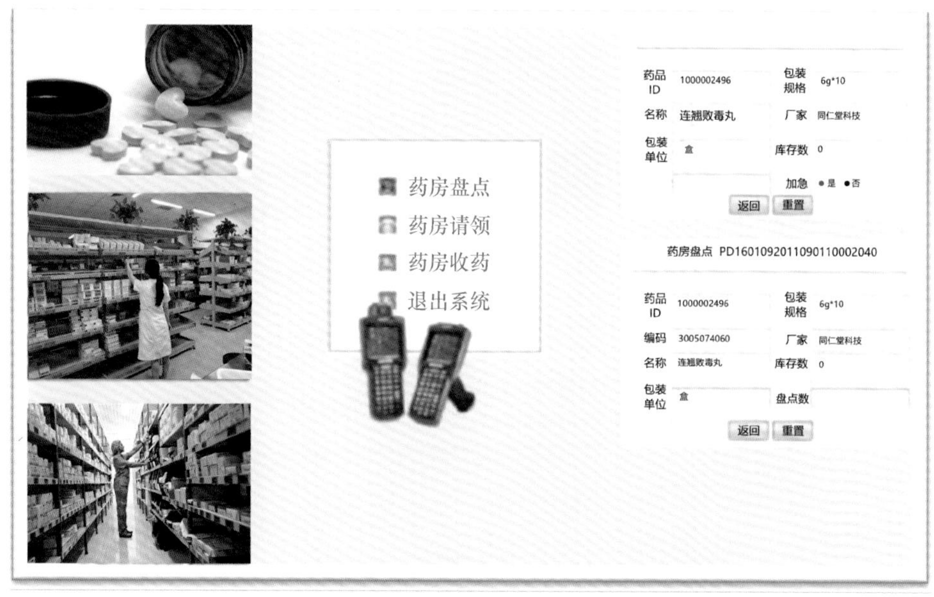

图 2-7　药房利用手持终端进行盘点、请领和收药

（1）高值耗材的二维码管理。基于金额高、风险高等特点，高值耗材的管理采用二维码技术，能够做到一物一码，全程追踪。具体过程包括：供应商送货到高值耗材验收部门，核对信息后生成并粘贴条码；库管员扫码入库，使

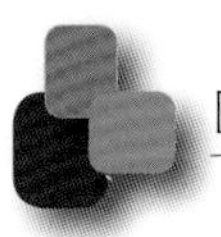

用时扫码关联至患者收费记录，如图 2-8 和图 2-9 所示。

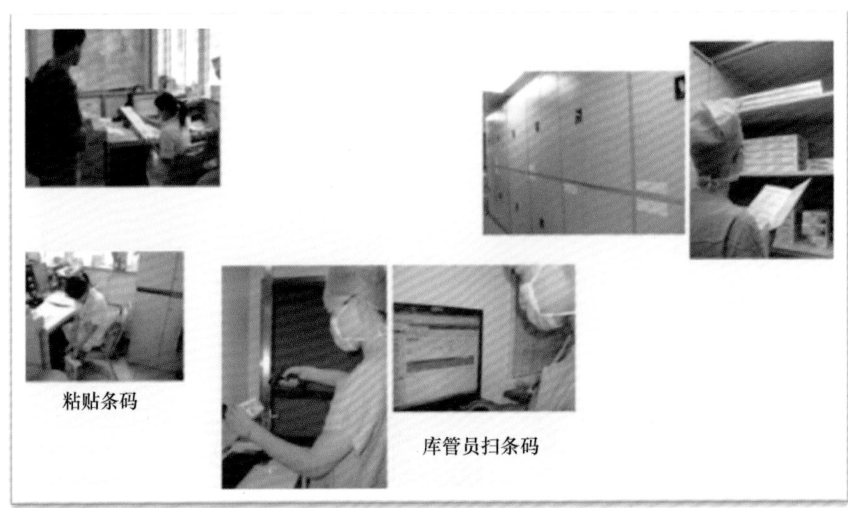

图 2–8　高值耗材（无菌包装）二维码管理

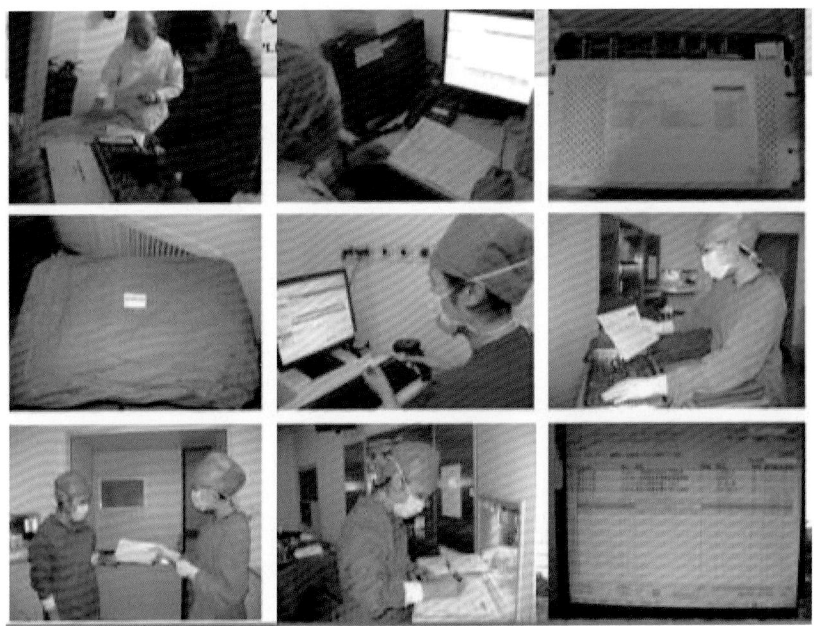

图 2–9　高值耗材（灭菌包）条码管理

（2）低值耗材的条码管理。综合性大医院，低值耗材每年金额上亿元，如何管理好这部分低值、量大的耗材是一项挑战。以前的手工方式，由科室手

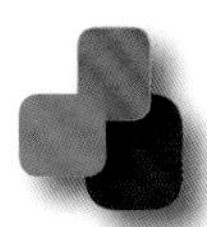

工填写领物单，库管员手工汇总、采购，通知供应商送货，到货后按手工领物单发放，容易造成采购遗漏、错发、漏发的情况。手工单因字迹不清、潦草，需要多次反复确认，延长了时间，致命工作效率低下。如图 2-10 所示。

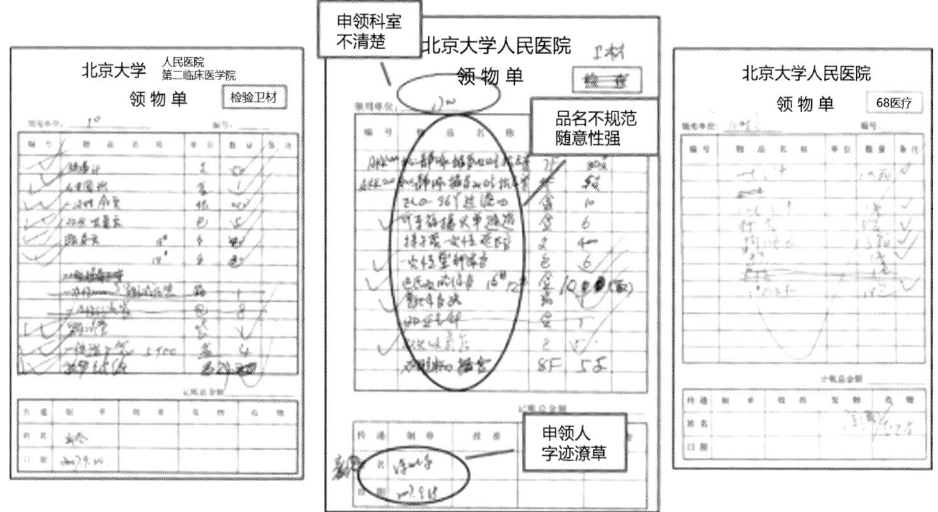

图 2-10 低值耗材手工申领单模式

利用信息化手段，借助物联网的条码技术，建立与供应商之间的低值耗材自动申领的全物流平台是低值耗材申领模式的必经之路，如图 2-11 所示。

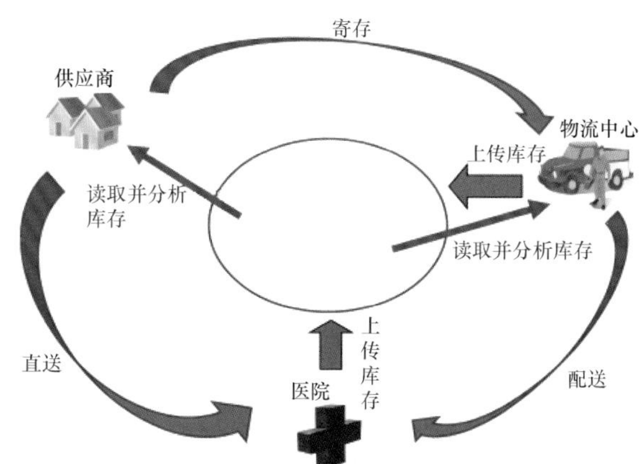

图 2-11 低值耗材 B2B 平台模式

低值耗材自动补货系统，一方面根据低值耗材库存量与安全库存值自动计算出补货量，既能够提高补货效率，保证科室库存充足，又避免了科室库存的大量积压；另一方面，能够准确地反映医院库存情况，如图 2-12 所示。

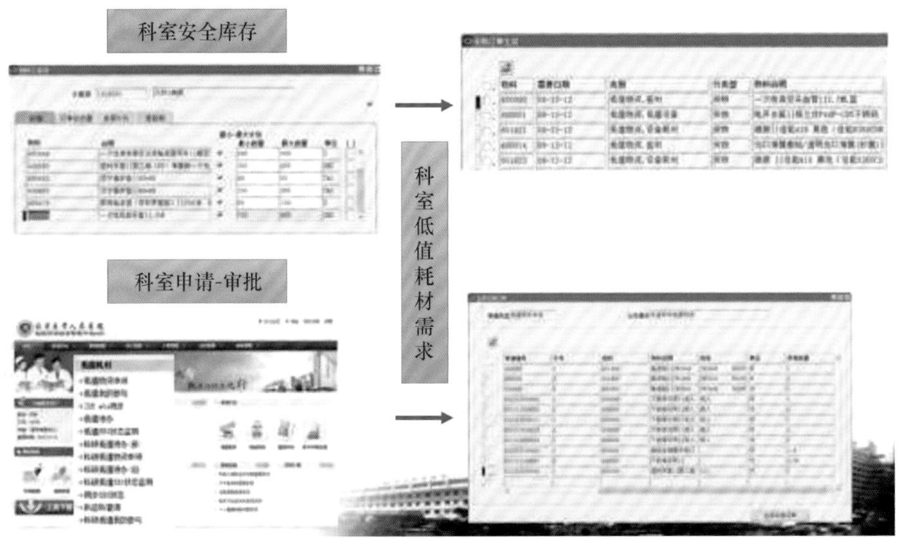

图 2–12　科室低值耗材审批流程

在库管验货环节，使用掌上电脑（Personal Digital Assistant, PDA）现场验货，避免账实不符的情况发生，如图 2-13 所示。

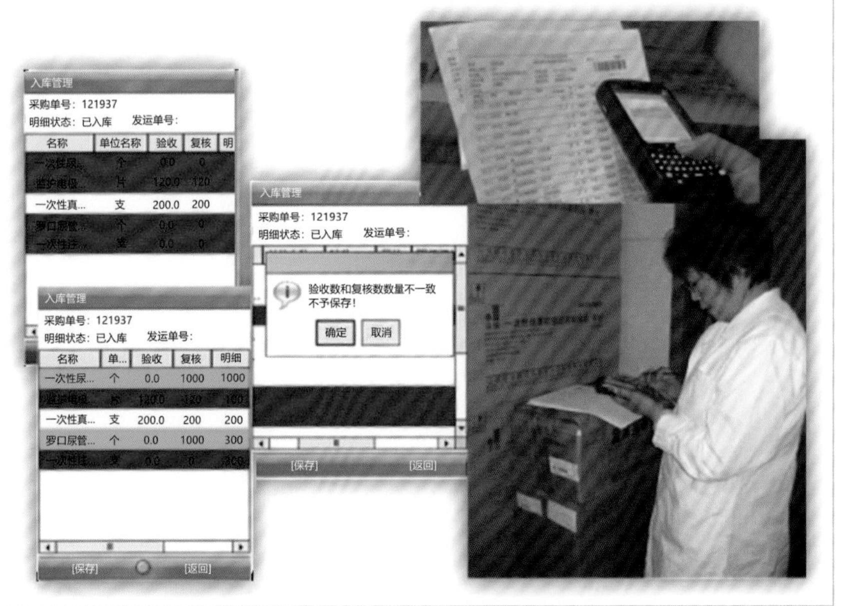

图 2–13　低值耗材交接场景

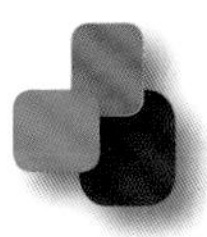

采用低值耗材自动申领的全物流平台，可以降低采购成本，提高配送效率，减少中间环节，保证了各种货物及时配送到临床科室。如图 2-14 所示。

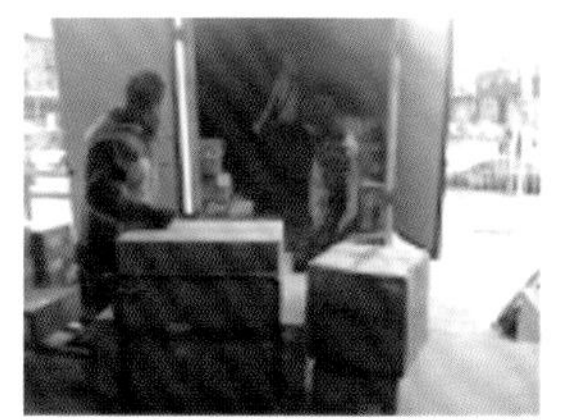

配送到达

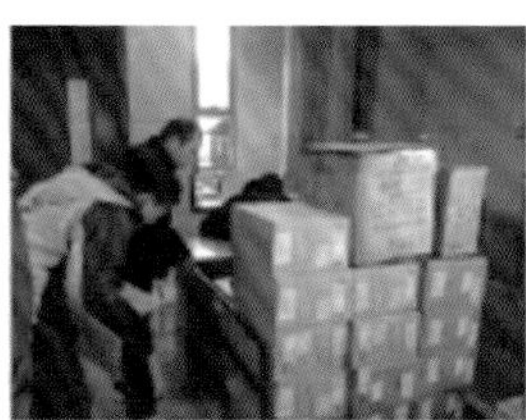

检验验收

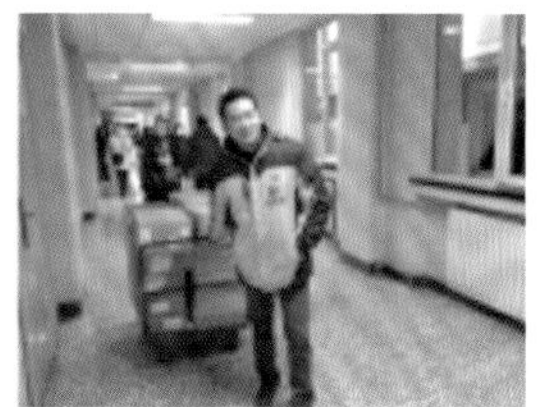

楼层配送

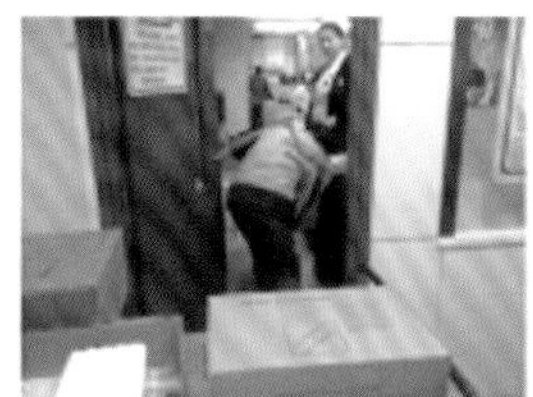

验收码放

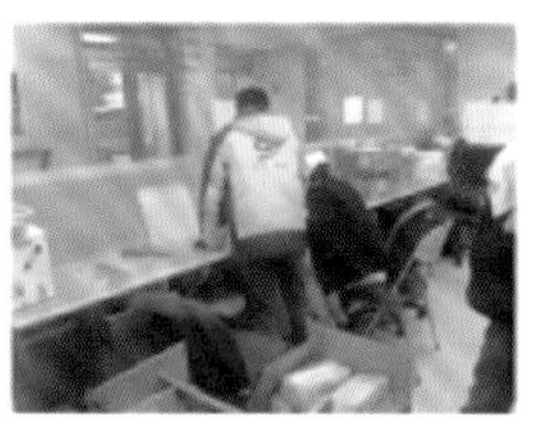

签收入账

图 2-14　低值耗材院内流通全流程展示

（3）医院固定资产管理需求。医院固定资产具有使用周期长、价值高、使用地点分散、品种多等特点，在固定资产的管理过程中，通常存在两个常见问题：① 资产中期管理较为薄弱，资产维修未进行系统化的记录与管理；② 固定资产清查难度较大、周期长、效率低，难以保障账实相符。

移动终端的设备维护管理系统，涵盖维修管理、计量检定、巡检管理、设备维保等管理功能；建立移动版维修管理，主要操作通过 PDA 进行。记录从报修开始、现场维修、送修到科室、恢复使用为止的各环节的时间，实现闭环管理，让临床科室和管理者能够看到每个维修工单当前所处环节和责任人以及在各节点停留的时间。

（4）财务与物流一体化的需求。随着医疗卫生信息化改革的不断深入，医院逐渐从以医疗业务为重点的管理模式，向“医疗 + 运营”的整体现代化管理模式转变。医院资源规划（Hospital Resource Planning, HRP）成为帮助医院实现运营管理现代化的助推器，是将企业中广泛使用的企业资源管理（Enterprise Resource Planning, ERP）系统在医院改造和运用的成果，是财务与物流一体化的平台，包含医院财务管理、资产管理、采购与库存管理等。

传统的医院后勤管理模式是物流管理系统与财务管理系统各自分离，财务依靠设备管理系统、耗材管理系统等各个独立的系统出具的纸质报表录入凭证，数据实时性、精确度不高。而 HRP 系统则将物流管理与财务管理无缝连接，可逐步实现物流、资金流、信息流的一体化整合；通过对医院财务的一体化管理、物流的精细化管理及员工绩效的战略化管理，使医院全面提升运营管理水平，实现“经济效益”和“社会效益”的双赢。

国家卫生健康委员会要求病历 24 小时归档，但是临床情况复杂，很多医院无法达到这一要求，甚至对一天有多少份病历应该归档、多少份病历正在配送这种情况都掌握较少，因此医院迫切需要一套进行实时追踪和监管的系统。

病案追踪全流程管理有三大环节：① 病房整理病历、封装、发起配送；② 配送中心接到指令，上门取件，当面交接，进行配送；③ 病案室当面签收，扫描入库。系统能够跟踪病案流通情况，实时记录病案状态，直观呈现病案流转详情，其全过程监管如图 2-15 所示。

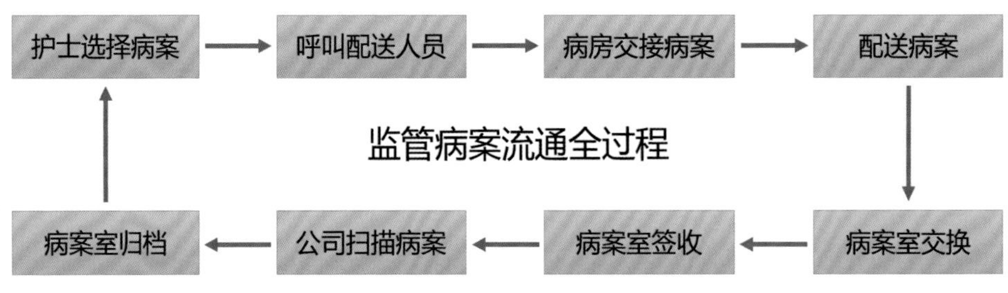

图 2-15　病案追踪全流程管理

3. 远程医疗会诊

远程医疗会诊是利用视频会议系统进行患者和专家之间的异地实时咨询服务。

会诊过程如下：① 社区或下级医院向医疗中心提交会诊申请；② 医疗中心确定会诊时间；③ 进行远程会诊；④ 签署会诊意见；⑤ 建立电子病历。远程医疗会诊可以采用异步远程会诊方式，也可以采用实时远程会诊方式。实时远程会诊是一个双向的交互过程，通信涉及诸如视频、音频、图像之类的信息，要求信息具有即时性，如图 2-16 所示。

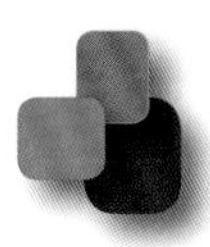

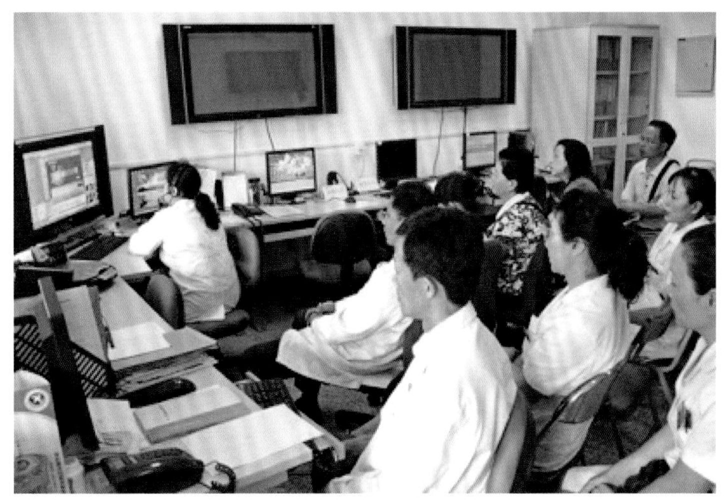

图 2–16　实时远程视频会诊

远程医疗会诊作为一种新的医学服务模式，发展迅速。然而，就目前我国远程医疗会诊的普及程度、认识水平都存在着一些问题。由于该系统仅能实现办公室之间的连接，受时间和地点的限制，很难达到实质意义上的资源共享。远程医疗会诊的局限性与无线医疗物联网优势的比较，如表 2-1 所示。

表 2–1　远程医疗会诊的局限性与无线医疗物联网优势的比较

序号	远程医疗会诊的局限性	无线物联网的优势
1	普及率低	无线移动终端普及率很高
2	远程传输质量不稳定	无线物联网传输优势
3	系统兼容性不高	无线物联网标准统一
4	大幅面医学图像处理困难	新一代宽带无线物联网的带宽优势
5	远程传输的安全问题	新一代宽带无线物联网的隐私保护优势
6	网络建设费用制约远程会诊的普及	技术进步，成本降低
7	空间限制	不受空间限制
8	时间限制，需要预约	不受时间限制

4. 患者监护的需求

通常的住院流程中，从患者入院到出院，医护人员需要实时监控患者的健康数据。由于呼叫装置的安装需要固定场所，遇到紧急情况时患者的生命安全无法得到保证，安全与智能监护系统可以实现对患者的快速定位和追踪，它的出现在这样的背景下显得十分迫切[2]。

为保障患者活动的自由度，智能监护由各种健康监测设备以及提供设备接入和管理功能的网关组成。健康监测设备包括蓝牙、RFID、Wi-Fi 等支持的便携式、穿戴式设备和感知支持的设备，其中感知支持的设备包括腕表、血压仪、心电仪、血氧仪，这些设备能够自动采集患者的脉率、心电、体温、心电图、血压、血氧等生命体征数据，并自行上传到患者安全与智能监护系统[2]。系统将采集的医疗健康数据进行智能分析，实现对患者的实时监测和疾病风险预警。腕表除了具有健康监测的功能，同时还具备一键呼叫和身份识别的功能，用于支持紧急救助和用药核对；穿戴式监测设备具有佩戴轻便、功耗低的特点，一次充电可以连续工作约三个月。

面向住院患者的业务应用子系统支持呼叫告警、患者跟踪定位、智能监护、用药核对和移动查房等。

（1）呼叫告警：当患者遇到紧急情况需要获得帮助时，可以手动按下无线腕表上的呼叫告警按钮发出求助信号，护理人员须及时对告警进行响应，如图 2-17 所示。

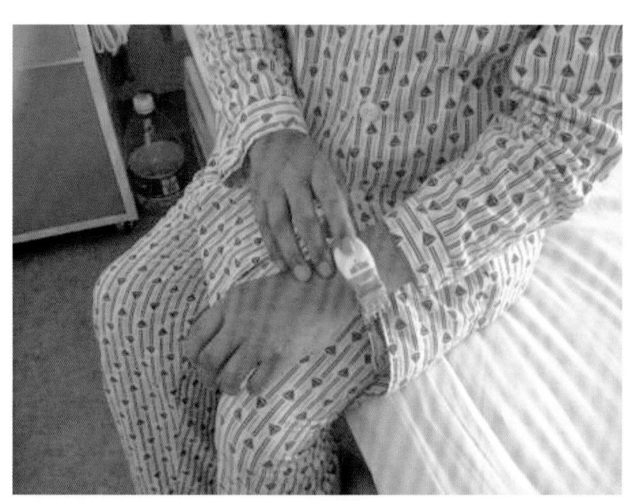

图 2–17　蓝牙腕表呼叫告警功能

（2）患者跟踪定位：当患者紧急呼叫或生命体征异常自动触发告警时，医护人员可以查询患者的实时位置，准确响应患者的紧急呼叫，及时予以救治，如图 2-18 所示。

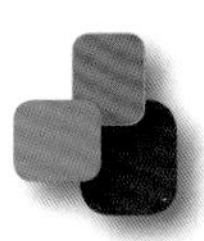

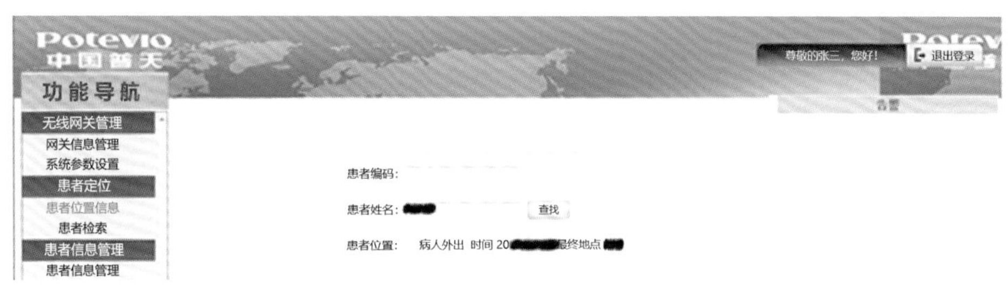

图 2-18　患者定位信息提示

（3）智能监护：无线腕表 24 小时连续采集患者的脉率信息，在脉率出现异常时自动触发告警，全面监护患者的健康状况，如图 2-19 所示。

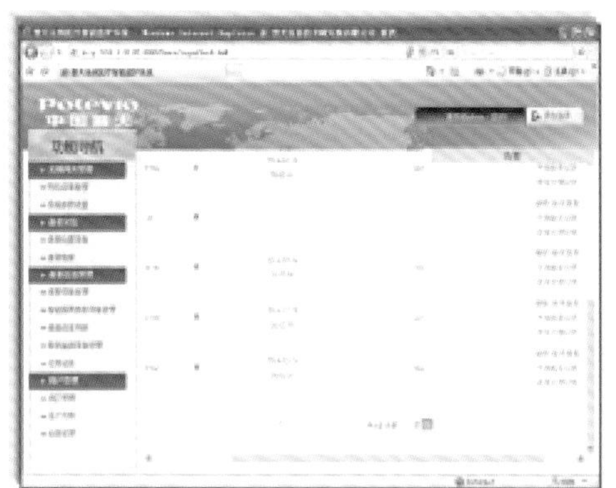

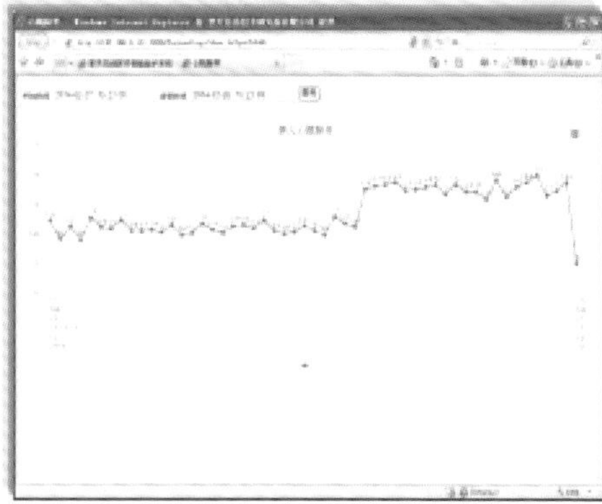

图 2-19　智能监护采集患者生命体征数据展示界面

（4）用药核对：护士在输液前利用移动终端扫描腕表内置的 RFID 标签，验证患者的身份信息，避免用药错误，有效减少医疗事故，如图 2-20 所示。

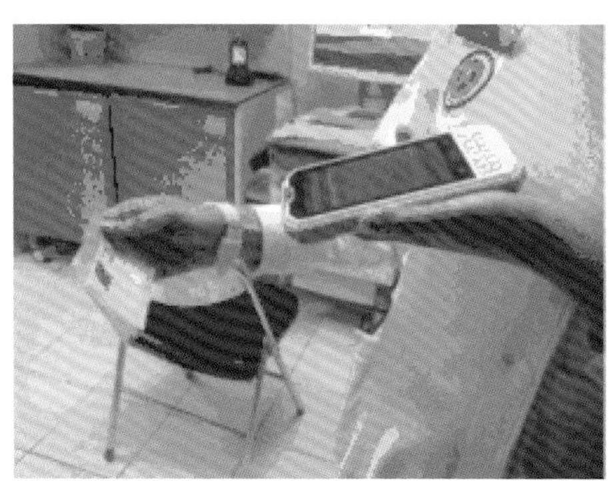

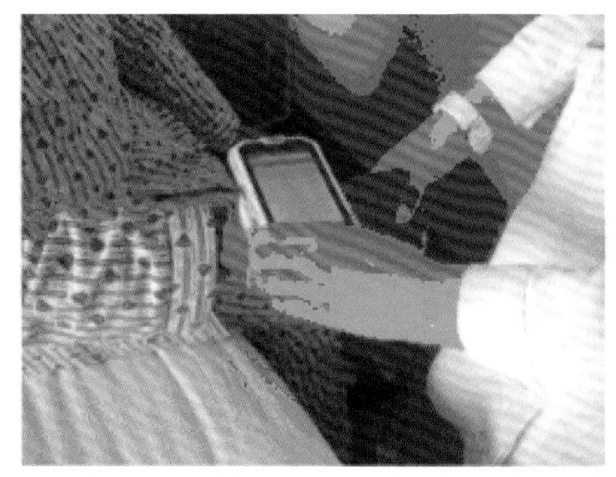

图 2-20　用药核对场景

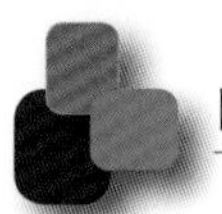

（5）移动查房：利用移动终端进行查房，实现查房记录的自动上传。

采用患者安全与智能监护系统可以使患者的需求得到满足，同时减轻了医务人员的工作负担[2]，提高了医院整体的信息化水平，具有非常广阔的应用前景。

2.1.2 院前急救需求

院前急救是医疗服务重要的组成部分之一，也是医疗物联网（特别是无线网）发挥作用的领域。院前急救的对象主要是突发心血管疾病和外科创伤。建立一个紧急医疗信息服务网络，实现急救事件中，急救现场、急救中心和目的医院之间的信息同步，实时协调信息传输和其他需求，从而达到院前急救乃至院内准备既高效可靠又有条不紊。这里着重介绍两类院前急救的需求。

（1）心血管疾病急救。心血管突发疾病急救是一个专业性很强、并具有极高风险性的业务。在极端情况下，心血管疾病突发患者可能在 4 ～ 6 分钟的时间进入不可逆的生物学死亡。因此，信息的时效性至关重要，信息服务网络需要将现场患者的身份、生理和医学特征等信息迅速发送至急救中心，并通过网络联通专家，使专家能够及时获得现场信息并进行远程指导。

在家庭环境，信息网络应与传感器网络保持实时联通状态，在无人值守的情况下，传感器可自动发送患者突发疾病的信息；在公共场所，突发疾病患者的身份识别是通过二维码或虹膜识别。身份识别是信息服务网络赢得宝贵急救时间的基础。

随着急救过程的推进，即医疗人员的介入，急救中信息的发布和汇聚是通过紧急医疗信息服务网络实现的。信息发布的目的是以最快的速度使急救车和急救医院对接，并实现救护车对医院的信息多播；信息汇聚的目的是为急救服务，信息汇聚中的通信模式优先级按照急救需求排列，其执行过程可引入人工智能针对患者的情况选择最佳流程。

当患者进入救护车内时，紧急医疗信息服务网络需要将患者的血压、心率、心电图、血糖、电解质甚至 CT 的结果发送至医院的医生，以便更有效地实现车上急救。

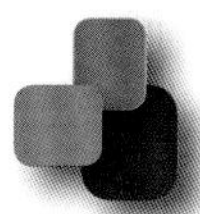

同时网络也需要快速地从信息库中找出患者曾经的就医信息，并反馈至院内，使医生对患者的病情有尽可能准确的预判，并预备绿色急救通道。

（2）外科创伤急救。外科急性创伤多因交通事故、斗殴、生产事故等因素所致。多数严重创伤为高能量损伤，极易导致患者遗留残疾或死亡。创伤后1小时是抢救患者的黄金时间，创伤后的10分钟更被称为“白金十分钟”。在实施急性创伤患者院前急救时，最重要的是在短时间内将患者送至救治场所，使其得到最快的治疗。因此，提高院前急救效率，缩短院前急救时间，有助于提高抢救成功率、降低病死率。

医疗物联网结合各种终端设备可以更好地实现医疗急救的效果，为患者争取宝贵的抢救时间。这类急救需要在救护车上完成医疗监测和数据采集，将患者基本数据发送至医院，医生通过高清晰度视频通信“直面”患者，进行远程诊断、救治，可以有效提升救治成功率。

当前国际上有两种主要的院前急救服务模式，英 - 美模式和法 - 德模式。英 - 美模式是利用网络联通的方法，在现场对患者尽快紧急处理，再将患者安全转运到医院进一步治疗，即“将病人带到医院”；法 - 德模式由医院抢救小组尽快到达现场，通过网络联通院内专家，在现场对伤病员进行救治，然后再转运到医院继续治疗，即“将医院带给现场的病人”。

紧急医疗信息服务网络属于医疗物联网的特殊子网络，它开通了医生和患者之间的双向信息通道，使得患者的急救处于医生的指导之下，以此提高急救的效率和精准程度；使得急救现场、急救中心和医院之间实现了医疗信息的全程覆盖。

2.1.3　以医疗为核心的物联网需求

为服务院内医疗的各个环节，需要了解院内医疗各个环节对医疗物联网的具体需求，同时规范信息文件的格式。

1. 医疗安全的需求

数据准确是数据安全使用的依据，为此需要建设一个医院信息平台，它将分散的数据集中起来，变成结构化的形式存在。规范数据的格式，提升数据的使用效率，提高数据的价值。医院信息平台采集医院各个部门的数据，这是一

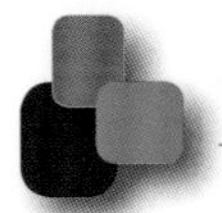

项非常庞大的工程。

一所大型医院的信息系统由近百个子系统组成，它们彼此之间点对点相互对接，在这样的情况下，医疗物联网的加入使得数据的验证具有实时性，减少了数据出错的现象。

传统的发药流程，依靠护士确认后发给药剂科。药剂科把药摆好后再推到病房给药。移动护理产生之后，包药机得以产生和发展。在医疗物联网的支持下，包药机不仅省去了人工包药的时间和人力，更重要的是方便了信息的核对，大大提高了效率。例如：医疗机构药房调配的药包的包装外面有一个二维码，它可以通过信息核对的方式确认药品发送的正确性，通常需要识别患者的腕带条码，扫描病人药品，例如输液瓶条码以及包药机条码等。将身份、医嘱和药品三项数据集中在一起及时核对，确保患者用药质量及用药安全。另外，在医嘱、药品到患者形成的信息闭环中可以观察到患者对药物的反应，特别是当药物副作用或者相关并发症出现时，医生能迅速准确处理，它也为临床辅助决策提供了依据。

在做移动护理时，药剂师通常采用扫码方式，确认患者和药品的一一对应。在药物输送时，护士与运输工人的交接是封闭的，工人把一个封闭的药车拉到病房交给护士，护士在病房分发药品时，采用了移动通信技术实现病人腕带和药品条码的匹配，保证患者用药安全。在医院的药物医疗过程中，需要做到五个正确：正确的病人、正确的药品、正确的剂量、正确的时间、正确的用法。在这个过程中，什么人、什么时间、做什么事情、在哪做的，每一个都同等重要，它也是医院安全质量管理的重要指标。在闭环管理下，移动医疗能够对所有过程进行跟踪，并将信息统一储存，在保障信息有效采集的前提下加强了监控。如图 2-21 所示。

作为移动护理信息化建设的试点医院，北京大学人民医院在以医疗为中心的网络架构中，建立了“以患者为中心”的移动护理管理信息子系统。此外，北京大学人民医院在物联网应用研究方面也走在了国内前列 [3]。

正确的病人
正确的药品
正确的剂量
正确的时间
正确的用法
医嘱全程跟踪
保证患者安全
降低护理差错

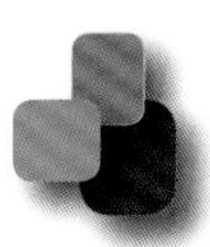

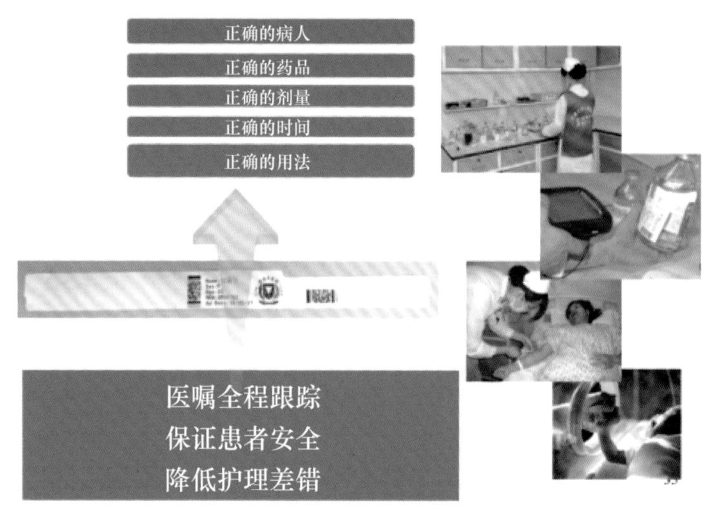

图 2-21　药品执行预防差错的五个正确的要求

就目前的情况来看，我们迫切需要在全国范围内采用信息化方案来避免药品发放错误造成的伤害，开发条码技术在药品流通发放环节的应用，可以降低药品使用的错误率。从门诊医生开出医嘱，到药房买药，或者包药机发药，确认病人身份，整个流程系统都有完整的记录，如果出现问题，随时都可以查询是哪个环节出现了问题，这就是闭环医疗管理，如图 2-22 所示。

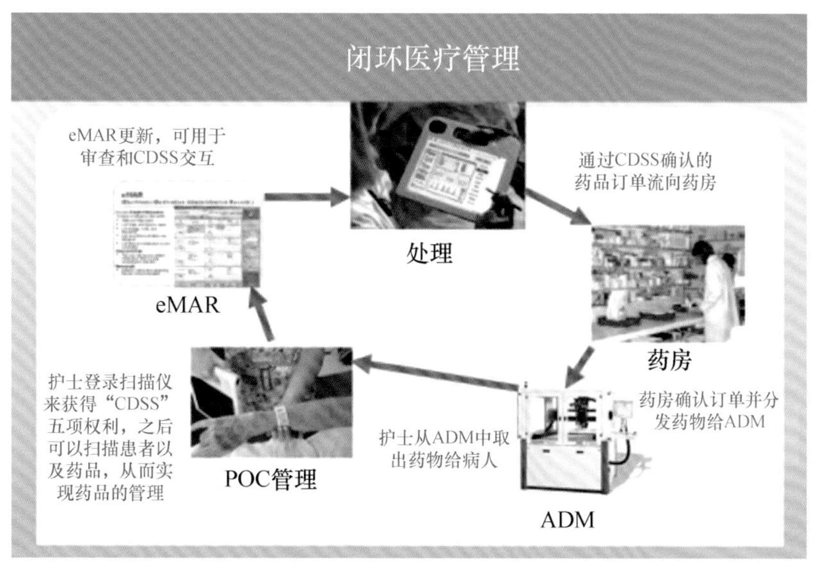

图 2-22　药品闭环展示

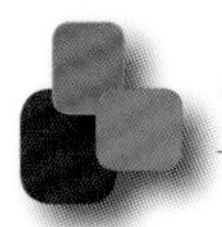

给药关键环节，需要系统来完成核对工作，如图 2-23 所示。

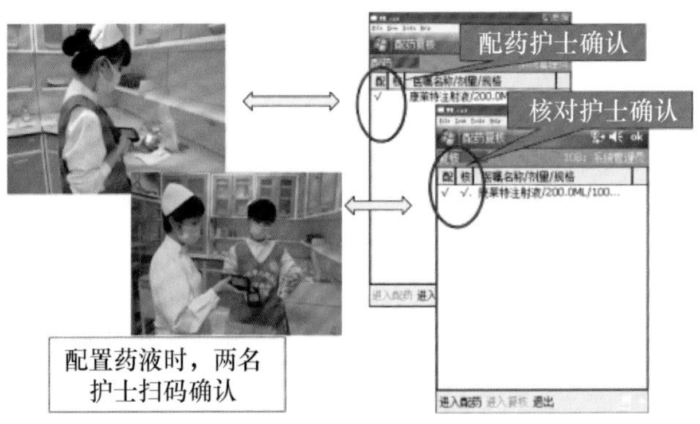

图 2-23　配液双人核对

在静脉输液时进行核对，检查药品条码与患者腕带条码是否匹配。如图 2-24 所示。

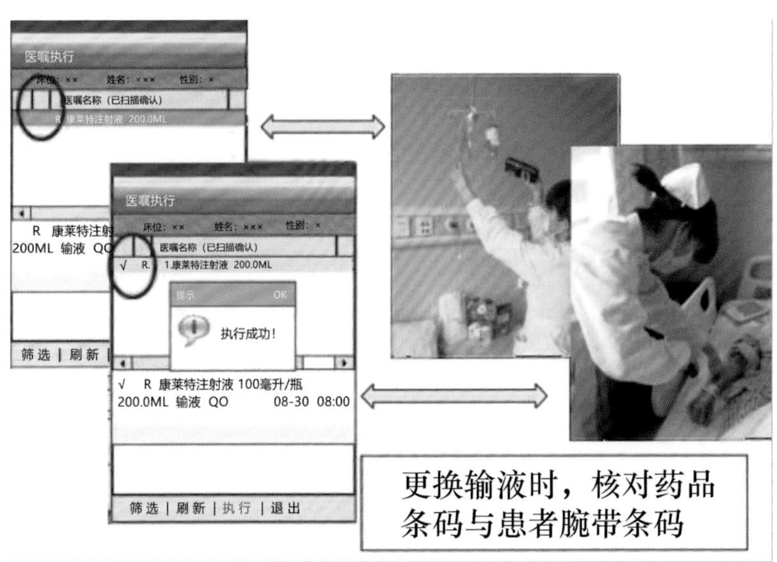

图 2-24　输液双人核对

利用移动护理系统可以跟踪医嘱的过程，提高用药的安全性。规范的护理工作流程，是保证护理质量的关键要素之一。

2. 医疗闭环的需求

在医院提高服务质量的过程中，信息化只是其中的一部分。医疗质量、医疗安全一直以来是医院强调的服务质量的重要内容，为此，医院需要从以下方

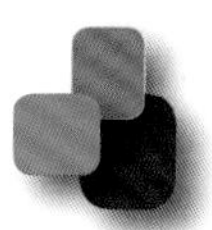

面进行提升：

（1）医院管理系统。供应室、高值耗材、低值耗材等是否安全，其结构性的调整无法由医护人员个人完成，需要医院进行统筹，并利用信息化系统完成。

（2）操作过程。在整个医疗过程中，每个医生与其他科室的配合，是由一个团队共同完成的，需要制定相应的规章制度，保证每个人做的事情是正确的。

（3）提高质量评估。以评价、衡量医疗质量为目的，分析过往经历，找出漏洞和提高的方法。充分发挥网络平台上信息处理的作用，做到用数据说话，用数据显示医疗质量各个方面的提升程度。

北京大学人民医院在上述三个方面结合移动物联网技术进行了探索。围绕着安全质量方面强调：① 解决全程追踪、全程追溯的问题，完成闭环系统，保证病人服药过程的每一步进入信息系统；② 移动护理的出现，使得在整个闭环的每个关键点上，均可以核对病人的所有资料，检查对病人的治疗方案是否正确、合适，避免差错的发生；③ 进行科学的统计，分析整个医疗质量是否得到改善，不良事件是否得到纠正，进而提高临床质量。

医疗闭环管理的实例如图 2-25 ～图 2-33 所示。

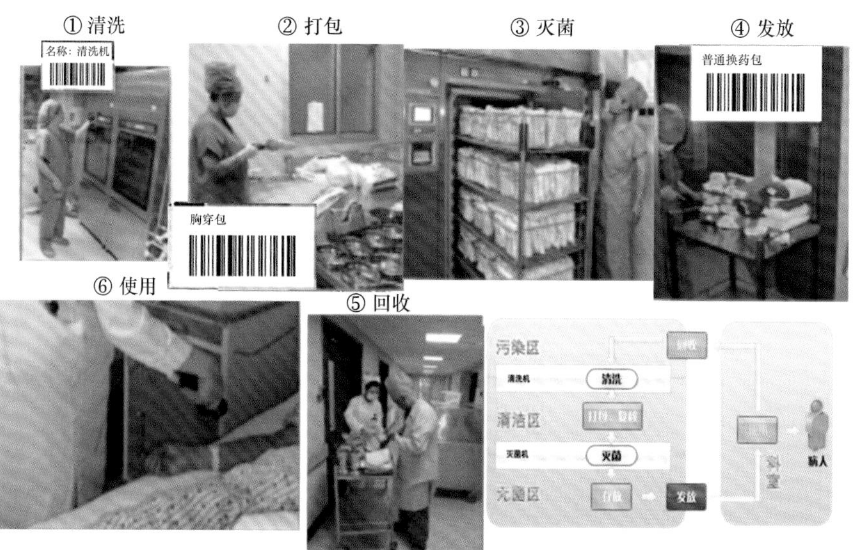

图 2–25　消毒供应闭环

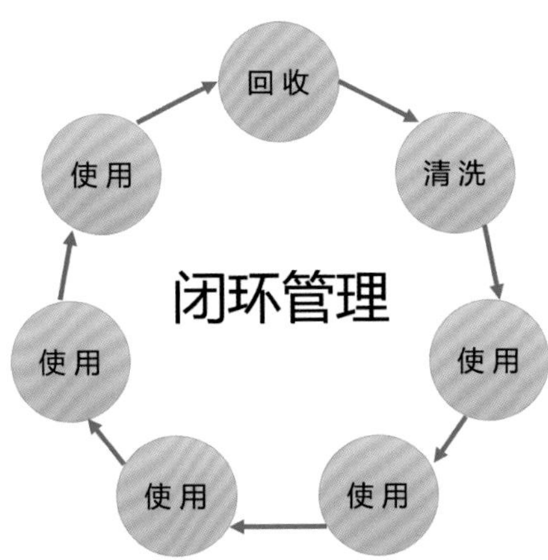

图 2–26　手术包全流程闭环管理

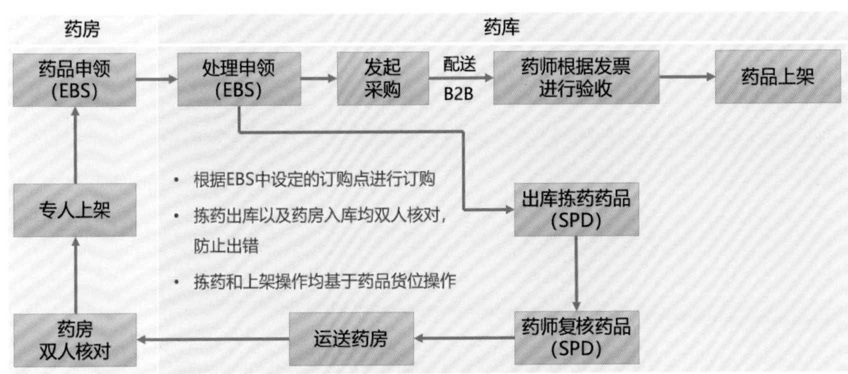

图 2–27　药品全流程管理闭环

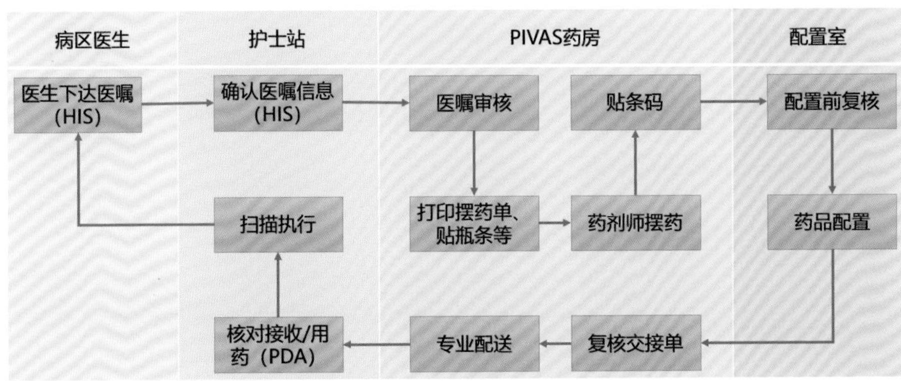

图 2–28　静脉药物配置中心闭环管理

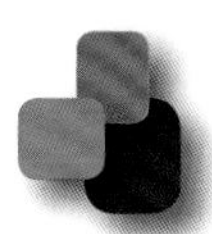

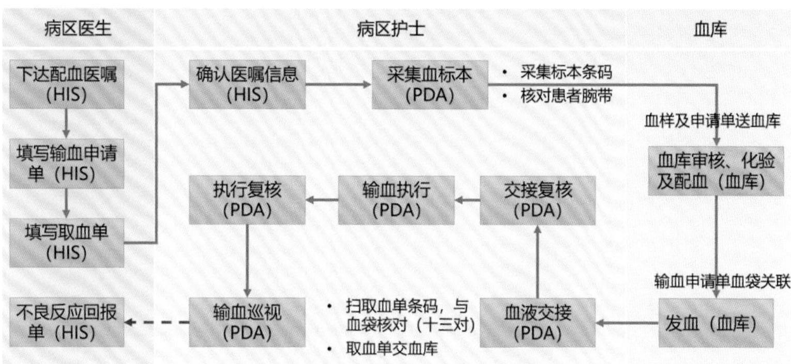

图 2-29　临床用血闭环管理

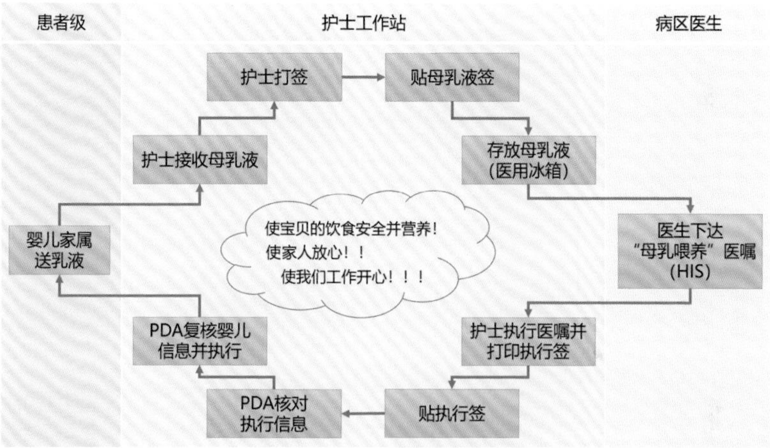

图 2-30　母乳喂养闭环管理

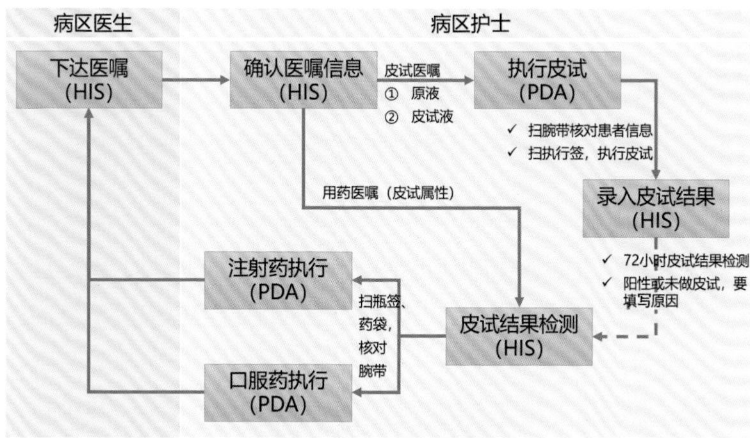

图 2-31　皮试闭环管理

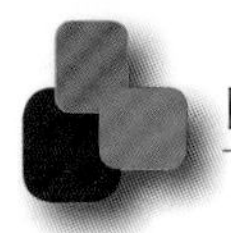

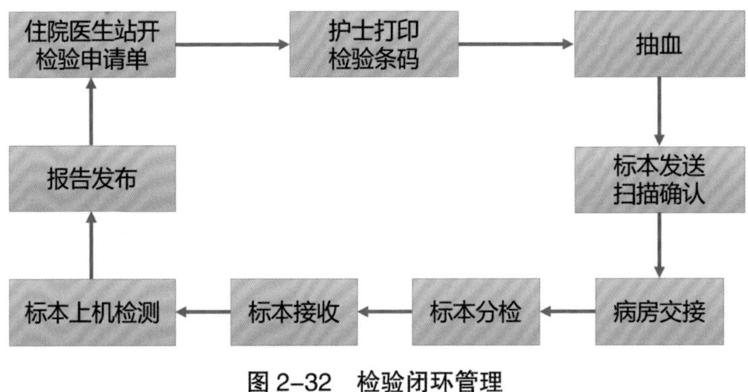

图 2-32　检验闭环管理

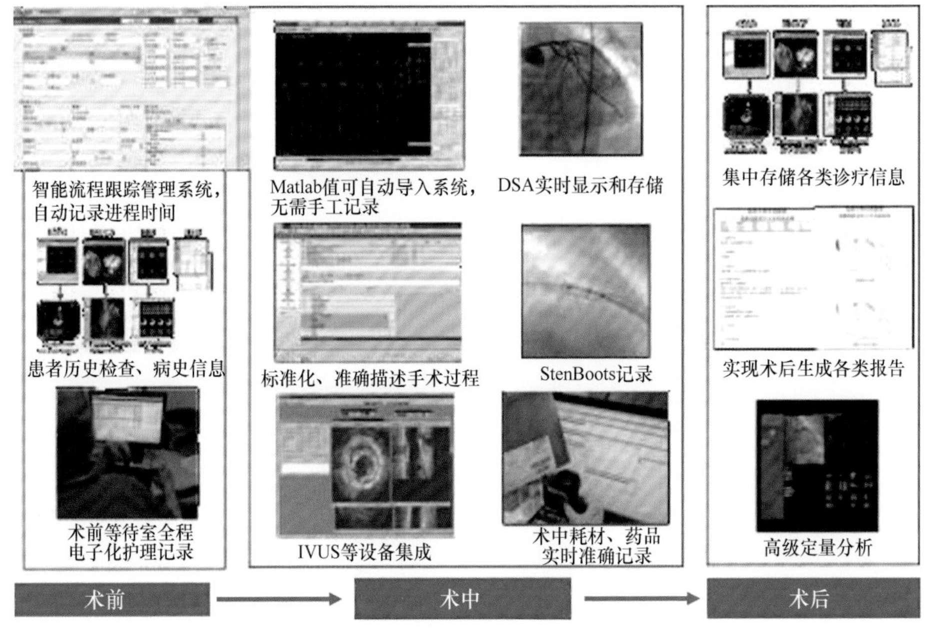

图 2-33　导管介入手术闭环管理

3. 临床辅助决策的需求分析

通常情况下，医生的诊疗流程包括提出问题、搜集资料、确定诊断、拟订方案、治疗处置、跟踪反馈等。借助医疗信息化平台可以大幅度提高医生诊疗流程的效率。经过多年的信息化建设，医疗信息化平台已经比较完备，包含了临床医疗业务、区域医疗协作、运营管理和基础架构四大类。借助这一平台，医生可以方便地获取患者的详细信息。但是，面对各种各样的疾病时，如何进

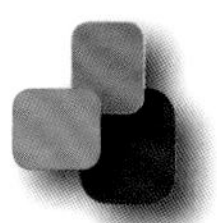

行快速、准确的诊断和有效的治疗仍然有待提高。对于很多疾病的规范治疗，医生缺乏足够认知，仍然是按照经验用药而不是遵循相关诊疗指南的指导。为了进一步提高临床诊疗工作的效率、建立规范化的诊疗体系、保障医疗安全，建立一套临床辅助决策支持系统（Clinical Decision Support System， CDSS）是非常有必要的，如图 2-34 所示。

CDSS 能够帮助医生在整个治疗和处理过程中测试初步的临床诊断，防止医疗过错的发生，同时也能够在错误发生之后及时制止。CDSS 涵盖的内容非常广泛，从医生开立医嘱、手术评估、影像检查到护士的日常护理都有覆盖。

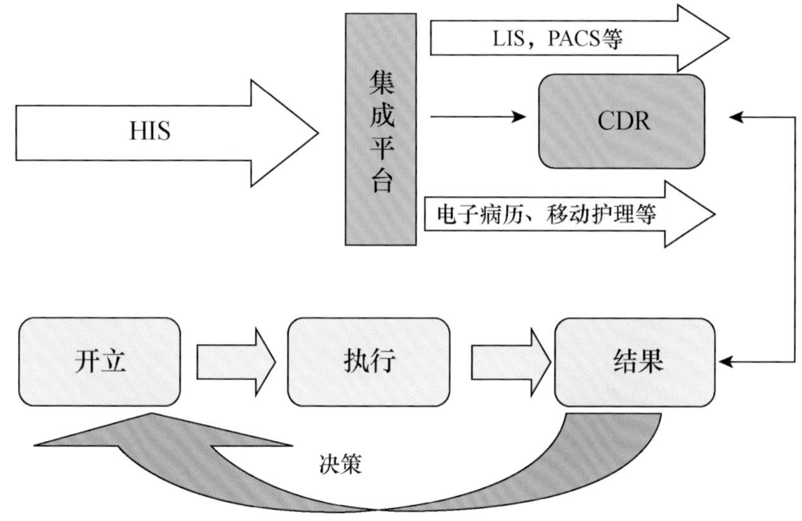

图 2–34　临床辅助决策支持系统

例如，为有效地提高糖尿病的规范化治疗，保障糖尿病患者的身体健康，基于诊疗指南的糖尿病的 CDSS 为医生诊疗提供规范化的流程，纠正医生不规范的诊疗习惯，提高糖尿病的治疗效果，为患者的健康提供切实保障。系统可自动读取患者的历史检验、检查数据，智能判断患者是否满足各种糖尿病用药的条件，并指引医生开具规范的糖尿病诊疗医嘱。同时，对于历史数据缺失或数据存在错误的患者，医生也可以手动补充并纠正出错数据，为后续的治疗提供保障，最终使患者的治疗方案按照糖尿病诊疗指南提供的临床路径进行，从而达到科学规范的目的，如图 2-35 和图 2-36 所示。

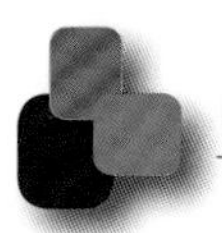

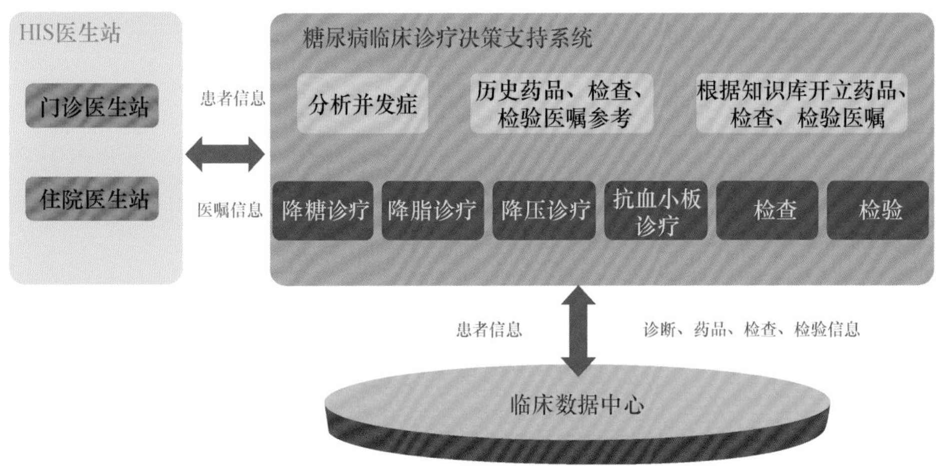

图 2–35　糖尿病的 CDSS

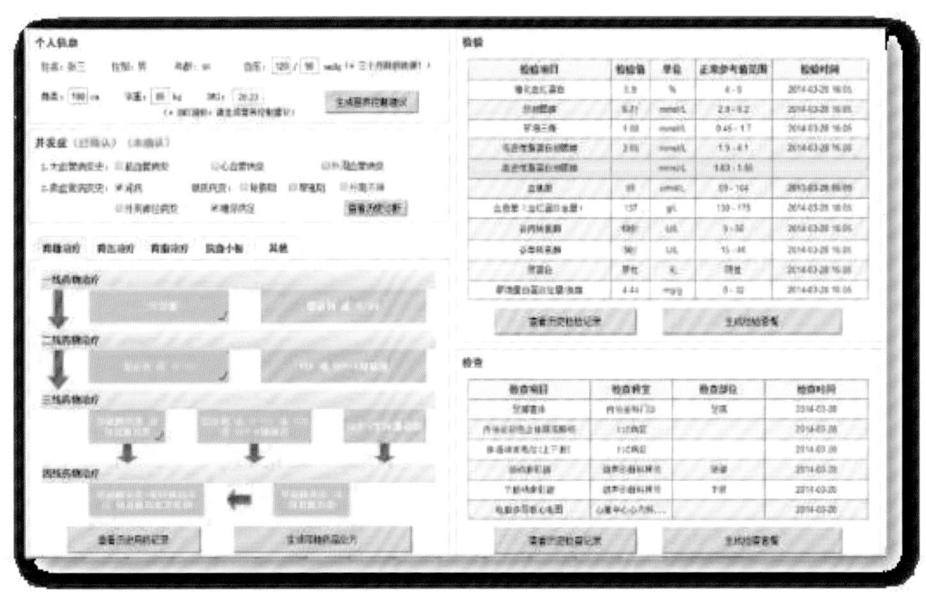

图 2–36　糖尿病的 CDSS 界面

另外，为了有效控制医院感染突发事件的暴发、流行，快速切断传播途径，保护易感人群，我们需要在现有平台的基础上，设计一个院感的闭环管理系统—临床数据仓库（Clinical Data Repository, CDR）。该系统的主要功能包括：住院病例监测、环境监测、流行病暴发监测、手术卫生安全监测、医疗废弃物管理、抗菌药物管理以及高危药物血药浓度监测等，如图 2-37 所示。

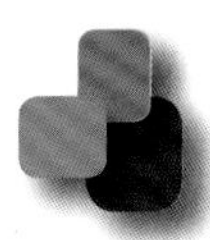

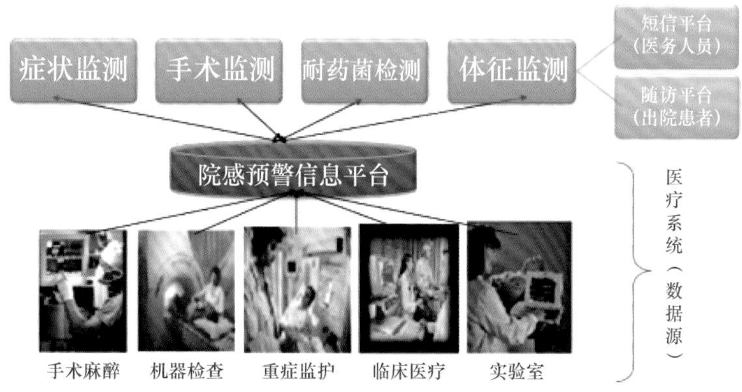

图 2–37　基于 CDR 的院感监测系统

该系统主要借助临床数据中心平台，将各种数据实时推送到终端显示屏。该系统主要有：病区床位管理功能、病案示踪功能、危急值强制预警功能、院感预警功能、传染病预警反馈功能、病人高危状态提醒筛选功能。如图 2-38 ～图 2-45 所示。

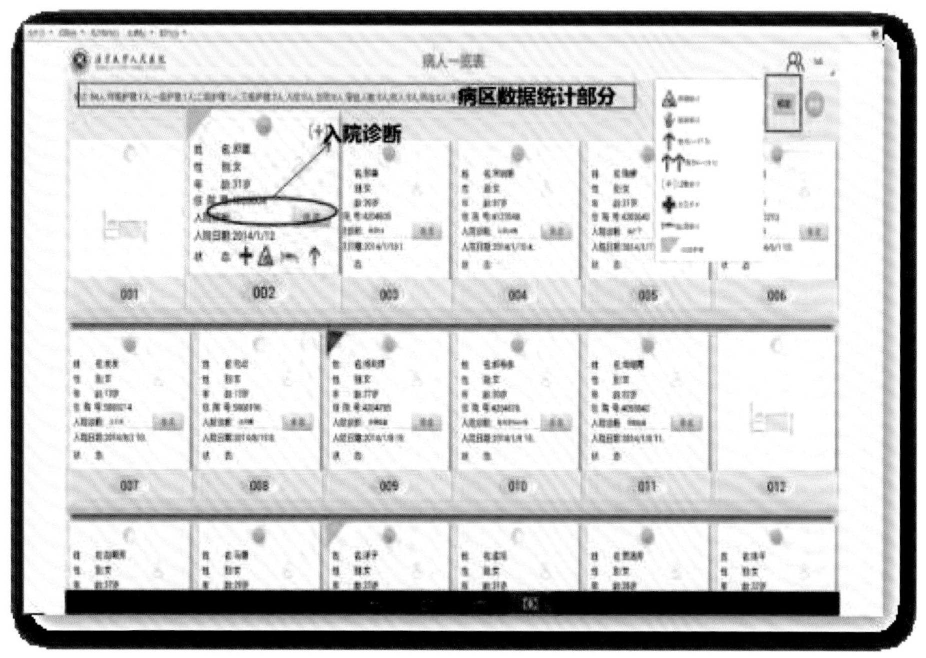

图 2–38　基于 CDR 的病区智能综合服务系统界面

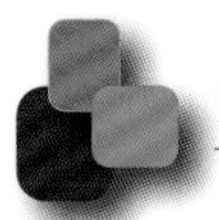

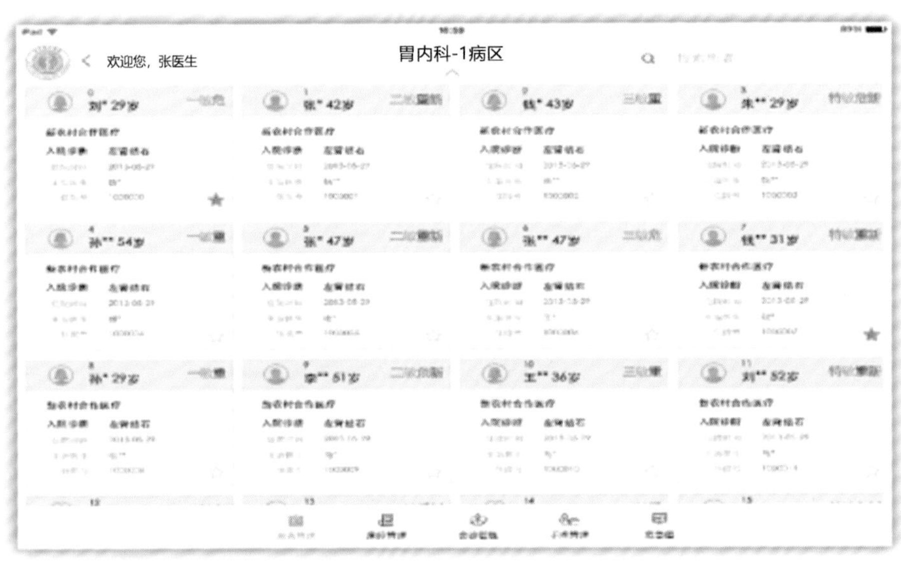

图 2-39　基于 CDR 的移动医生站患者汇总界面

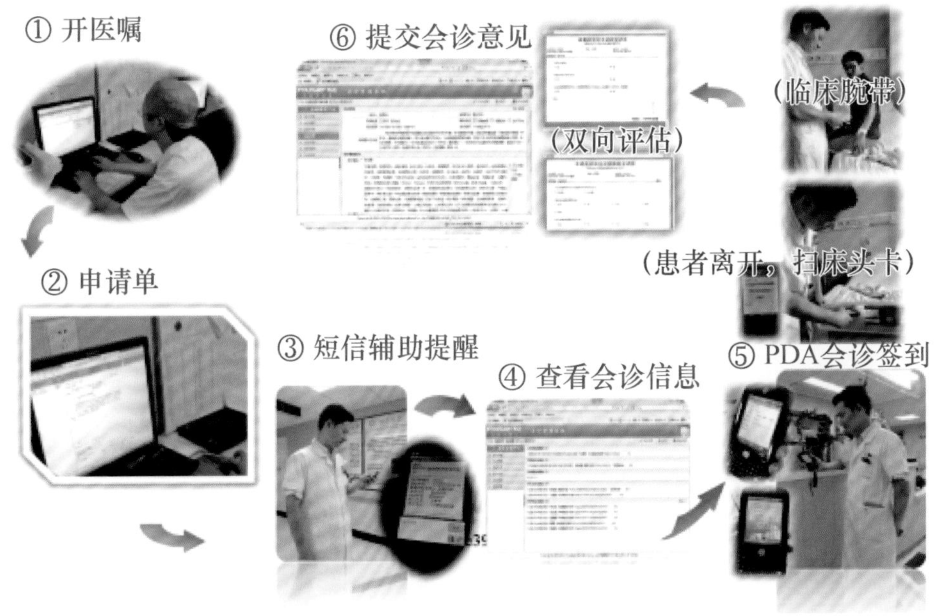

图 2-40　基于移动终端的会诊签到功能

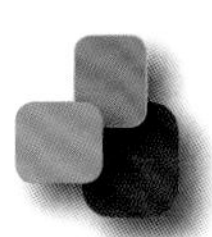

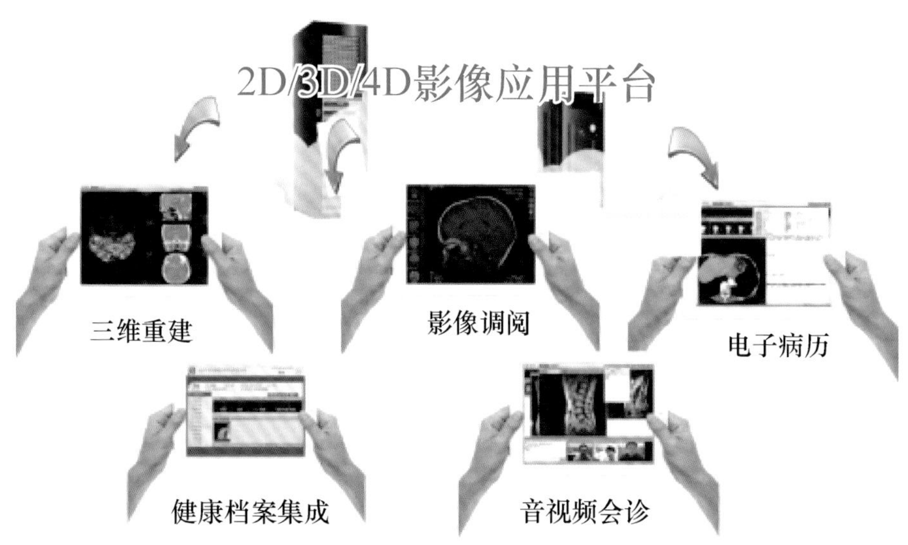

图 2–41　基于 CDR 的影像会诊应用

引产观察记录表

分娩情况

宫缩开始时间	2011-06-03	07:17	
破水时间	2011-06-03	07:17	
	○ 自然	○ 人工	
胎儿排出时间	2011-06-03	07:17	
方式	○ 自然	○ 人工	
	○ 头	○ 臀	○ 横位
胎儿	○ 男	○ 女	○ 性别不明
	○ 活	○ 死	
身长	0 cm		
外观	○ 新鲜	○ 浸软	○ 坏死 ○ 其他
胎盘排出时间	2011-06-03	07:17	
方式	○ 自然	○ 用宫缩后	○ 人工剥离 ○ 钳夹
胎盘	○ 完整	○ 不完整	
胎膜	○ 完全	○ 不完全	

图 2–42　基于 CDR 的产科移动电子病历

15:06
欢迎您 刘云
危急值提醒
危急值详情
患者标志： 120001
姓名 ： 张山
性别：男
年龄 ： 40
就诊时间： 2014-05-06
就诊次数： 2
科室 ： 呼吸内科
病区：A8
床位 ： 009
项目 ： 血常规
项目名号
项目名称
结果
单位
警告信息
H0131
HGB(成人)
80
g/L
血常规HGB
低于90g/L

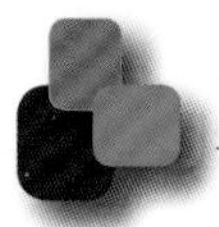

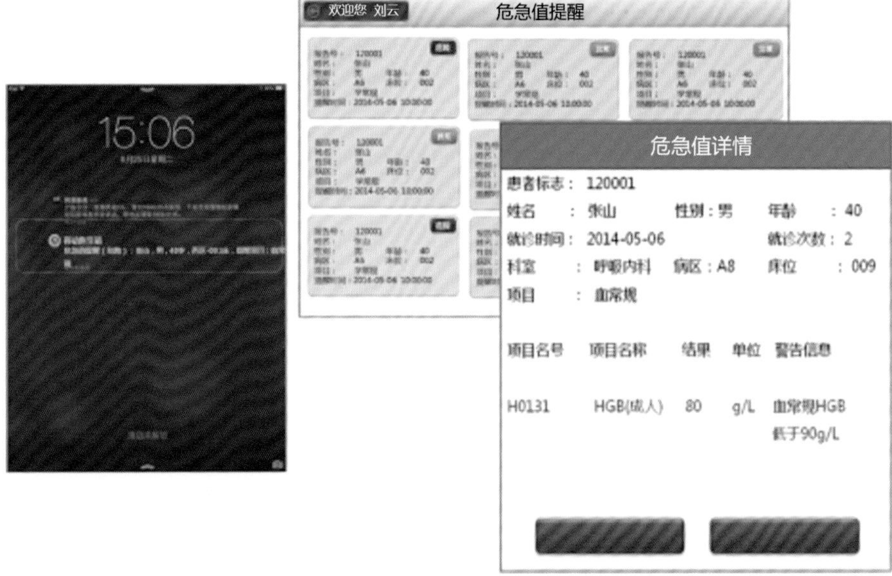

图 2-43　基于 CDR 的危急值提醒需求

15:06

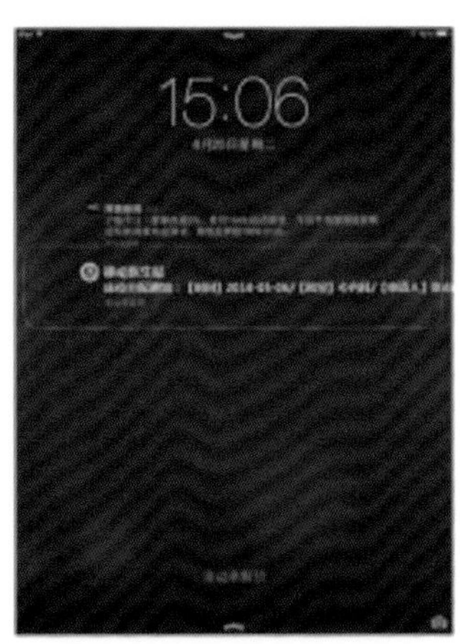

- 床位申请消息提醒
- 床位分配
- 取消分配

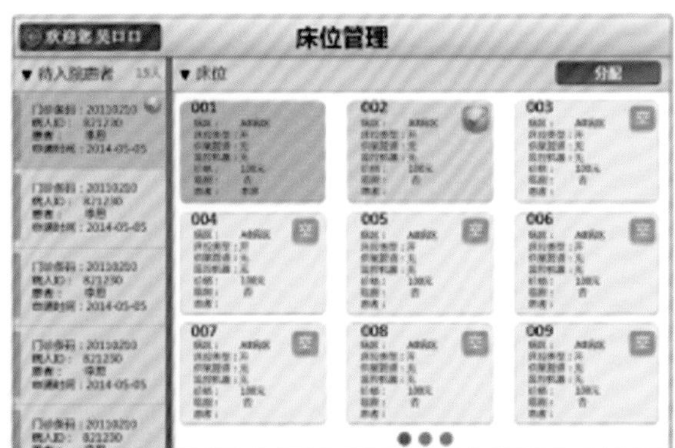

图 2-44　基于 CDR 的床位管理需求

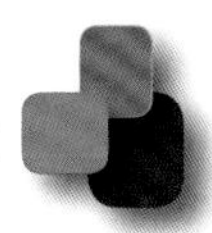

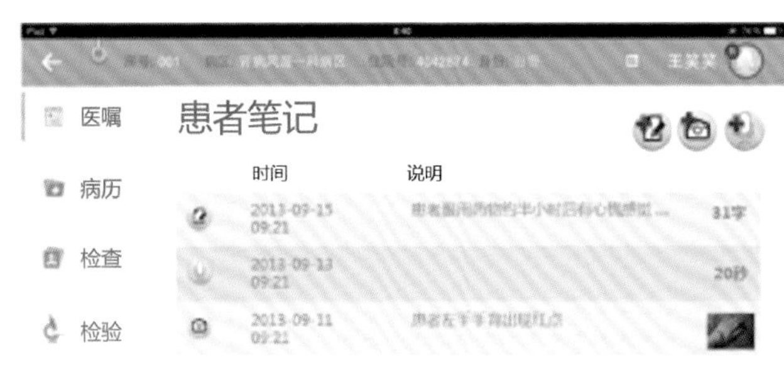

• 信息随时录入
• 跟着病人走

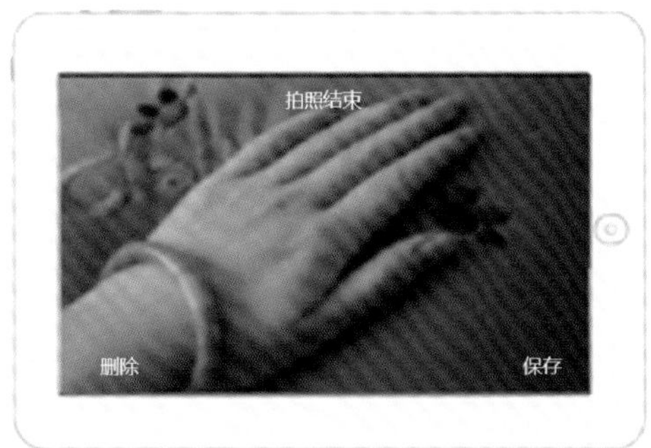

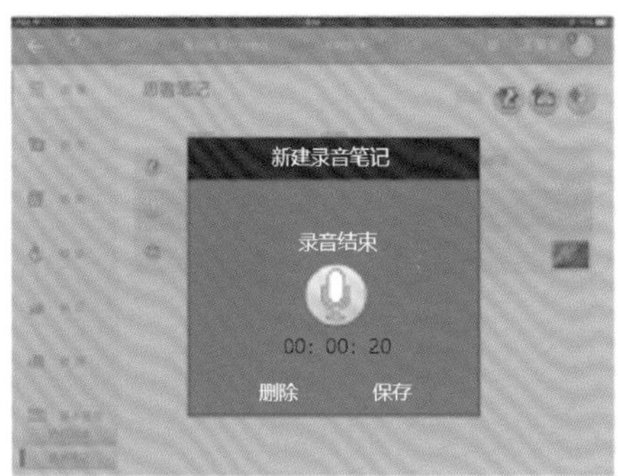

图 2-45　基于移动终端的患者笔记功能界面

2.1.4　以患者体验为核心的无线医疗物联网

以患者体验为核心的无线医疗物联网系统可以根据需要汇总数据，当需要针对个体服务对象时，它在功能上将呈现出一个以患者为中心的系统。

1. 医患互动平台

医患互动平台旨在为医患双方就医疗事务性过程提供交流平台，它在医院现有的“一站式”服务系统的基础上，增加手机服务通道，使患者可以方便地通过手机进行挂号预约、挂号费支付、检查检验结果查询、医院各项公开信息查询等操作；使医院在就诊前对患者进行初步评估、智能分诊、匹配度判断，在就诊后对患者进行合理的划分，有效地匹配医疗资源。医患互动平台以服务患者为中心、提高用户效率为目的，兼顾整体的医疗效率，方便患者就医，提升患者就医服务体验，简化患者的医疗流程。

医患互动平台如图 2-46 所示。

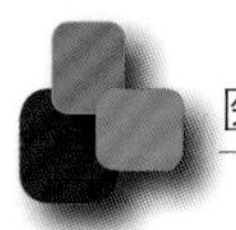

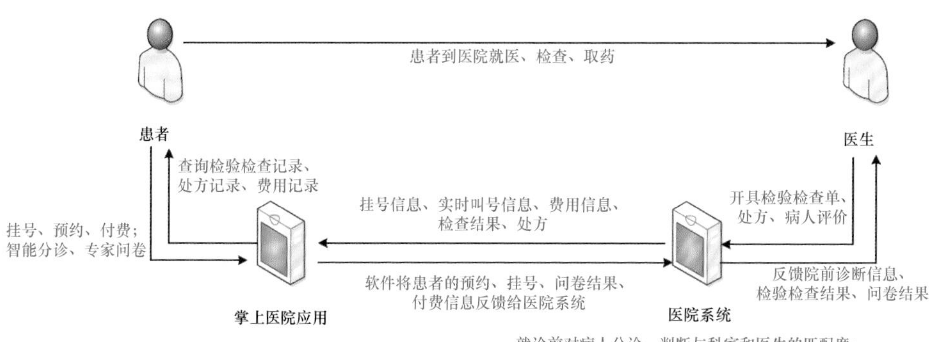

图 2–46　医患互动平台

医患互动平台涉及的模块有：

（1）医院导航：医院简介、楼层分布、院外线路。具体包括医院介绍、楼宇导航、楼层导航、院外交通线路等医院综合信息，如图 2-47 所示。

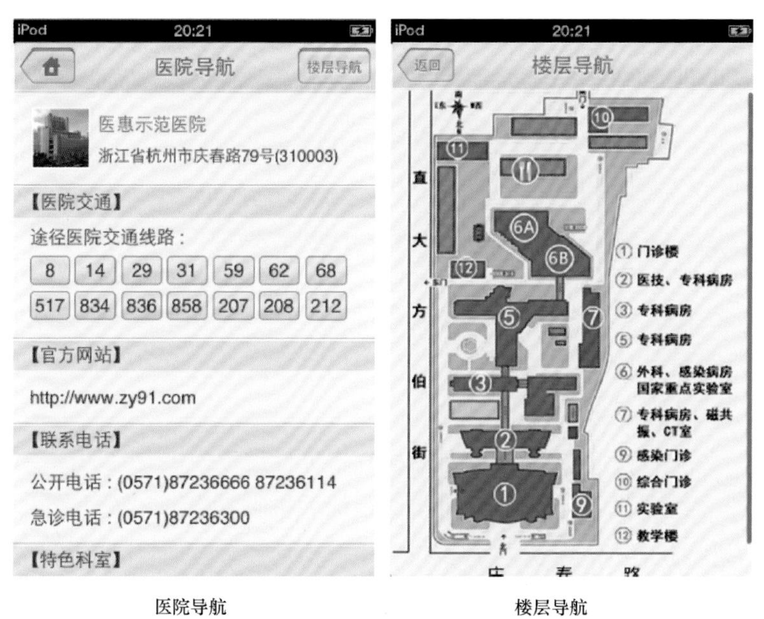

图 2–47　医院导航和楼层导航界面

（2）医院挂号：患者可以通过手机查看科室信息和医生信息，挂号时可以选择实时挂号和预约挂号；对于医生的选择，患者可以选择普通号或专家号，普通号对应到科室，专家号对应到医生 [4]，如图 2-48 所示。

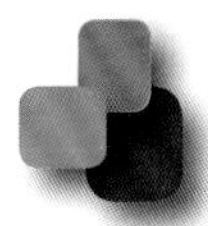

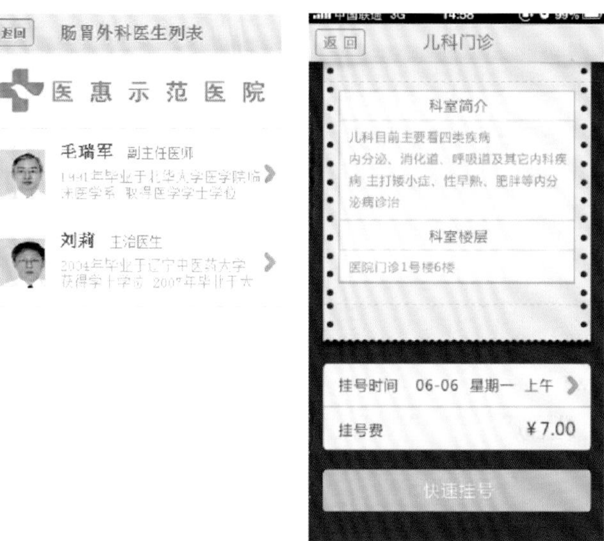

医生选择（专家挂号）　　　　号源信息（普通号）

图 2-48　基于移动终端的患者挂号界面

（3）智能导诊：选择病痛部位，精确匹配就诊科室。其作用类似于院前护士导诊台的分诊，即患者确定自身患病部位及患病症状，由系统依据已定义的推理逻辑自动判断患者可能患有的疾病并给出挂号推荐，从而确保患者准确定位自身病因并能快速获得就诊机会。如图 2-49 所示。

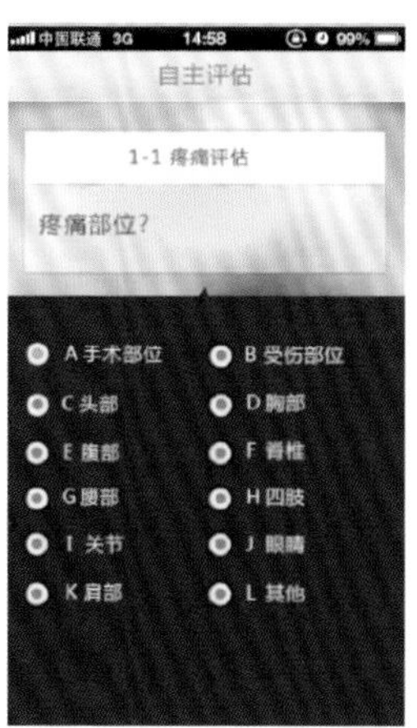

图 2-49　基于移动终端的智能导诊界面

（4）智能分诊：对普通号源，帮助患者自主评估，找对医生；对专家号源，

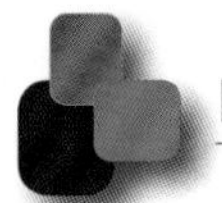

帮助患者院前初诊，找对专家。

（5）实时叫号：提高时间利用率，减少门诊等候。在完成预约挂号操作后，用户可以进入个人界面，此界面含有相关的就诊指导信息，当前已叫号情况等，节省患者排队就医的时间，如图 2-50 所示。

智康掌上医院
更多
挂号
科室 精神科
时间 06-06 下午 10:00 看诊
位置 9号楼 5楼
就诊序号 019
当前叫号 007
检查检验

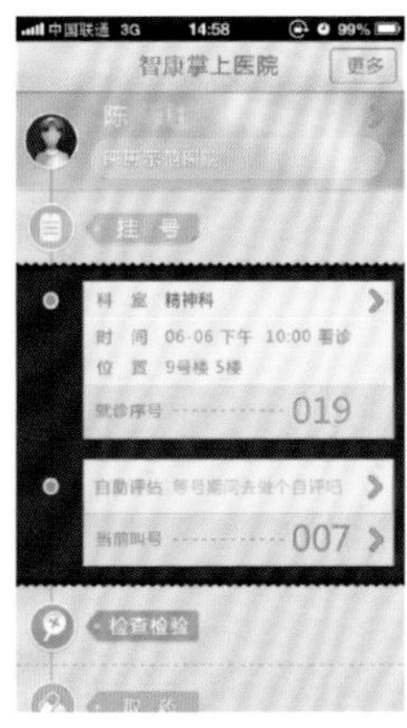

图 2–50　基于移动终端的患者实时叫号功能界面

（6）诊间评估：医生对病人进行匹配度评估，筛选过滤合适患者。

（7）诊间结算：支持支付宝、微信和网银支付，方便患者挂号费、检查费、医药费的快速支付，如图 2-51 所示。

信息确认
选择挂号人
预存款 ¥0.00
时间 2013-07-23 下午
医院 医惠示范医院
科室 耳鼻咽喉科
挂号费 ¥3
确认并付款>
取药付款
预存款 ¥874.00
项目 医保 自费
自费总额 130.0
确认并付款>
检查检验付款
预存款 ¥914.00
项目 医保 自费
CT 0.00 40.0
自费总额 40.0
确认并付款>
挂号支付
药费支付
检查费支付

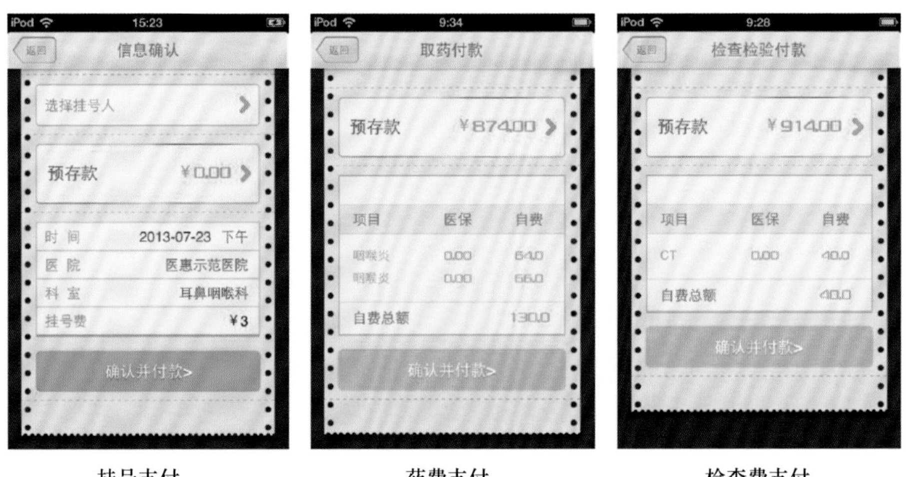

图 2–51　基于移动终端的患者诊间结算功能界面

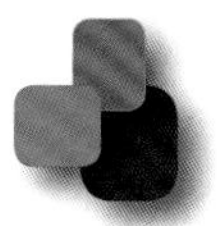

（8）检查检验结果查询：患者查询检查检验结果、诊断结果、处方和药物的用法用量。患者可登录手机端查看自己当前的检查、检验报告所处的流程环节，使患者及时获取报告内容，合理安排等待时间，方便患者日后查询，如图 2-52 所示。

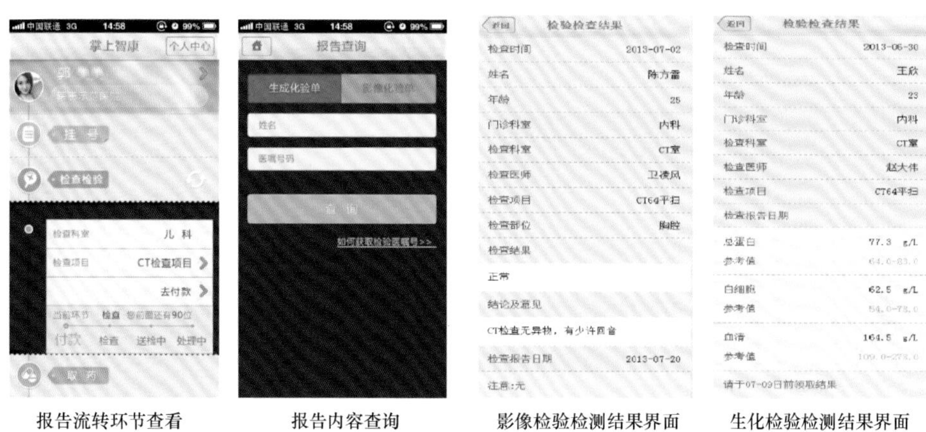

报告流转环节查看　　报告内容查询　　影像检验检测结果界面　　生化检验检测结果界面

图 2–52　基于移动终端的患者检查、检验结果查询界面

患者可登录手机用户端对医生开具的处方信息、取药信息进行查看，并可对自己过往的取药记录进行查询，如图 2-53 所示。

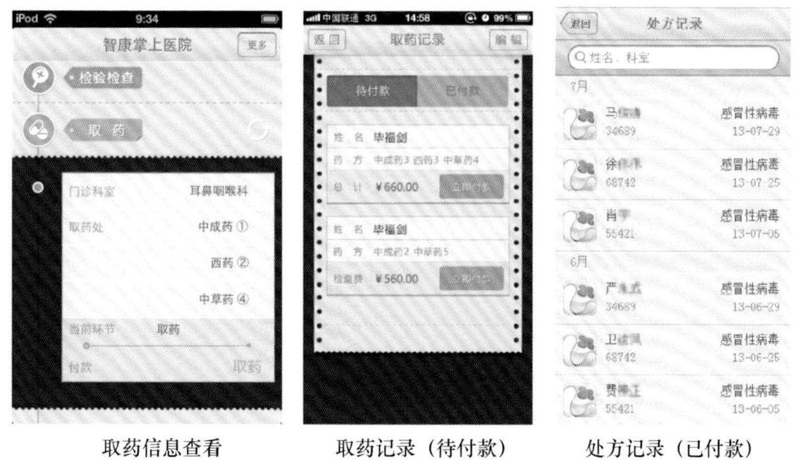

取药信息查看　　取药记录（待付款）　　处方记录（已付款）

图 2–53　基于移动终端的患者药品结果查询界面

（9）费用记录查询：患者可随时随地查询费用记录，医保和自费的比

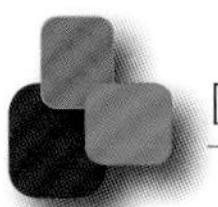

例等。如图 2-54 所示。

返回　费用明细

智康掌上医院 儿科	医保	温兆龙 自费
挂号费	5.00	2.00
检查检验费	1100.00	900.00
CT	700.00	200.00
核磁共振	400.00	500.00
取药费	23.00	65.00
阿司匹林	10.00	22.00
白加黑	13.00	43.00
重病补贴		-0.00
预筹基金		-0.00
自费总额		2095.00

图 2–54　基于用户端的患者费用结果查询界面

2. 人性化医疗相关服务

在保证医疗安全和质量的前提下，提升患者就医体验是医院的核心竞争力之一，可以在① 患者预约取号、费用支付的便捷性做出提升，如图 2–55 所示。② 患者订餐需求做出提升，如图 2–56 和图 2–57 所示。③ 患者获取化验报告的便捷性做出提升，如图 2–58 所示。

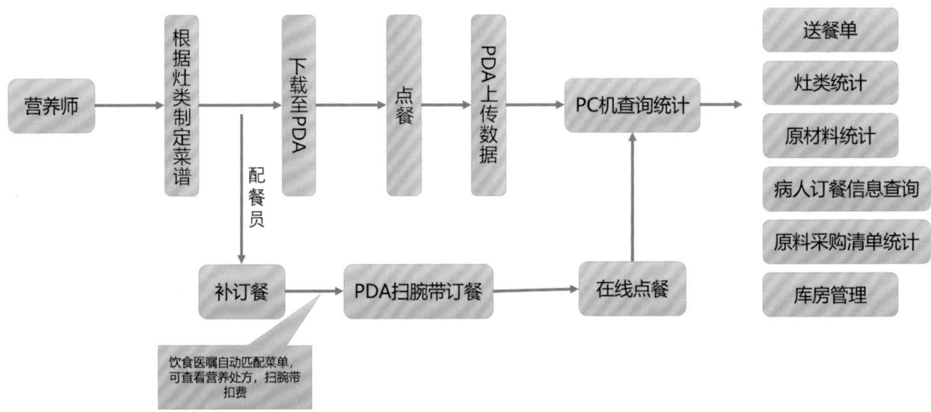

图 2–55　基于移动终端的患者住院订餐流程

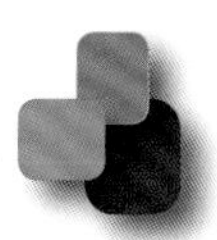

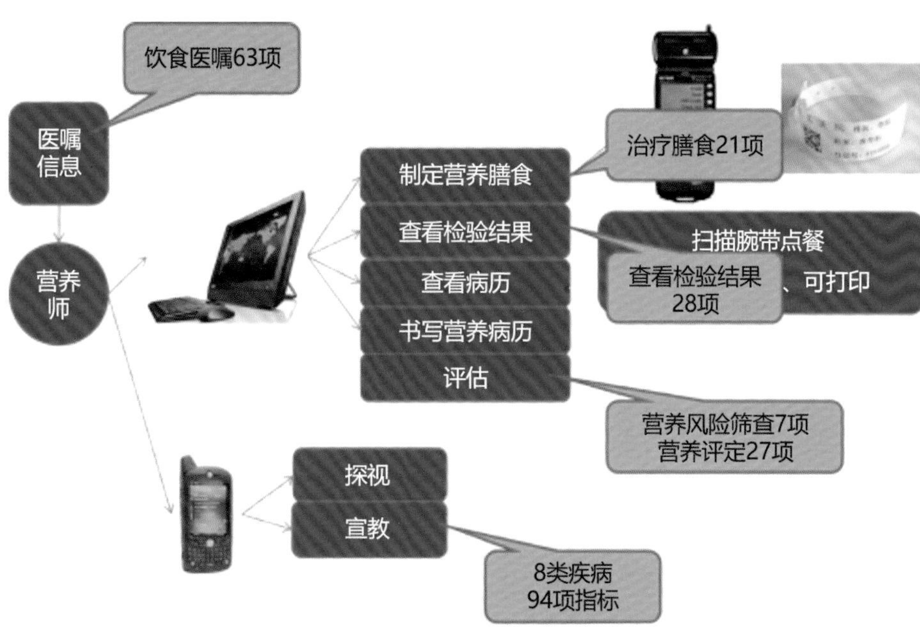

图 2–56 个性化营养治疗餐饮服务

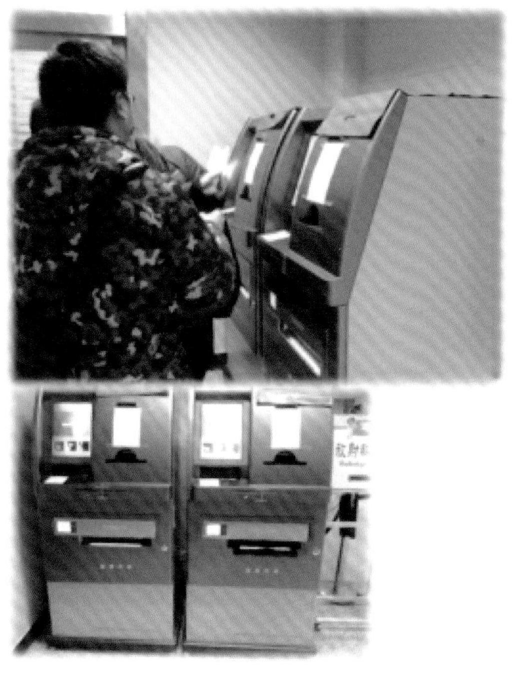

图 2–57 患者自主打印胶片和报告场景

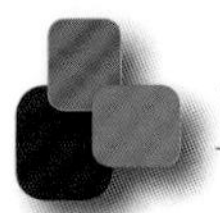

推车式移动终端

产品主要功能：

- ♦银行卡刷卡交易
- ♦条码扫描
- ♦医保卡读卡
- ♦医院预付费卡读卡

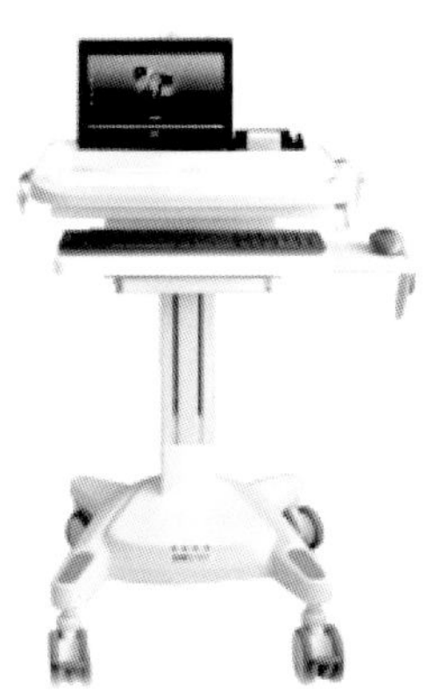

图 2–58 移动收费车

3. 个性化医疗服务的需求

如今的医学依靠统计中位数，即统计框架下的群体平均值，在群体层面进行医疗诊断和治疗。群体医学会对乳腺癌、前列腺癌等疾病进行大规模筛查，同一种诊断会开出同样的药物和剂量，而不会针对个体患者的特殊情况进行处理。

随着传感技术和信息技术的发展，对人体信息的采集，已经从宏观影像发展到分子基因，从医院到个人，从离散时间监测到连续监测，医学诊断和治疗正在演化为信息跟踪、预测、预警和个性化治疗。因此，在可预见的未来，医学将聚焦于个体情况的精准分析和精准治疗。

个性化医疗是以医疗大数据为基础进行的，它不仅依赖远程监控心脏搏动、血压、呼吸节律、体温、血氧、血糖等生命与生活特征，而且需要对全身器官组织进行成像处理，三维重建，最终将这些个体信息、基因测序或成像设备中收集的个体信息，与传统医学数据相结合，并不断更新，针对患者提供合理的医疗支持，形成一套量身定制的综合治疗方案。

为实现个性化医疗，医学工作者将从无线传感技术、基因组学和数字化成像三个方面汇总医疗健康信息。

（1）随着无线传感技术的发展，从微观到宏观的连续监测，为个性化医疗提供实景数据。例如① 利用传感器来帮助慢性病患者：糖尿病监测、心律

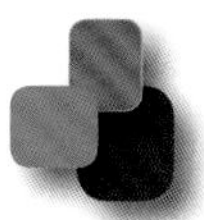

监测、哮喘监测、睡眠监测；② 利用传感器来预警和监督健康事件：独居老人监控、药物依从性监控、驾驶员生理精神状态预警等。

（2）在基因学方面，它可以定义每个人的基因药物并阐明先天疾病，将基因数据与医疗健康信息相结合，用于指导临床实践。

（3）数字化成像是医疗健康大数据的载体，全面的个体信息是个性化医疗的必要条件。目前，基于物联网的医疗健康信息系统能够采集个体的大部分数据，还有部分数据是系统难以获得的，需要利用移动医疗这一手段来补充。

2.2　社区医疗信息化对医疗物联网的需求

社区卫生服务承载的医疗信息包含的种类繁多，因此信息采集、整合和共享有一定的难度。

社区卫生信息主要包括：

（1）社区医疗信息。社区医疗包含有：常见多发病的诊疗、慢性病的护理和治疗、现场的应急救治、家庭医疗服务、转诊服务、康复医疗服务以及卫生行政部门批准的其他基本医疗服务。这方面的信息包括症状、体征、实验室检验、诊断、治疗、药物等信息，它属于初级医疗过程，并不涵盖高精尖的检查技术。例如，确诊高血压的患者在社区能根据其血压情况指导、管理其用药；如果患者发生高血压危象，需要进一步检查和抢救，那么就要由上级医院来处理。

（2）社区预防信息。社区预防包含有① 儿童计划免疫接种，这方面的信息包括免疫接种信息、接种知识、每个儿童接种的建卡和建册信息、接种计划、接种过程、副反应等，还包括流动儿童的接种管理信息；② 传染病预防，这方面的信息包括传染病报告、传染病的治疗、传染病流行病学调查及传染病专病管理等；③ 常见病、多发病及慢性病预防，这方面的信息包括居民常见病、多发病及慢性病的发病及患者信息、居民健康档案信息、慢性病社区管理信息和行为干预信息等。

（3）社区保健信息。社区保健包含有① 儿童保健：对儿童进行定期的体检、随访、提供生长发育评价和指导，促进每位儿童的健康成长。例如社区卫

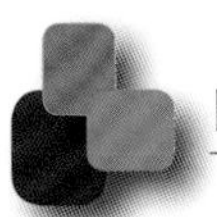

生服务中心对辖区内的新生儿开展家访，提倡母乳喂养，指导合理膳食、营养搭配等。这方面的信息包括儿童的身高、体重、头围、囟门、五官、视力等体检信息，儿童营养体格发育评估信息、体弱儿童管理信息等；② 孕产妇保健：通过对育龄女性提供孕前保健、孕期保健、产前保健、产后保健等服务，以促进孕产妇健康。这方面的信息包括孕产妇档案信息、孕产妇一般体检信息、实验室检查信息和家访信息等；③ 妇女保健：根据女性青春期、孕产期、更年期等不同时期的生理特点，提供健康咨询、妇科普查、心理指导等措施，以促进妇女健康。这方面的信息包括青春期性教育信息、孕妇定期检查信息、更年期心理指导信息、常见妇科病筛查信息以及妇科疾病统计信息等；④ 老年人保健：根据老年人的生理特点，提供健康体检、健康咨询、老年人健康管理等服务。这方面的信息包括老年人体格检查信息、实验室信息及家访信息等。

（4）康复信息。社区康复，包括慢性病康复、肢体功能障碍康复、精神病康复以及脆弱人群的康复。这方面的信息包括社区病人的疾病信息、肢体障碍患者档案信息、康复训练信息、生理功能和心理测试信息、康复状况评估信息等。

（5）健康教育信息。健康教育包括专题讲座、健康咨询、健康处方、保健橱窗、患者俱乐部等。这方面信息包括每个社区居民的患病或健康状况信息、社区居民健康状况的统计分析信息和医疗保健知识库等信息。

（6）其他卫生信息。社区卫生服务以人的健康为中心，以家庭为单位、社区为范围，对象是全体社区居民，除上述信息之外，还涉及所有与社区卫生相关的信息，如卫生监督信息、疾病控制信息、突发公共卫生事件信息等。

2.2.1 社区基本医疗服务信息化需求

社区基本医疗服务信息化主要以满足日常基本医疗为出发点，涉及门诊服务、家庭诊疗服务、体检服务、药房管理以及区域医疗的双向转诊和在线预约服务。

1. 门诊服务信息化需求

社区卫生服务重点体现在全科医生的医疗照顾服务和门诊服务。这里以具体应用场景为例，阐述门诊服务信息化的基本功能以及对医疗物联网的需求。

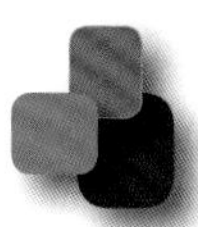

（1）门诊预约服务场景，如表 2-2 所示。

表 2–2　社区门诊预约服务场景

事件描述	基本功能	医疗物联网的需求
糖尿病患者张大爷，记忆力大不如前，过去医生要求定期测血糖总是记不住，社区医生需要定期提醒张大爷监测血糖并及时调整用药	系统记录患者历次血糖 诊疗计划安排 诊疗定时提醒	移动终端预约提醒 移动终端健康数据查询

（2）门诊挂号和接诊准备场景，如表 2-3 和表 2-4 所示。

表 2–3　门诊挂号接诊服务场景

事件描述	基本功能	医疗物联网的需求
糖尿病患者张大爷，来到熟人赵医生的诊室，但是此刻候诊人数多；来到新来的王医生诊室，王医生一边招呼他，一边录入张大爷的名字，他的糖尿病史和最近就诊记录及过敏药物记录被调出，王医生可以准确了解张大爷的病情	系统记录患者历次病史 特殊信息提醒 重点信息提醒 病案信息管理	多种挂号方式并存：如家庭移动终端预约挂号、短信挂号、指纹挂号、语音挂号等 医生出诊信息实时查询等

（3）诊疗处置场景，如表 2-4 所示。

表 2–4　诊疗处置服务场景

事件描述	基本功能	医疗物联网的需求
医生为糖尿病患者张大爷开具血糖检验单，药品处方以及健康处方；张大爷排队交费后取药，回家后查看结果，遵照医嘱服药	开具化验单 开具药品处方 开具健康处方	移动终端查看检验结果 交费方式多元化：现金支付、移动支付等 健康处方、药品处方执行提醒 危急值预警 药品库存提醒

2. 家庭诊疗服务信息化需求

家庭诊疗服务信息化一般可分为两个方面：一是被照顾家庭成员如何利用信息化手段进行健康自我管理；二是社区卫生服务机构如何利用信息化手段安全有效地开展居家治疗和照顾。家庭诊疗服务信息化主要包括健康管理、健康

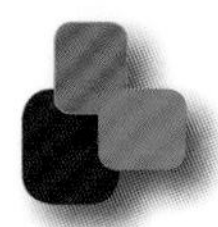

体检、生命体征数据采集等。

对家庭而言，保持与家庭医生的实时互动是至关重要的，因此，需要借助信息化手段（如微信、邮件、电话、视频等）交流沟通，获得家庭医生的健康指导和帮助。同时，也可以及时将居民的各种症状表现、感受如实传递给家庭医生，以帮助其做出正确的判断并调整治疗方案。另外，家庭成员也能通过信息化手段，了解自身的健康状况，掌握有关康复保健、营养膳食、运动、情绪调节、心理支持等健康管理的内容，如表 2-5 和 2-6 所示。

表 2–5 家庭诊疗服务场景

事件描述	基本功能	无线物联网需求
糖尿病患者张大爷在家用手机查看自己的血糖结果；并得到糖尿病康复的作业计划；定时提醒张大爷按时吃药；与王医生视频通话，进行康复体操远程示教；交流血糖控制情况；和儿子视频通话交流近期健康状况	化验单查询 康复计划查看、提醒 语音、视频交流	移动终端查看检验结果 移动终端音、视频交流 移动终端智能提醒、智能监督

表 2–6 社区医生继续教育服务场景分析

事件描述	基本功能	无线物联网需求
北大人民医院刘教授进行骨科大查房	现场查房形式 网络转播形式	移动终端应用观看 移动终端互动 移动终端相关知识回顾

2.2.2 社区医疗服务的信息化需求

1. 区域卫生信息平台概述

我国医药卫生体制的长期矛盾是居民日益增长的医疗服务需求与医疗资源分配失衡、基础医疗保障不足。很多硬件设备和专家资源配备齐全的大学医院 / 三级医院，日均门诊量超过上万人次，而二级医院 / 区属医院、社区卫生服务中心却门可罗雀，这种现状造成了目前的“看病难、看病贵”的问题。

理想的医疗服务模式应当是三级医院 / 大学附属医院着重于疑难重症的治疗；二级医院 / 区属医院着重于常见病、慢性病、多发病的治疗；一级医院 / 社区卫生服务中心 / 乡镇卫生院着重于完成六位一体及基本医疗，如图 2-59 所示。

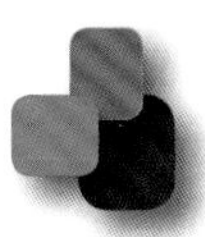

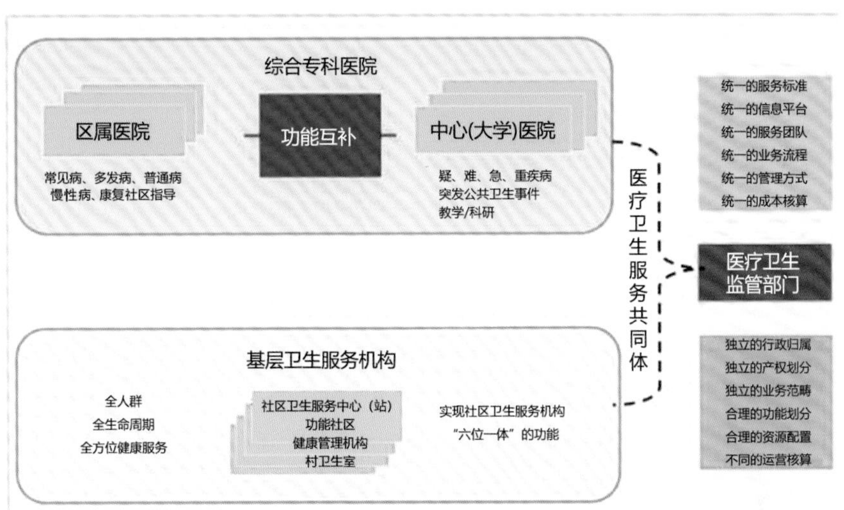

图 2–59　整合型医疗卫生服务体系架构

各级医疗机构实现理想服务模式，缓解医患矛盾，成为当前医疗卫生体制改革亟待解决的问题。

2. 社区卫生服务的在线预约服务场景

社区卫生服务协作管理系统是一个基于居民个人健康档案的在线预约和双向转诊平台，同时也是社区中心 / 医疗站点和三级医院等机构之间沟通和协作的管理平台，该平台提供了如下功能和服务：

（1）预约挂号：根据可预约的资源，患者通过社区医生向三级医院提交预约挂号请求，并持预约挂号单到三级医院就诊。如图 2-60 所示。

（2）预约检验：患者通过社区医生向综合医院提交预约检验请求，并持预约检验单到综合医院进行检验，取得检验结果。如图 2-61 和图 2-62 所示。

（3）双向转诊：社区医生为满足转诊标准的患者向综合医院提交转诊请求，并将患者的健康档案、电子病历上传给医院；患者持转诊单到医院就诊治疗；若患者经过医院治疗，病情稳定，根据需要，医院可以将患者转回社区继续进行长期的康复治疗，并且通过平台设置复查等提醒功能，同时转回患者的健康档案和转回单。如图 2-63 和图 2-64 所示。

（4）公告：三级医院可以向社区广播或者定向发布公告；社区医生在登录平台后，可以查看这些公告的具体内容。

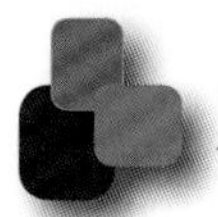

（5）调查：三级医院可以向社区广播或者定向发布各种调查表格；社区医生在登录平台后，可以查看并填写返回调查结果。

（6）反馈：社区医生可以对三级医院发表评价反馈；三级医院的管理者可以查看反馈结果，进一步提高医疗服务。

（7）提醒：三级医院的医生和管理者可以向患者发送复查、预约、停诊等各种提醒通知。

（8）患者 / 医生信息管理：社区和三级医院的管理者，可以对本机构的患者和医生信息进行管理，为患者创建或者上传健康档案，同时也可以在系统中发布本机构开放的挂号资源、患者和社区中心的信用评价。

（9）平台管理：平台管理员可以统一管理用户的注册信息和用户的权限。

社区患者预约挂号流程
社区服务中心/卫生服务站
患者到社区服务中心/卫生服务站就诊咨询
社区首诊
有资源通知患者指定日去就诊，无资源提示
通知
预约挂号
N
协管中心
号表资源检查
主索引服务
Y
Y
北大人民医院门诊大厅/社区服务窗口
预约报到
费用/凭证处理
北大人民医院门诊
就诊

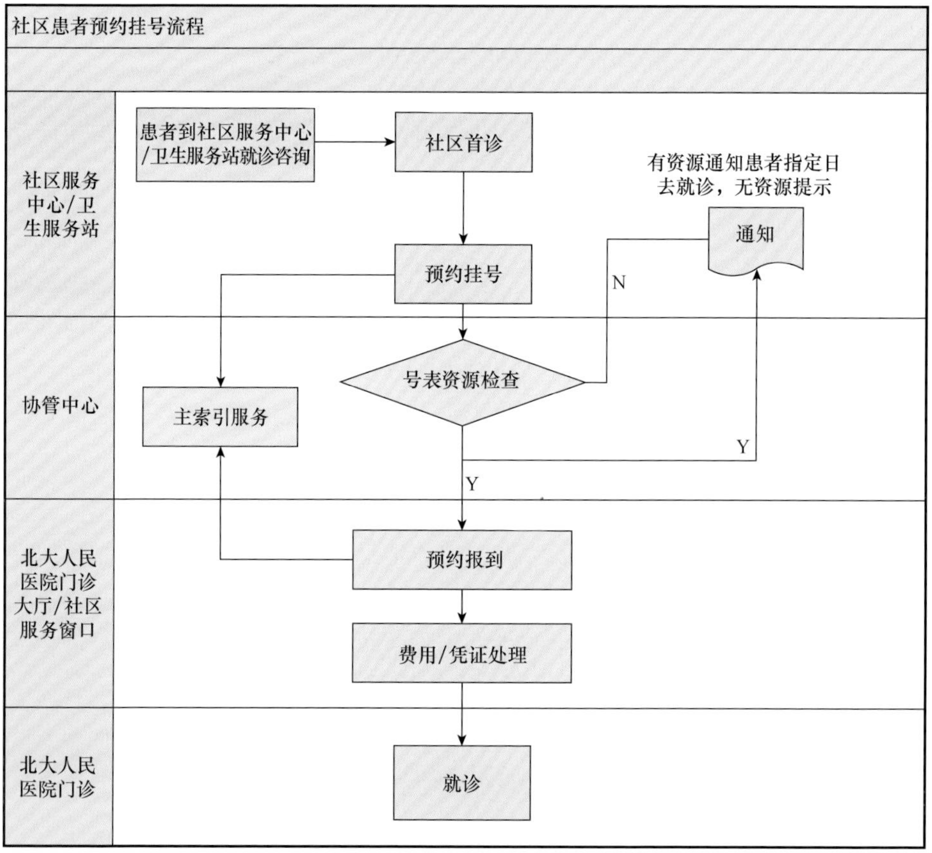

图 2- 60　社区患者预约挂号流程

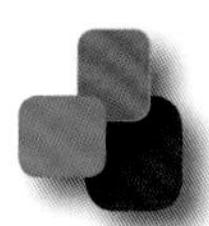

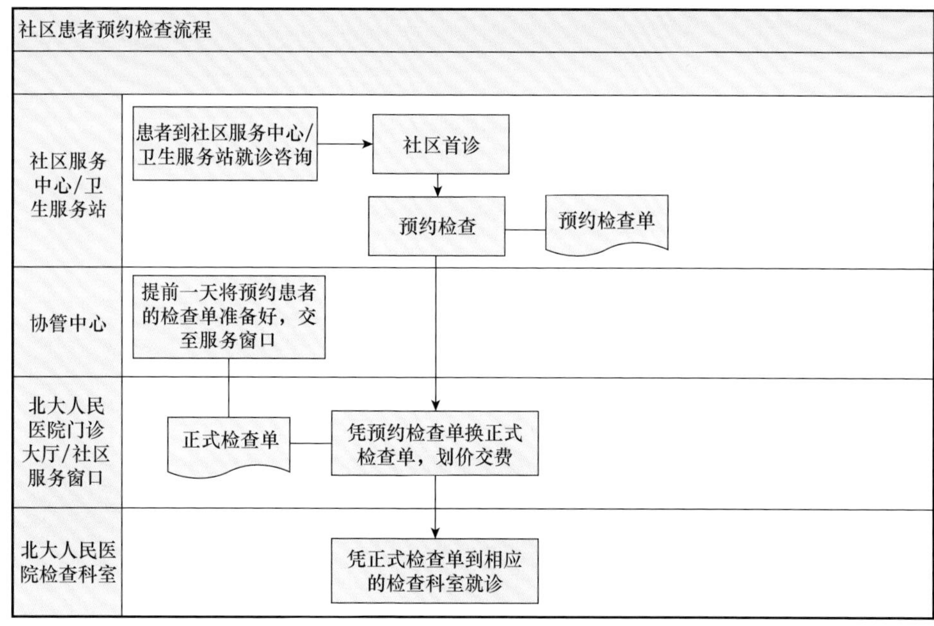

图 2- 61　社区患者预约检查流程

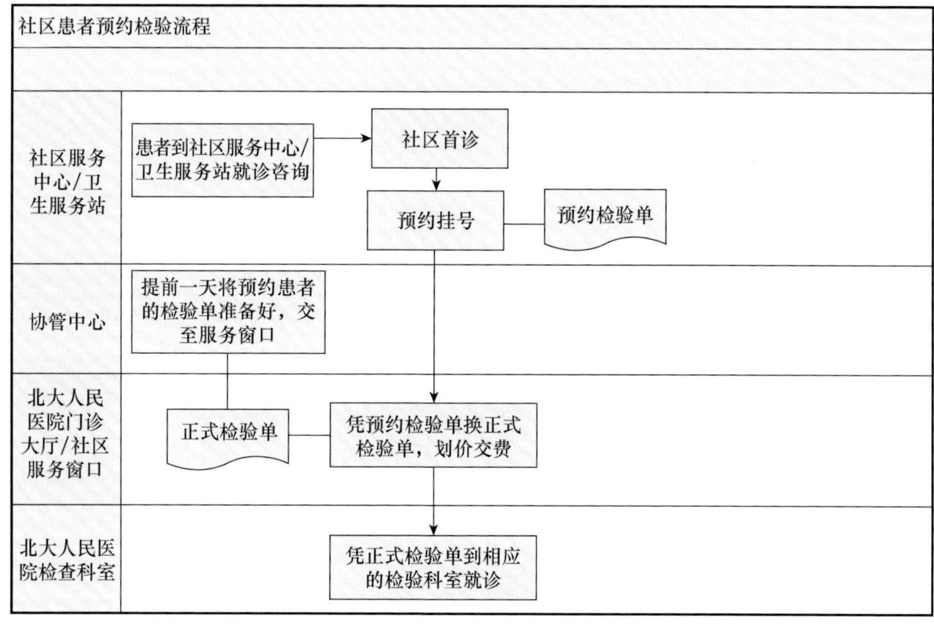

图 2-62　社区患者预约检验流程

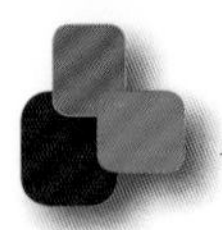

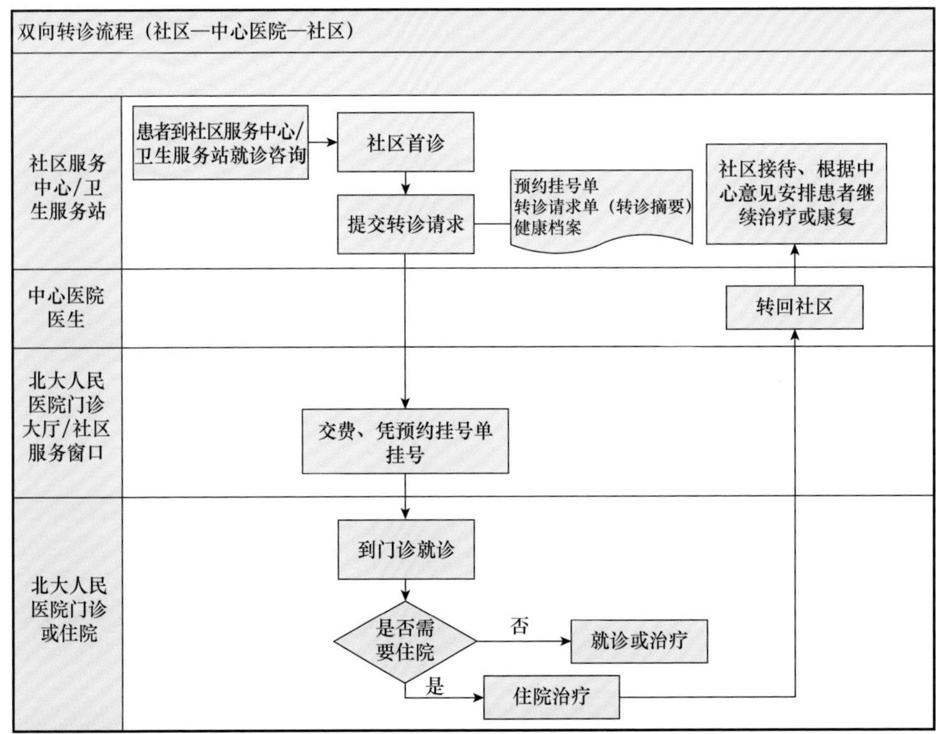

图 2-63　社区患者双向转诊流程（社区医院—三级医院）

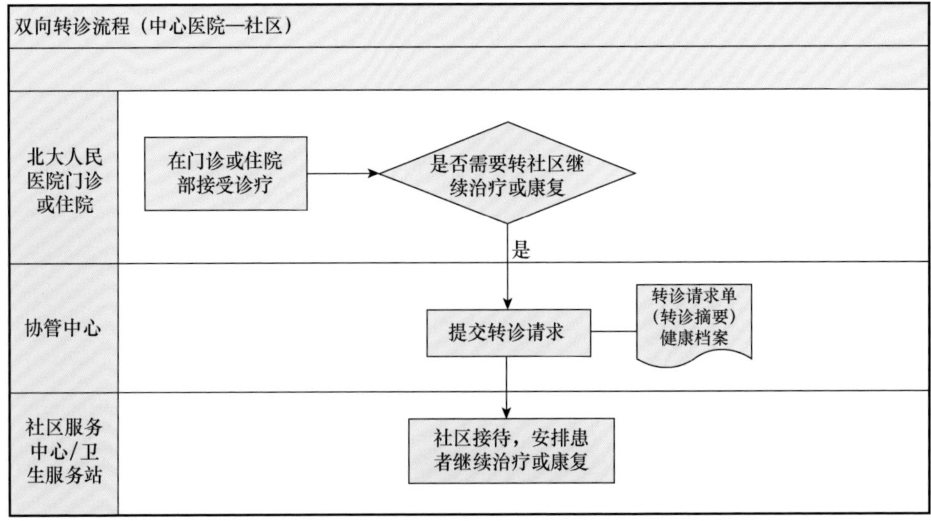

图 2-64　双向转诊流程（三级医院—社区医院）

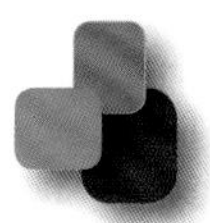

2.3　农村三级医疗体系对医疗物联网的需求

县级医院是农村卫生事业发展的基础，是农村医疗卫生服务的核心和龙头，在全县疾病预防控制、医疗服务方面发挥主导作用，是城乡医疗服务体系的枢纽。

乡（镇）卫生院的主要职能是社区预防、保健、医疗、康复和健康教育，而村卫生室的职能是村民健康的守护。农村居民 90% 的首诊是由村医承担的，因此村卫生室会保存患者的首诊病史记录。

医疗物联网支持移动体检和疾病筛查、移动健康档案管理、传染病监测、移动健康咨询、移动医学教育、移动全科医生和家庭医生服务等。医疗物联网有助于提升对农村居民的医疗服务水平，降低医疗成本。通过医疗物联网，可以与市（地）级医院、省级医院以及国家级医院开展协作诊疗服务，提升医疗服务能力和服务质量。

2.3.1　农村医疗物联网关键技术需求

由于现存的城乡差别，国家医疗资金投入不足，村卫生室设备陈旧落后、服务能力低，对医疗物联网的具体需求如下：

（1）远程医疗服务的需求。目前，我国农村院前急救体系建设几乎空白，而占人口总数 60% ～ 70% 的农村居民的非传染性疾病的并发症迅速增加，急诊抢救病人日益增多。由于得不到正确处理，病人经常在被送往医院的途中变症或死亡。

迫切需要借助医疗物联网技术，把院前急救体系建设延伸到乡（镇）村，联结城乡急救网络体系，与每个中心卫生院建立的院前急救队伍相互结合，以提升农村基层医疗机构院前急救能力。

（2）传染病防控需求。我国构建了一个联通中央、省、市、县、乡（镇）五级的传染病直报系统，各级疾病预防控制机构和卫生行政部门可以同时在线报告信息，极大地提高了传染病疫情报告的及时性和准确性。直报系统纳入医疗物联网，有助于系统对信息的准确分析，能够及时报警、溯源和跟踪。就目前情况看，在农村传染病中，结核病仍然是一个顽疾，将患者信息汇集于乡（镇）

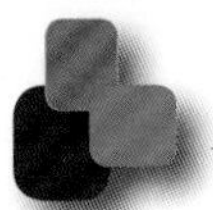

卫生院和县疾病控制中心，可以监视其扩展情况，并给予必要的医疗干预。

（3）妇女儿童保健需求。将物联网终端设备发放给孕妇，采集孕妇围生期的信息，包括胎心、体温、心率、血压、心电图和体重信息。可以减少由于奔赴诊所路途带来的不便。另外，通过网络及时传输患者的疾病信息，改善农村儿童和孕产妇疾病得不到及时救治的处境，减少疾病致残率和死亡率。

（4）物联网农村分级诊疗需求。在农村医疗服务中，分诊是十分必要的。由于我国医疗卫生信息不对称，农民盲目外出看病，上当受骗屡见不鲜。国家医改的一项任务是将农村医疗服务通过医疗物联网与上级医疗机构（乡（镇）卫生院、县医院和市（地）级医院）的专家连接，实现高效的农村分级诊疗。

（5）农村健康管理服务需求。将医疗物联网用于农村健康管理服务终端，采集老人、儿童、妇女和残疾人的信息，自动上传到乡（镇）卫生院和县级疾病控制中心的健康档案管理中心，将健康档案由死档变为活档。

（6）农村老年人健康服务需求。相对城市而言，由于农村大量劳动力外出务工，空巢老人现象日益凸现。农村空巢老人的养老保障问题更为严重，也更容易被忽视，具有自动医疗检测和报警功能的医疗物联网是十分必要的。

（7）突发公共卫生服务处理的需求。将医疗物联网应用于农村突发公共卫生事件是降低灾害和防次生灾害的重要手段。一旦农村突发公共卫生事件，相应机构，包括村医、乡（镇）卫生院和地区一级领导可以通过语音和视频了解事件发生和发展的情况，据此采取相应措施，并通过网络指导个体人群采取有效隔离措施。

2.3.2 农村医疗物联网技术架构分析

网络打破了地域的界限，因此农村医疗物联网的基础设施和网络管理可以设置在工业发达地区，其特征与城市的社区医疗物联网相似。但是，它的服务内容不尽相同。

农村医疗物联网的框架如图 2-65 所示，其中信息采集端分布于个人、家庭、乡（镇）卫生院和县级医院，而县级医院又与城市大医院相连接，以构成层层向上联结的信息通道获取高端医疗资源的支持。

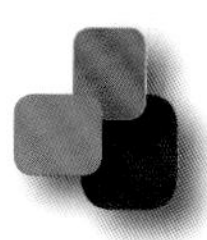

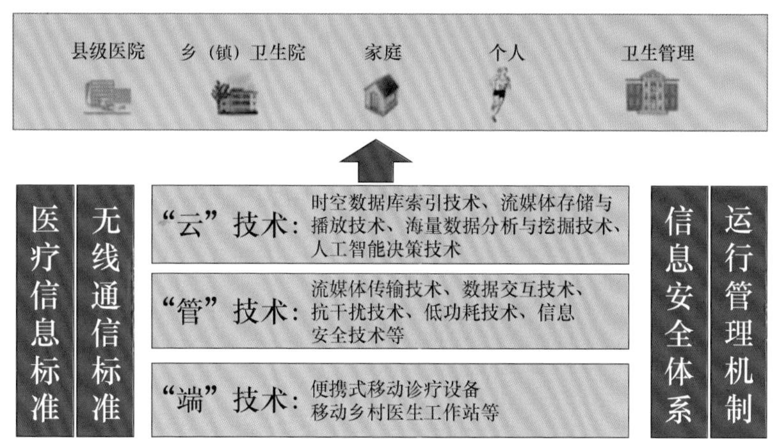

图 2-65　农村医疗物联网技术架构

2.3.3　农村医疗物联网的应用场景技术需求

1. 远程会诊需求

农村远程诊断对网络的基本要求包括：

（1）实时通信带宽要求。在医患信息交互中，把需要大带宽的数据传送到大医院的医生和远程村医或终端上。例如：双方需要共同观察 X 光片时，网络无须传送这个 X 光片，只需传输或调用电子影像就可以满足双方医生的需求。

（2）隐私保护要求。通常网络实施的安全措施可以满足农村远程医疗要求。

（3）终端功耗要求。设置在乡村诊所的物联网终端对功耗没有要求。然而，村医出诊时则需要功耗，特别是在与远程数据库交互信息时，终端功耗增大很多。

（4）服务质量要求。该项业务具有离线和在线两种方式，离线方式对可靠性要求较高，实时性和优先级要求较低；在线方式对可靠性、实时性和优先级有较高要求。

2. 远程影像诊断

远程影像诊断对通信的基本要求包括：

（1）实时通信带宽要求。由于这部分信息传输包含病人的各种病历信息，因此传输数据量较大，建议远程终端在需要下载数据时采用有线联结的方式，这样既可以保障更高的传输速率，又可以保障更好的传输质量。

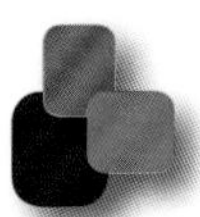

（2）隐私保护要求。通常网络实施的安全措施可以满足农村远程医疗的要求。

（3）终端功耗要求。建议采用有源终端完成数据传输，以保证终端在必须使用无线通信方式时，有充足的电量。

（4）QoS 要求。影像传输要求最高级别的图像传输质量，以免出现由于影像差错带来的误诊。

3. 远程心电诊断

远程心电诊断对通信的基本要求包括：

（1）实时通信带宽要求。由于包含病人临床信息以及心电图信息等，压缩后的心电信号对带宽要求不大。

（2）隐私保护要求。通常网络实施的安全措施可以满足农村远程医疗的要求。

（3）终端功耗要求。实时心电数据传输要求终端功耗可以支持长时间不间断的信号发送和接收。

（4）QoS 要求。院前急救等紧急的远程心电诊断对实时性、优先级以及可靠性要求都较高；一般性远程心电诊断对可靠性要求较高，对实时性和优先级要求不高。

4. 远程监护

远程监护对通信的基本要求包括：

（1）实时通信带宽要求。由于包含病人临床信息以及各种监测信息等，如果是健康数据监测，无须大带宽的支持。

（2）隐私保护要求。通常网络实施的安全措施可以满足农村远程医疗要求。

（3）终端功耗要求。需要终端功耗较低，持续时间长。

（4）QoS 要求。健康数据对 QoS 要求相对不高。

5. 远程病理诊断

远程病理诊断对通信的基本要求：

（1）实时通信带宽要求。病例诊断信息不需要大的实时带宽，但是，需要非实时大带宽的支持。

（2）隐私保护要求。通常网络实施的网络安全措施可以满足农村远程医疗要求。

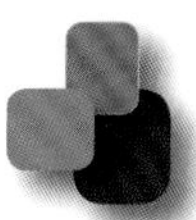

（3）终端功耗要求。通常采用有源通信方式，无终端功耗的要求。

（4）QoS 要求。要求极高的图像传输质量。

6. 移动健康管理

移动健康管理对通信的基本要求包括：

（1）实时通信带宽要求。无须大带宽支持。

（2）隐私保护要求。通常网络实施的安全措施可以满足农村远程医疗要求。

（3）终端功耗要求。对终端功耗要求不高。

（4）QoS 要求。对业务优先级、可靠性要求较低，无实时性（延迟性）要求。

7. 远程手术示教

远程手术示教对通信的基本要求包括：

（1）实时通信带宽要求。对临床诊断和手术现场进行共享，要求实时大带宽支持。

（2）隐私保护要求。通常网络实施的安全措施可以满足农村远程医疗要求。

（3）终端功耗要求。一般远程手术在室内完成，无终端功耗的要求。

（4）QoS 要求。对可靠性、传输质量和实时性要求极高。

8. 远程预约和转诊

远程预约对通信的基本要求包括：

（1）实时通信带宽要求。实时带宽要求不高，通常电话带宽满足基本要求。

（2）隐私保护要求。通常网络实施的网络安全措施可以满足农村远程医疗要求。

（3）终端功耗要求。对终端功耗要求较低。

（4）QoS 要求。对业务优先级、可靠性要求较低，能够满足一般实时性要求即可。

9. 远程教育

远程教育对通信的基本要求包括：

（1）实时通信带宽要求。根据远程教学内容划分带宽需求：语音教学无

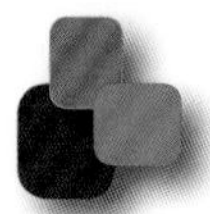

须大带宽支持，而在线实时远程手术观摩则需要大带宽支持。

（2）隐私保护要求。通常网络实施的安全措施可以满足农村远程医疗要求。

（3）终端功耗要求。在移动环境下，终端要求低功耗。以支持较长的在线学习或视频观看。

（4）QoS 要求。对业务优先级、可靠性要求较低，能够满足一般实时性要求即可。

10. 移动支付

移动支付对通信的基本要求包括：

（1）实时通信带宽要求。无须实时大带宽的支持。

（2）隐私保护要求。要求隐私保护级别高，保护村民医保账户不被盗用和泄露。

（3）终端功耗要求。该项业务对终端功耗要求不高。

（4）QoS 要求。具有业务优先级，可靠性要求较高，有实时性要求。

11. 移动卫生监督及执法

移动卫生监督及执法对通信的基本要求包括：

（1）实时通信带宽要求。除紧急情况外，无须实时大带宽的支持。

（2）隐私保护要求。通常网络实施的网络安全措施可以满足要求。

（3）终端功耗要求。对移动终端功耗要求不高。

（4）QoS 要求。对业务优先级、可靠性要求较低，能够满足一般实时性要求即可。

2.4 突发公共卫生事件

2.4.1 重大传染病疫情

在人类的发展过程中曾出现过多次重大传染病，给社会公众健康造成了严重损害。2002 年，严重急性呼吸综合病疫情（Severe Acute Respiratory Syndrone， SARS）在我国广东省发生，并扩散至东南亚乃至全球，直至 2003

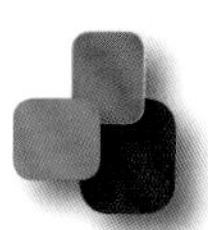

年中期疫情才逐渐消失，此次事件造成全球8 000多人感染，接近1 000人死亡。2020年，新型冠状病毒肺炎疫情迅速蔓延至全球，截至2020年9月，全球已有3 000多万人确诊，近100多万人死亡[5]，给世界各国社会经济发展带来了严重影响。传染病由于其突发性、复杂性及严重的危害性，容易引起社会公众的恐慌，对疫情防控和应急处置能力有着较高的要求，而医疗物联网技术可以有效地辅助传染性疾病的预防和管控，对抗击疫情有着巨大的作用。

1. 接触者追踪

数学随机模型表明，如果能在任何疫情暴发的前三个月内进行接触者追踪，便可以有效地促进疫情防治工作[6]。接触者追踪技术包括接触者识别、隔离、确诊和治疗[7]。新型冠状病毒肺炎疫情病例及其接触者的追踪，如图2-66所示。

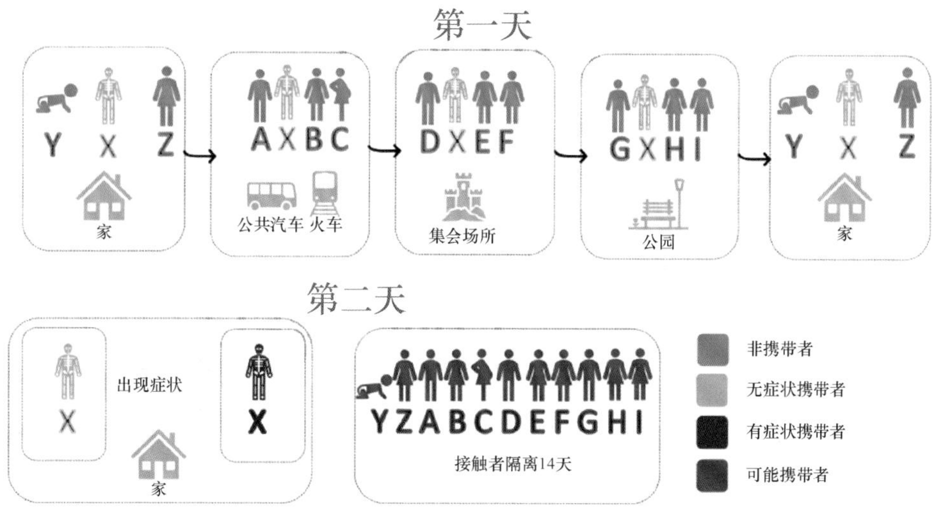

图2-66 新型冠状病毒肺炎疫情病例及接触者的追踪示例

应用医疗物联网技术，可以设计接触者追踪系统，感知层通过感知设备对公民身份、移动轨迹等信息进行采集，经过网络层传输后在应用层对数据进行分析汇总。目前，用于疫情接触者追踪的方法根据数据来源分为服务提供商移动应用程序、公民移动应用程序、呼叫详细记录和硬件方法等。

文献[7]提供了一种匿名保护的物联网硬件追踪模型。该模型采用无线射频收发机，并使用区块链进行数据存储，以确保隐私得到保护。图2-67描述了该模型下数据流从无线射频标签到区块链读取的过程。同时该模型还描述了应用程序收集到的数据如何通过网络流向区块链。区块链可以将匿名的移动设备或无线射频标签信息记录到一个公开的区块链上，如果携带移动设备或无线射频标签的公民成为新型冠状病毒肺炎或其他传染病确诊病例，可使用记录的信息向联系人发送信息。

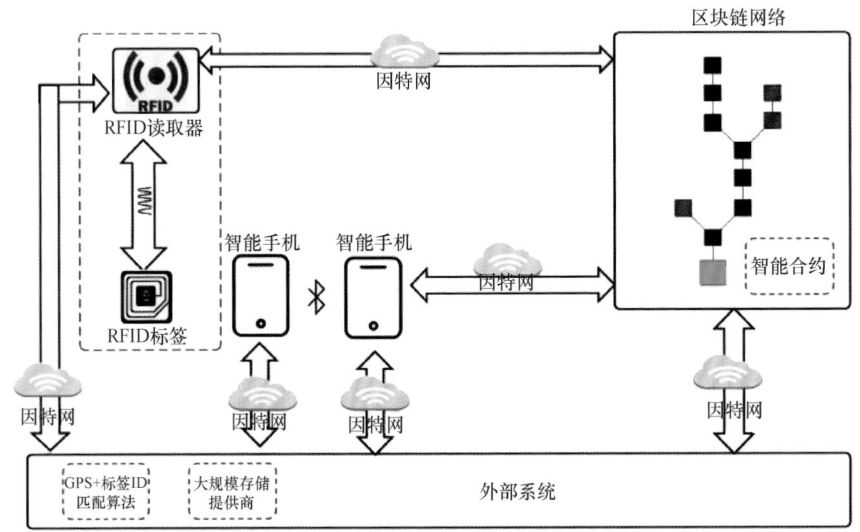

图 2–67　接触者追踪系统中数据流向

目前，我国普遍采用健康码对人员进行溯源，健康码以个人真实数据为基础，通过自行网上申报，经后台审核后生成二维码。健康码的推出，使得我国的疫情防控更加精准，复工、复学更加有序，大大提高了人员的核验效率。

2. 智能体温监测

发热是许多传染病的重要症状之一，体温是预判、识别患者的重要指标。为了应对当前的新型冠状病毒肺炎疫情，各个公共场所安置了体温测量设备，以实现对新型冠状病毒肺炎疫情可疑患者的监测和报警。

先前主流的红外热成像测温设备的位置相对固定，且只能监测人员当时的体温，无法对体温进行后续的追踪和测量。为了实现人体温度的可持续监测，可穿戴式体温监测设备应运而生，它可实现长期体温监测和体温监测数据及时上报的功能[8]。

可穿戴式体温监测设备使用柔性无线射频传感器贴片，该贴片由导电织物

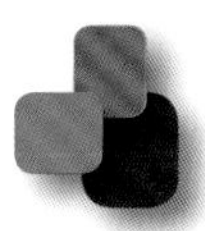

制成，贴合在衣服上[9]，数据可以直接由移动设备读取，从而实现实时的体温监测，如图 2-68 所示。该设备适用于学校等人口密度较大的高风险场所，一旦学生体温出现异常，老师和家长可以第一时间收到警报，采取隔离措施，避免疫情的进一步扩散。

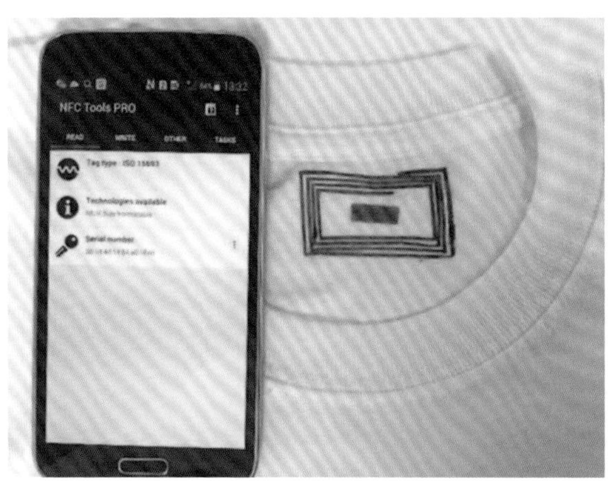

图 2-68　体温监测 T 恤及移动设备的数据读取

3. 远程病理检查

一旦传染病暴发，如何阻止疫情蔓延将成为当务之急。然而，了解该疾病的严重程度通常需要发送样本进行检测。如果疫情发生在偏远地区，分析这些样本和获得专家反馈所需的时间可能很长。数字病理显微镜可以大大加快这一进程，通过将数据直接传输给距离样本采集地十分遥远的病理学家，可以将反馈时间降到最低[10]。

传统的远程病理检查通常是静态的，也称为“被动远程病理”。送检的病理医生在切片上拍摄一部分数码图像，通过电子邮件等方式传送给其他病理医生观察，在图像的观察过程中没有相互交流。这种方法简单而直接，但是它的缺点显而易见，即会诊医生只能看到有限的、经过选择的图像，无法自主选择想要看到的区域，而且没有其他相关信息[11]。医疗物联网引入后，便可以实现远程动态病理检查，通过将显微镜接入网络，会诊医生可以通过计算机远程操控显微镜，实时地观察到自己想看到的图像，提高会诊效率和准确度。

当然，在感染者救治过程中引入医疗物联网对于危重患者的抢救也有着重要意义。使用远程监护设备，通过网络实时传输患者呼吸、心电、血压、脉搏、

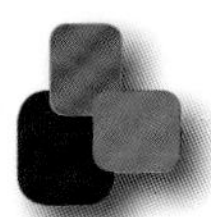

体温等多项生理参数，可以帮助会诊专家更加准确地把握患者病情，辅助会诊。

4. 无人配送

无人配送在新近暴发的新冠病毒肺炎疫情期间已经开始实行，智能送餐机器人为隔离区的病人送餐，减少医务人员与病人的直接接触[12]。京东物流的智能配送机器人于2020年2月5日完成了对武汉市第九医院的首次配送。通过智能配送机器人完成了超过50%的订单量，同时将沿途的小区居民也纳入配送范围，依托自动驾驶技术，使整个过程实现了无人化配送。快递员按照标准流程，对机器人进行消毒、放件，点击出发后，机器人通过短信、语音电话通知收件人，并等待客户取件，随后自动到下一个取件点或返回配送站点，实现了人车混行、红绿灯路口等复杂场景的全程自动驾驶。整个部署和后期的运营，不需要任何人前往武汉，完全由北京团队通过远程实现，交付快递员使用[13]。

在无人配送场景中，智能配送机器人要依靠自己的感知和决策从起点走到终点时与多个设备进行交互通信。例如在室内场景中，智能配送机器人通过建筑物内的闸机和电梯等，需要具备和他们之间的通信能力。而在室外场景中，智能配送机器人需要通过识别出路口红绿灯、人行横道、限速标志等，智能配送机器人通常采用机器视觉的方式，但如果这些交通标志都能通过物联网具备和智能配送机器人之间的通信能力，那么识别准确性和交通运输安全性将大大提高。除了与其他设施进行通信以外，智能配送机器人之间通过物联网进行交互分享彼此的交通信息，甚至相互交换配送物品，进一步提高配送效率[14]。

5. 智慧零售

重大传染病疫情期间物资相对紧张，不少商家开始大肆涨价，而在线下零售店铺接入电子价签可以有效解决这一问题。电子价签是一种具有收发信息功能的电子显示设备，主要用于超市、便利店、药店等零售场所的价格展示，它可以放置在货架上取代传统的纸质价格标签。每个电子货架标签通过网络连接到商场的计算机数据库，并通过电子货架标签上的屏幕显示最新的产品价格信息。

通过电子价签，有关部门可以远程监控商品价格，在重大传染病疫情期间避免线下商店随意涨价，切实解决民生问题。同时，通过对使用电子价签的商店的信息整合，在后台结合大数据和人工智能算法，可以更好地进行资源分配，

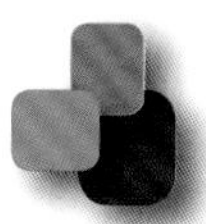

优化供应链，缓解战“疫”前线资源短缺的问题[12]。电子价签的应用不仅为零售行业节省了价格变动的成本，这种非接触式的远程管理还降低了监管部门工作人员感染的风险，最大限度地避免了疫情的传播。

2.4.2 自然灾难

我国是一个自然灾害分布广泛、发生频繁的国家。地震、山体滑坡、洪水等危害造成了巨大的人员伤亡和财产损失，防御自然灾害是当下我国乃至全世界不容忽视的问题。随着网络技术、传感器技术的不断发展，物联网技术在自然灾害的防控、救援、协助等过程中将发挥越来越大的作用，如地震灾害、山体滑坡灾害、森林火灾灾害、洪水灾害、火山灾害等。针对不同的灾害防治和救援，全球已有多个物联网技术在研究中，并且有些已经取得积极进展。

1. 地震灾害

地震是自然事件之一，从全球范围来看，几乎每天都有地震发生。2015 年 4 月发生在尼泊尔的地震导致了近 9 000 人丧生，超过 22 000 人受伤。研究人员一直致力于设计和开发基于信息技术的新型系统，这些系统可以帮助在事件发生前通知潜在的地震受害者。日本的“NerveNet”系统[15]是物联网技术应用于地震监测的最新系统，该系统基于旁路网络的概念设计，并已被证明具有抗灾能力。该系统分布在方圆数千米的区域内，通过 Wi-Fi、卫星、光以太网和无人机进行本地和远程通信，如图 2-69 所示。

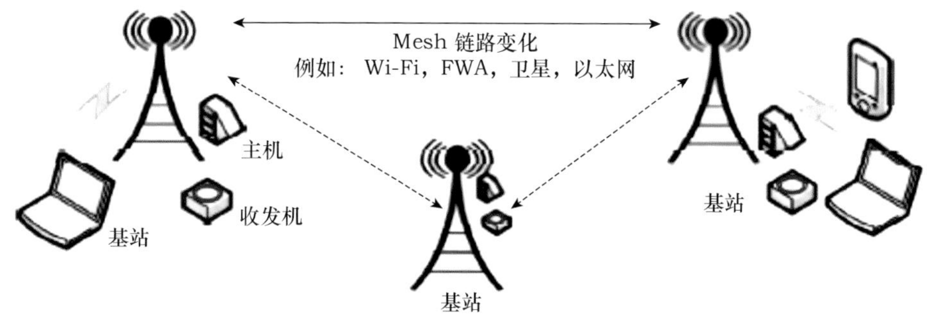

图 2–69　NerveNet 系统架构

然而，任何与地震相关的系统的成功都依赖于其先前的知识共享。为了尽可能地解决地震预测问题，科学家们设计了基于信息学的预警系统[16]。该系

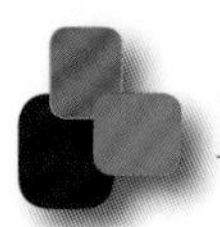

统建立在ZigBee（一种应用于短距离和低速率下的无线通信技术）通信基础上，由单片机完成所有必要的计算密集型工作。其中，一些加速器收集地面上不同地方的原始振动数据，并在服务器端进行同化，当结果测量值高于阈值，系统会向附近的所有居民发出可能发生地震危险的通知。此外，地震信息还需要传递和分析，以便进一步处理和推断。

文献[17]中提出了一种基于多媒体多播的同步地震预警算法，此算法依赖于会话发起协议，使得物联网设备进行消息分发活动时具有高可靠性。此外，韧性是另一个需要认真考虑的关键因素。为了实现这个目标，一种新的安全社区意识和报警网络架构被提出[18]。它利用经典的观测-分析-适应循环，以弹性模式进行通信、地震数据的交换和服务执行。

2. 山体滑坡灾害

山体滑坡通常发生在森林被快速破坏或地震后，在短时间内又发生大雨的场景。然而，最近发生在印度山区锡金的多起山体滑坡几乎没有伤亡报告。这是因为一个将倾斜传感器、压力传感器、湿度传感器、检波器和应变仪整合在一起的系统发挥了巨大的作用。该系统中潮湿等级和实时土壤倾斜信息通过基于ZigBee的收发器传递。Ramesh[19]在印度喀拉拉邦采用了类似的方法监测降雨引起的山体滑坡。在试验现场，分布有压力、倾斜、应变传感器等多种传感器，现场管理中心接收到标准共识值，通过卫星在远程数据管理中心的协助下进行处理和检索。拉夫堡大学[20]通过在设计的系统中加入了声学传感器，实现了精确的山体滑坡预测。其中，声学信号以20～30 THz的速度被送入土壤，根据反射信号得到了很高的精度。

另一个研究增加地形信息来满足对滑坡的先验知识，它采用按地理分布的网络传感器，利用互联网作为骨干网[21]。该网络共享滑坡的实时信息，来触发各自的通知传递事件。该研究采用三种基本的传感通信设备：加速度传感器、高速下行分组接入调制解调器和全球定位系统（Global Positioning System, GPS）模块。Mali和Kumbhar[22]也使用加速度传感器来探测滑坡。该方法背后铺设的框架使用基于ZigBee的传感器节点来收集试验区山体滑坡的信息，并将其传输给邻近区域。

3. 森林火灾

森林火灾是地球上发生的最古老的灾难之一。最近发生了几起破坏性事

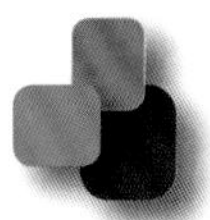

件，例如2019年发生在四川凉山的大火，造成数十名消防员牺牲，在世界各地每年也经常发生类似的事故，这显然是一个亟待解决的严重问题。物联网技术已经被用于这一场景，其中森林天气指数是一个重要的指标。在文献[23]提到的系统中，一种基于无线传感器的森林天气指数算法，对森林火灾的发生进行判断和决策；还研究了露营火、慢传播、介质传播等各种解决方案。

文献[24]中提出了一个利用物联网进行森林火灾预警和探测的改进方案。由于2007年希腊和美国加利福尼亚州发生了大量火灾，一个国际级别的“DIMAP-FactorLink”项目应运而生，该项目利用Libelium平台以及几个温度、湿度和气体传感器，来设计环境监测系统，在门户网站上实现通知过程的自动化和可视化。

4. 洪水灾害

洪水是每年在世界各地发生的最常见的灾难事件之一。近年来，物联网已经能够应用于洪水灾区的生命救助。文献[25]在效率、可扩展性和可靠性方面分析了目前基于物联网的洪水监测研究，它进一步研究了机器与机器的对话（Machine to Machine, M2M）和超低功率处理架构，以更好地监测洪水的流动情况。

此外，文献[26]还提出了一个综合的天气、洪水探测和通知系统，其中包含语音警报、基于短信服务的通知、基于网络门户的可视化呈现和洪水状态显示的功能。目前，又有一个基于Netduino Plus 2的水位指导系统被提出，用于测量河流、池塘、湖泊[27]的水位。其所开发的系统使用水位传感器去估计水体的深度，通过将物联网作为基本工具，将水位信息通过Wi-Fi发送到本地设备。在本地设备上接收到的信息可以通过任何智能手机和其他数字设备获得。最近的另一项实验表明，利用物联网、全球移动通信系统[28]可以实现洪水监测和早期探测服务。

5. 火山爆发

20世纪，火山喷发夺走了数百万人的生命。在这方面，利用先进的工业方法进行预防确实是必要的。最新研究表明，尼加拉瓜马斯亚火山及其周围地区正在利用工业物联网（Industrial Internet of Things, IIoT），构建一种新颖的传感器系统（基于Libelium平台）。这项研究旨在设计一种数字预警系统来预测火山的喷发。有80多种支持IIoT的传感器放置在火山口内或远程云端中，

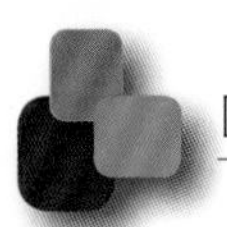

使该系统能够监视火山活动并预测火山的休眠时间。目前，该研究表明采用机器学习算法和人工智能技术具有发现火山活动中可疑模式的能力。

日本也正在进行类似的实验，收集通过部署的无线传感器网络使用的大量数据来预测和监视 47 个不同活动火山喷发的情况。该系统的传感器旨在监控：① 几种有挥发性的有机化合物的排放；② 地理位置的地形变化；③ 喷出的岩石和灰烬引起的周围空气振动。韩国研究人员已经开发了使用具有物联网的地理信息系统（Geographic Information System, GIS）的火山灾害响应系统。图 2-70 展示了火山灾害响应系统的基础工作模型[29]。该项目的系统使用 GIS DB，Spring MVC，Spring iBatis 和 PostgreSQL 工具来监视和预测火山状态，并且利用门户网站来通知和管理应急响应。

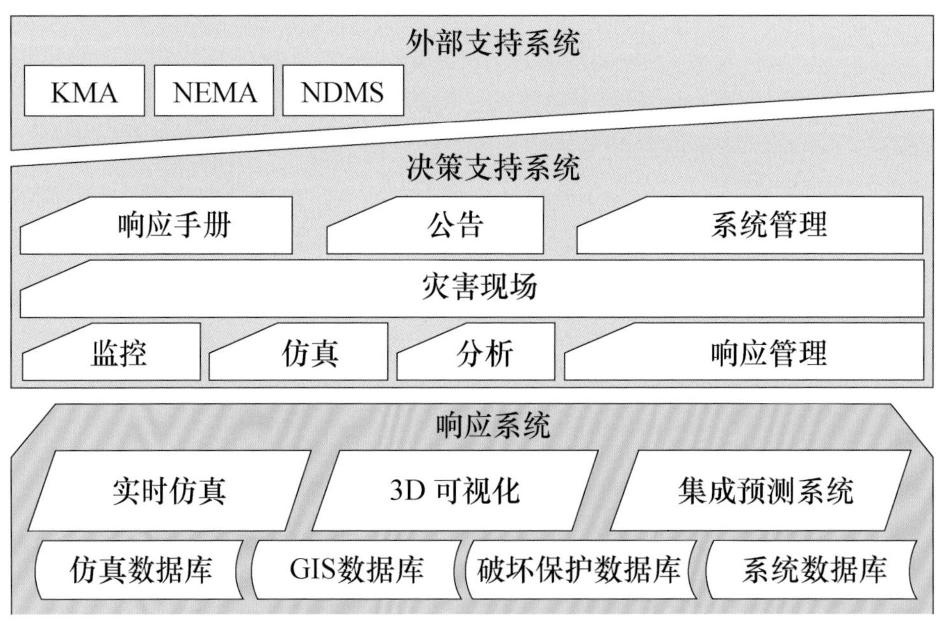

图 2-70　火山灾害响应系统模型

6. 跨国救助

自然灾害的预测、救援工作会引起各个国家的高度重视[30]，对于大型自然灾害，其影响不局限于一个小区域，而是会影响全球范围内的环境。例如，澳大利亚的山火持续了大半年，这影响了全球的空气质量。因此，面对自然灾害，世界各国的共同协作显得尤为重要，物联网技术促进了这一进程，使

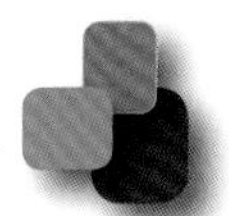

合作更便捷、高效。目前基于物联网技术的全球自然灾害防治合作可分为三个方向：① 气象观测，各个国家的气象遥感卫星协同合作，整合数据，根据全世界范围的气候变化、相关指数统计，整体性地预测自然灾害形式；② 远程研讨，利用物联网收集灾害发生地的相关数据，经由网络传递给外国自然灾害防治专家，进行远程研讨，制订灾害防护方案；③ 远程医疗，当发生大规模的自然灾害，产生大量伤亡时，此时本国医疗资源会出现突发性紧缺，利用医疗物联网技术，外国医生可进行远程诊断以及远程手术。

随着物联网技术的不断发展，对自然灾害的预测准确度将不断提高，灾难发生后的处理策略也将不断改善[31]。今后，无线传感器的布控、环境监测技术、灾害预测算法以及各国针对自然灾害的合作都将是未来的重点发展方向。

2.4.3　核灾难

核灾难对个人和社会的影响可能是多种多样且持久的。1945 年 8 月 6 日，人类历史上首颗原子弹在日本广岛投下，三天后，另一枚在长崎落下。原子弹爆炸产生的冲击波、热能和电离辐射，造成了广岛市约有 14 万人死亡，长崎市约有 7.4 万人死亡[32]。除了爆炸和炸弹产生的伤害外，高剂量的辐射还引起急性确定性影响，包括严重的胃肠道和骨髓损伤以及非致命的症状（例如脱毛）导致的死亡。爆炸的幸存者由于放射的迟发性确定性和随机效应而延误了治疗。此外，核反应堆引发的多起核事故，如 1986 年的切尔诺贝利核电站事故[33]、2011 年的福岛第一核电站事故[34]等，这些都直接造成了人员死亡以及与事故相关的癌症死亡，同时也造成了巨额的财产受损。

人类经历的原子弹爆炸和其他核灾难是科学技术进步负面影响的例子；从中汲取的经验教训以及制订有效的计划来保护公众，最大限度地减少负面影响并保护应急人员免遭高剂量辐射的危害很重要。在处理核灾难时，主要分为三个重要阶段：① 发生核灾难时，首先要实施大规模疏散；② 受影响人群诊断治疗；③ 核灾难后的恢复期对患者健康状况的跟进。由于核灾难可能会影响数十万人，每次灾难中都有大量人受到身心伤害的危险。在核灾难后的恢复期内，医生需要筛查受影响居民的心理负担，并为可能遭受长期流离失所的受影

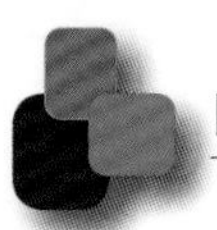

响居民提供全面的身心保健，可靠的个性化风险沟通已成为医疗保健专业人员的挑战。为了保护核灾难后的工人、弱势群体和居民，医生应接受核灾难应对方面的培训。

辐射灾难中的最大挑战是由于辐射的影响而导致医疗响应系统重要元素的损失。动员了数千名工人、消防员和军事人员参与恢复活动，紧急疏散居民，而当地的紧急医疗响应系统可能会失去其有效运行的能力。辐射灾难的具体特征有：① 由于辐射的影响，局部紧急医疗系统部分或全部丢失；② 大量放射性物质的存在，难以在灾区附近作为指挥中心建立任何安全区；③ 辐射剂量监测系统可能无法正常工作，并且可能无法及时获得有关辐射的信息；④ 通常需要较长的时间来确保损坏的设备得到控制。在早期阶段，可能会遇到严重的急性放射综合征，在此期间经常观察到孤立的外伤病例或严重的急性放射病；⑤ 流离失所者可能不得不在避难所待上几个月甚至几年，这可能会导致严重的公共医疗健康问题。

1. 大规模疏散

在发生核事故后，有关辐射的信息稀缺，难以评估辐射风险，因此无法事先制订有效的疏散计划。可行的疏散计划对于每个地区的医院和护理设施至关重要。这些计划应进行检查、演练，并在必要时经常进行修订。应考虑以下医院和护理设施的分布、住院人数、疏散优先顺序、运输手段和人员支持、疏散路线、疏散区之外的接纳设施的位置和容量，并且需要一个监测辐射信息的站点[35]。如果预计将进行多次疏散，则需要尽早确定疏散人员的目的地设施。医院和护理机构的有效疏散计划应包括：① 如果家人或其他人可以照顾他们，则为稳定的病人提供有效的出院建议；② 医疗团队应对患者进行分类，在撤离前根据需要提供医疗护理，并安排适当的运输方法；并做出安排以确保当地区域内外的医院和护理设施做好充分的准备；③ 如果可能，应在撤离期间和撤离后继续医疗。由医生、护士、放射线检查技术人员和后勤人员组成的医疗团队应接受辐射紧急情况培训，并适当配备必要的物品，例如个人防护设备和辐射计。

当医院变得孤立并且疏散不是立即的选择时，需要执行一项维持医疗活动的连续性计划。该计划应确保可以用有限的医疗资源满足基本医疗需求。可能需要在医疗资源和医疗需求不平衡的情况下向医院派遣支持的医务人

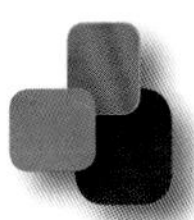

员。日本大地震导致福岛第一核电站事故发生后，由于地震和海啸，沿海地区的水、气、电信和运输等重要资源遭到破坏，许多医院被隔离。在核灾难中，医务人员应该能够适当地保护自己，同时在需要时，安全地支持医院隔离并协助疏散医院。

辐射灾难对社会的影响是如此之深，以致医疗响应系统的重要组成部分，包括院前急诊护理都可能丢失。疏散住院病人或大量人员伤亡事件的医疗需求可能同时扩大。事故发生后不久，由于辐射和指定疏散区的风险，包括紧急医疗服务系统在内的当地医疗系统可能无法正常运行[36]。在此阶段，事故现场可能发生大规模人员伤亡事件，住院患者和护理设施中的老人可能开始疏散。在福岛，由于疏散命令，不仅关闭了该地区的所有医院和护理机构，而且该地区主要的放射急诊医疗医院都被迫关闭。数以百计的医院患者和老年人在护理设施中被从疏散区赶出。恰恰在同一时间，核电站发生爆炸。这是医疗需求突然膨胀的时刻。从这个意义上讲，辐射灾难中的紧急医疗响应与其他类型的重大灾难（例如大地震）中的应急响应非常相似。此外，成千上万的公民流离失所可能会构成严重的公共医疗保健问题。不仅应最大限度地利用一般灾难的医疗资源，而且还应动员来自全国其他地区的所有可用资源，以加强受灾地区的医疗响应系统。

2. 诊断治疗

在辐射灾难中，事故现场可能无法提供适当的初始护理。关于受害者人数、医疗状况和放射状况（如污染和暴露）的信息可能无法获得或可能会造成混淆。在这种情况下，医院工作人员应准备好接受多人伤亡以及受污染的外伤和放射线伤害。首先应进行医疗分类，然后进行挽救生命的治疗，最后进行放射学评估。除非另有证明，否则任何辐射事故的受害者都应视为受污染。

在收到涉及污染的辐射事故中受害者到达的通知后，包括放射科专家在内的应急小组应为患者的接收做准备。特殊的准备措施包括保护医务人员、医院设施和设备，同时防止污染扩散到指定区域之外。当医院接到要接纳辐射事故受害者的电话时，应遵循计划的行动方案。接听电话的个人应该获得尽可能多的信息，包括：① 事故受害者人数；② 每个受害者的医疗状况；③ 是否对受害者进行了污染监测；④ 受害人的放射状况（是否暴露或受污染）；⑤ 放射

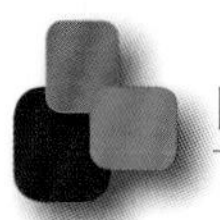

性物质的类型，活性 / 浓度以及是否能在受害人的皮肤表面或在其衣服上被检测；⑥ 预计到达医院的时间还应分享有关受害者的信息，并应在受害者到达之前的简报会上确定每个成员的计划行动方案。当缺乏准确的信息时，医院还应为不确定的情况做好准备。

接到相关信息后，应及时准备辐射应急区。辐射应急区由净化和处理室组成，其目的是保护设施和人员免受污染受害者扩散的放射性核素的侵害。在选择辐射应急区站点时，应考虑以下因素：① 有一个外部入口以方便进入；② 远离主要交通流；③ 在进入辐射应急区的消毒室和处理室之前，应在入口处建立分类区。未受污染的患者必须进入常规治疗区域，而受污染的患者必须首先进入专门准备的去污染区域。如果辐射应急区中的通风是普通通风系统的一部分，则应将其关闭，同时为其配备隔离的通风系统。

收到警报后，放射安全人员必须向放射急诊医院团队的每个成员提供个人剂量计，并且准备测量仪对所有受害者进行放射学评估，以评估污染级别。在准备设施时，放射应急小组的成员应穿着手术服：擦洗服、工作服、口罩（覆盖鼻子和嘴巴）、帽子和手套。其他人员应穿戴防护装备和必要的个人防护装备。暴露无污染的受害者不会对其他任何人造成放射危害，如果已知或怀疑有接触，则应特别注意确定绝对淋巴细胞计数，确保记录采血时间。处理受污染受害者的程序与隔离预防措施和传染性感染患者的规程相似，这样可以防止污染物扩散到医院环境并简化清理工作。

患者到达后，应根据患者的情况进行分类。重伤患者应立即送入准备好的辐射应急区中，立即评估受害者的气道、呼吸和循环，并采取任何必要的挽救生命的措施，应当在去污之前进行挽救生命的干预措施。如果受害者的受污染衣服尚未被移走，则在救护车内或附近或去污室将其移走，并将其放入塑料袋中。用于患者护理的个人物品应装袋包装，贴上标签（名称、日期、时间），并保存以供放射安全人员检查。在进行放射学评估之前，应立即进行危及生命的疾病治疗。放置静脉输液管时，应进行血液采样以进行血细胞计数和生物剂量测定。如果检测到放射性高于正常水平，则应采取鼻拭子和阳性皮肤涂片进行伽马能谱分析，以确定造成污染的同位素组成。如果受害人的情况允许，应进行初步的简短放射线检查，以尽快确定受害人是否受到污染。如果辐射测量仪表读数表明存在污染的可能性，则将在去污室中进行

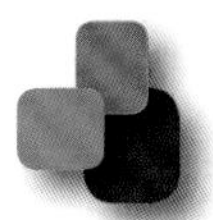

更彻底的检查。

涉及数十或数百个人暴露或被怀疑暴露的事故，将会对医疗造成很大的困难，尤其是在住院治疗期间。因此，计划是非常重要的，应该适合于灾难性事件情况下考虑的医疗系统。这种分类和护理链变得至关重要，尤其是在医疗资源和设施都有限的情况下。在大规模人员伤亡的情况下，有必要对预后进行早期估计。早期的临床症状是对暴露于辐射下的人进行分类并根据个人水平决定适当医疗护理的基础。前驱体最重要的早期临床体征是恶心、呕吐和腹泻。但是，通常很难估计辐射的破坏程度和暴露程度。因此，在患者的整个临床过程中都必须进行顺序诊断和重新评估。前驱症状在暴露后数小时内开始。前驱胃肠道症状通常在暴露后不超过 24 ～ 48 小时，但是模糊的弱点可能会持续不确定的时间。这些症状的发作时间，严重程度和持续时间取决于剂量和剂量率，应与早期生物学参数（如粒细胞和淋巴细胞水平）结合使用，以确定急性放射综合征的存在和严重程度。急性放射综合征的治疗决策应基于症状，医疗状况的演变和实验室结果，需要进一步的研究来确定放射损伤的新治疗方法和对策。

在辐射灾难中，应假设由于辐射的影响导致地区医疗系统功能下降，制订医院应对计划。通过调动资源以及医院间的合作与协调等方式将在挽救重伤者的生命以及治疗放射损伤方面发挥关键作用。尽管对于放射损伤治疗的更强有力的证据需要进一步的时间和研究，但对于核辐射引起的急性放射综合征和造血综合征，应考虑与最近的建议相一致的治疗方式。

3. 灾后恢复

尽管辐射灾难很少见，但其影响不仅对个人，而且对整个社会和整个国家都是毁灭性的。但是，辐射灾难所需的大多数医疗资源都是针对灾难医学的结构性和功能性资源，并具有针对辐射防护的特定要求。正确理解辐射对于挽救受害者的生命以及最大限度地降低辐射对救援人员和受害者的影响至关重要。核灾难发生后应该建立一个可持续的紧急医疗和公共卫生系统，以消除辐射灾难的长期影响。

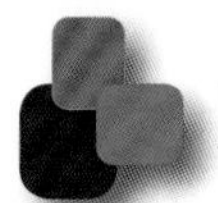

2.5 本章小结

本章主要阐述了城市医院内部信息化建设以及对物联网技术的需求。主要从以下三个方面分析：以管理为核心的物联网技术需求分析、以医疗为核心的物联网技术需求分析和以患者体验为核心的物联网技术需求分析。以北京大学人民医院为例，涉及院内四大物流的追溯定位、医院内工作人员管理追踪定位以及普通患者和新生儿的追踪定位需求。医疗方面的需求主要涉及如何利用物联网技术保障医疗安全，如何提高医疗效率和质量。在患者体验方面，主要着眼于利用移动技术实现医患互动、患者人性化服务和未来的个性化医疗服务等。

将需求分类整理之后，其实现的优先级可参照如下路线：① 依托医院信息系统，将医、护工作站从桌面延伸到了病床旁，完成信息系统的全面覆盖，实现信息化的最后 20 米；② 通过流程再造，改进和细化工作环节、应用条码识别技术等，提高工作效率和医疗质量、保障患者安全；③ 加强“以病人为中心”的服务理念，打通院内院外数据的整合，提升患者的满意度（就医体验）；④ 利用传感器技术，参与到触及医疗本质的诊疗过程中。如图 2-71 所示。

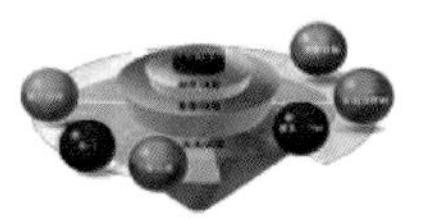

① 信息系统的全面覆盖

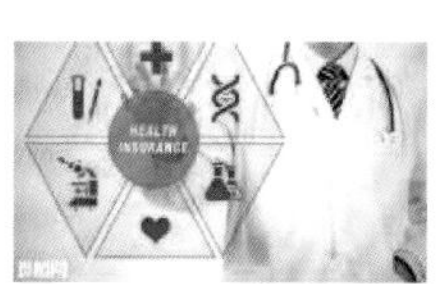

② 加强服务，提升患者就医体验

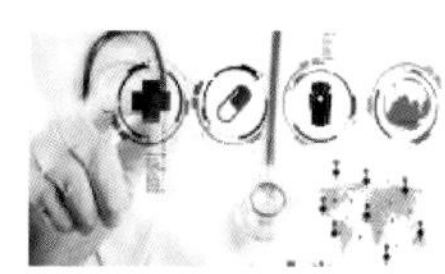

③ 医院内外数据整合

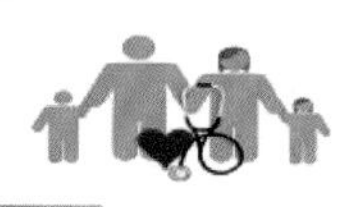

④ 触及医疗本质，诊断和治疗

图 2–71　物联网技术在城市医院运用的路线

继而，以推进社区卫生服务“最后 500 米”为中心，以社区“六位一体”职能为主线，对社区的基本医疗服务、公共卫生服务、区域医疗服务以及居民健康档案服务进行业务阐述以及需求分析。

目前，社区卫生服务信息化正在逐步深入发展，对无线物联网技术的需求逐步凸显。具体表现为移动终端和区域共享平台两个方面，如图 2-72 和图 2-73 所示。

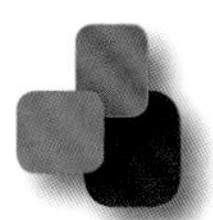

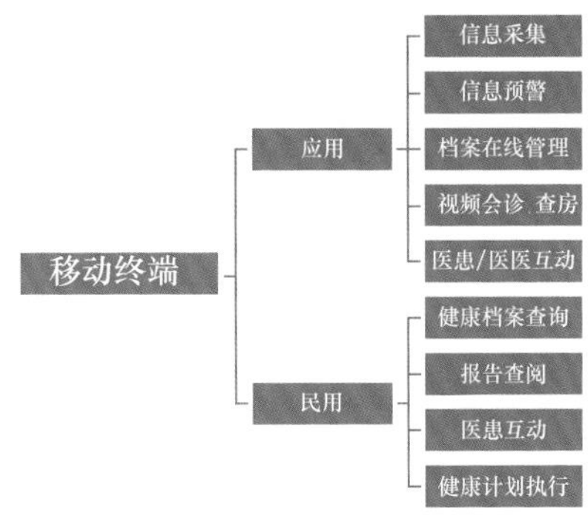

图 2–72　移动终端功能需求

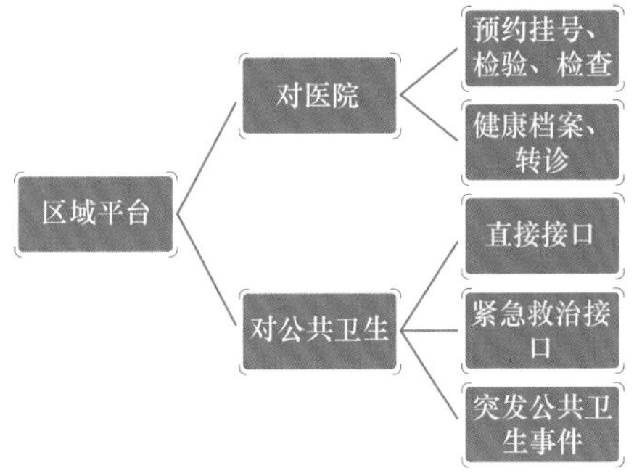

图 2–73　社区卫生服务软件平台功能需求

参考文献

[1] 郑小溪 . 精益管理对医院医疗器械管理工作的启示 [J]. 医疗卫生装备 , 2016, 37(10): 141-143.

[2] 刘帆，邓世洲，陈昕 , 等 . 基于医疗物联网的患者安全与智能监护系统 [C]. 2014 中华医院信息网络大会论文集 . 2014: 1-5.

[3] 相海泉 . 北京大学人民医院的物联网应用与研究 [J]. 中国信息界（e 医疗）, 2013, (3): 46-47.

[4] 陈云 . 福建省第一人民医院信息管理系统设计与开发 [D]. 成都：电子科技大学 ,

2014.

[5] 百度 . 新型冠状病毒肺炎疫情实时大数据报告 [R/OL]. https://voice.baidu.com/act/newpneumonia/newpneumonia/?from=osari_aladin_banner#tab4.

[6] J. Hellewell, S. Abbott, A. Gimma, et al. Feasibility of controlling COVID-19 outbreaks by isolation of cases and contacts[J]. THE LANCET Global Health, 2020,8(4): 488-496.

[7] L. Garg, E. Chukwu, N. Nasser, et al. Anonymity Preserving IoT-Based COVID-19 and Other Infectious Disease Contact Tracing Model[J]. IEEE Access, 2020, pp(99): 1-1.

[8] 郭进元 . 物联网技术在新冠肺炎防控中的应用研究 [J]. 无线互联科技 , 2020, 17(9): 147-148.

[9] S. Wen, H. Heidari, A. Vilouras, R. Dahiya. A wearable fabric-based RFID skin temperature monitoring patch[R]. 2016 IEEE SENSORS, Octember 30-November 3, 2016[C]. Orlando: IEEE.

[10] Kayla Matthews，高旭 . 充分发挥物联网优势，预测与遏制疫情传播 [R/OL]. (2020-02-07). https://www.weiyangx.com/349946.html.

[11] 吴波 . 基于虚拟显微镜的病理诊断工作的未来模式 [J]. 中国体视学与图像分析 , 2016,(2): 145-151.

[12] 博士后创新创业园 . 物联网技术为疫情防控“保驾护航”[R/OL]. (2020-03-05). https://m.sohu.com/a/377750468_100275084.

[13] 中国新闻网 . 新冠肺炎疫情中京东“无人配送科技”优势凸显 [R/OL]. (2020-04-14). https://www.wuliujia2018.com/html/66171.html.

[14] 佚名 . “美团无人配送”解读：无人配送中的 IOT [R/OL]. (2019-03-23). https://www.sohu.com/a/303411957_168370, 2019-03-23 19: 20.

[15] M. Inoue, Y. Owada, K. Hamaguti, et al. Nerve Net:A regional-area network for resilient local information sharing and communications:2014 Second International Symposium on Computing and Networking,December 10-12,2014[C]. Shizuoka: IEEE.

[16] A. Alphonsa, G. Ravi. Earthquake early warning system by IoT using wireless sensor networks: 2016 International Conference on Wireless Communications, Signal Processing and Networking (WiSPNET),March 23-25,2016[C]. Chennai: IEEE.

[17] T.-Y. Chi, C.-H. Chen, H.-C. Chao. An efficient notification service algorithm for earthquake early warning system:2011 International Conference on Ict Convergence, September 28-30,2011[C]. Seoul: IEEE.

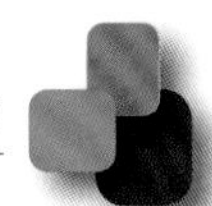

[18] K. Benson. Enabling resilience in the Internet of Things: 2015 IEEE International Conference on Pervasive Computing and Communication Workshops (PerCom Workshops), March 23-25,2015[C]. City of Saint Louis:IEEE.

[19] M. V. Ramesh. Real-time Wireless Sensor Network for Landslide Detection: 2009 Third International Conference on Sensor Technologies and Applications, June 18-23,2009[C]. Athens: IEEE.

[20] W. D. Jones. Sensor System Yields Landslide Warnings: New Acoustic Sensor can Hear When a Landslide is Imminent[R/OL]. (2010-11-02). http://spectrum.ieee.org/energy/environment/sensor-system-yields-landslide-warnings

[21] R. Morello, C. De Capua, M. Lugarà. THE DESIGN OF A SENSOR NETWORK BASED ON IOT TECHNOLOGY FOR LANDSLIDE HAZARD ASSESSMENT: 4th Imeko TC19 Symposium on Environmental Instrumentation and Measurements Protecting Environment, Climate Changes and Pollution Control, June 3-4,2013 [C]. Lecce.

[22] J. R. Mali, M. S. Kumbhar. Wireless sensor Based Landslide Detection[J]. International Journal of Latest trends in Engineering and Technology, 2016,7(1):471–477.

[23] A. A. A. Alkhatib. Wireless Sensor Network for Forest Fire Detection and Decision Making[J]. International Journal of Advances in Engineering Science and Technology,2013, 2(3):299–309.

[24] J.Solobera. Detecting Forest Fires using Wireless Sensor Networks[R/OL].(1010-09-04).https://www.libelium.com/libeliumworld/success-stories/wireless-sensor-networks-to-detec-forest-fires/.

[25] M. Ancona, A. Dellacasa, G. Delzanno, et al. An “Internet of Things” Vision of the Flood Monitoring Problem: The Fifth International Conference on Ambient Computing, Applications, Services and Technologies, July 19-24,2015[C].Nice.

[26] A. V. Kumar, B. Girish, K. R. Rajesh. Integrated Weather & Food Alerting System[J]. International Advanced Research Journal in Science, Engineering and Technology,2015,2(6):21–24.

[27] J. A. Hernández-Nolasco, M. A. W. Ovando, F. D. Acosta, et al. Water Level Meter for Alerting Population about Foods: 2016 IEEE 30th International Conference on Advanced Information Networking and Applications (AINA), March 23-25,2016[C]. Crans-Montana: IEEE.

[28] E. Shalini, S. Subbulakshmi, R. Thirumurugan, et al. Cooperative Food Detection Using SMS Through IoT[J]. International Journal of Advanced Research in Electrical, Electronics and

Instrumentation Engineering, 2016,5(3):3410–3414.

[29] T. Kim, J. Youn, H. Kim, et al. Development of a IT-based Volcanic Disasters Response System: Geospatial World Forum, May 5-9, 2014[C]. Geneva.

[30] 耿晓军 . 灾难面前，物联网能做点啥 ?[J]. 物联网技术，2017,7(08): 3-5.

[31] 罗金玲 . 物联网技术在山洪灾害监测预警系统中的应用 [J]. 物联网技术 , 2016, 6(01): 61-62.

[32] Kamiya K, Ozasa K, Akiba S, et al. Long-term effects of radiation exposure on health[J]. The lancet, 2015, 386(9992): 469-478.

[33] 潘自强 . 切尔诺贝利和福岛核事故对人体健康影响究竟有多大 ?[J]. 中国核电 , 2018, 11(01): 11-14.

[34] 王永红．福岛核事故应急 [M]．北京：国防工业出版社 , 2015.

[35] 黄世耀 . 浅谈核电厂事故的应急响应决策 [J]. 海峡科学 , 2020(05): 33-35.

[36] Matsuura M, Hisamochi K, Sato S, et al. Lessons Learned from Fukushima Daiichi Nuclear Power Station Accident and Consequent Safety Improvements[J]. Hitachi Review, 2013, 62(1): 75-80.

3

第三章 我国医疗物联网的方向和发展目标

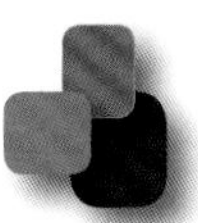

医疗物联网属于最具发展潜力的行业之一。医疗物联网中的“物”具有广义范畴，它包括医生、病人、医疗器械和药品等；“联”保证了信息交互，即将医疗有关的“物”根据人类智慧编织成医疗信息流的“网”；“网”是联通这些要素并实施信息交互的载体，它提供了先进的医疗和健康管理的工作流程。本章我们将阐述医疗物联网的发展方向和发展目标。

3.1　医疗物联网的发展方向

医疗物联网的建立患者和医院之间的信息交互消除了时间和地域的障碍。在它的建立过程中，我们的目标是优化医院管理、提升医疗效果和患者就医体验。因此在阐述医疗物联网的发展方向时，需要从医院和患者两个角度出发；另外，医疗物联网相关产业链的进步与发展也是一个值得探讨的话题。因此，我们将从医院、患者和产业发展三个方面对发展方向进行较为详细的阐述。

3.1.1　医院建设信息化

早在 2009 年 3 月 17 日，《中共中央 国务院关于深化医药卫生体制改革的意见》中明确指出要加大医药卫生系统的信息化建设。当时大部分医院的信息化建设仍停留在业务需求层面，只是实现了传统模式下的人工操作计算机化，并未围绕“以患者为中心”的医疗信息化系统方向进行建设[1]。随着信息技术的发展，传统医疗信息化的服务模式需要更新，逐渐从繁重的人工服务转化为信息自动化服务。

以医疗物联网为基础的移动终端的应用，为患者与医生的交流、患者与医院数据的交互提供了便利，提高了整体医疗服务水平。

医疗物联网主要是辅助医疗工作，推动公共卫生服务的发展。医疗物联网倡导“以患者 / 用户为中心”的服务理念和服务方式。

1. 医疗服务应用

医疗服务应用的对象为患者、医生和护士；主要的功能有身份确认、人员定位及监控、医疗监护和生命体征采集，具体内容如下：

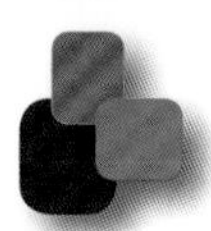

（1）身份确认。指的是医务工作人员和就诊患者的身份识别和记录，确保患者、疾病与医疗科室在医疗过程中的正确匹配。完成身份认证是查找患者详细资料的基础，通常在得到患者姓名和年龄的基础上，迅速查找患者血型、病史记录、亲属信息和所属医保机构等信息。在急救环节，对患者身份的快速认证是实施医疗措施和医疗决策的重要条件之一。

据统计，我国每年都有相当一部分医院患者很长时间都无法确认身份，难以和家属取得联系，造成治疗的延误。因此快速的身份识别（指纹、虹膜识别、RFID 等）避免了抢救时间的延误，更避免了群体急救情况下，患者身份错认所导致的医疗事故。因此，高效的身份识别是保证安全医疗的前提之一。

（2）人员定位及监控。指的是在医院对医护人员和患者的定位和追踪。目前，大多数定位采用基于 RFID 技术的腕式标签佩戴于工作人员和病人手腕上，通过这种技术实现对他们位置的持续追踪；另一种则是利用门禁控制的功能，确认人员流动和人员追踪。在医院特殊区域内，后者的应用更加广泛。例如：医院关键区域只有经过许可才能进入。

就诊卡既是持卡人信息管理的载体，也是医院后勤服务的重要设施，在就诊卡上增加通信模块来实现自动的双向通信。将 RFID 标签置于就诊卡上，可以记载病人完整的就诊记录；每位医护人员也佩戴带有 RFID 标签的卡片，一方面，该卡片可以用来识别医护人员的身份，防止未经许可的医护、工作人员和病人进出医院，并且监控、追踪未经许可进入高危区域的人员；另一方面，该卡片集成了 RFID 阅读器的功能，通过内置天线可以与病人的就诊卡进行无线通信，使医生能够即时读取、存储关键的病历信息，这样无论在哪里病人都能够得到良好的照顾与精确的诊断。

（3）移动医疗监护。目前，医院监护系统大多使用固定的监护设备，通过传感器采集人体生理参数，然后通过线缆将数据传输到监护中心。这样的监护系统往往体积大、功耗大、不便于携带，限制了病人和医护人员的行动，增加了他们的负担和风险，已经越来越不能满足当今实时、连续、长时间地监测病人重要生命体征参数的需求。无线医疗监护服务是以无线局域网技术和 RFID 技术为基础，通过采用智能终端为一线医护人员提供“移”触即发的随身数据应用。医护人员查房或者在移动的状态下，通过智能终端的护理人员

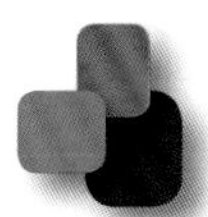

软件，与医院信息系统数据中心的数据交互。医护人员随时随地在终端上获取全面的医疗数据，病人可借由佩戴在手上的装有 RFID 的手环与计算机连接的 RFID 读卡器通信查询患者目前的检查进度，医生根据历史记录和临床检查结果，对比患者病情的变化，及时进行会诊和制订治疗方案。目前我国已经进入了老龄化社会，对下一代的健康与安全问题也日益关注，面向老人和儿童的个人健康监护需求将不断增加。医疗物联网将为医疗监护提供更方便、更快捷的技术实现方法和途径，应用空间十分广阔。

（4）生命体征的采集与健康监测。医疗物联网另一个十分重要的应用是生命体征的采集与健康监测。据统计，美国医疗系统每年花费数万亿美元，其中绝大部分医疗卫生费用用于对患者的治疗，而健康人口只用了不到 10% 的医疗费用，主要用于健康监测、疾病的初期检查等环节。在我国，医疗水平远低于美国等西方发达国家,用于疾病检查和健康监测的费用也远低于这个比例。这就需要建立能够为健康和不健康的人群服务的健康监控、维护和管理系统。目前，在城市大部分的家庭中拥有一台以上的家用电子诊断仪器（如电子血压仪、电子血糖仪等），没有医疗物联网的支持，病人自己测得血压、血糖数据，医生无法及时获得。利用医疗物联网使社区医院的医生足不出户就能及时了解到病人的血糖、血压情况，使医护人员及时制定对症治疗的措施；利用医疗物联网将千里之外乡村医院患者的 CT、核磁等电子诊断结果传输至大医院，以便专家进行会诊。生命体征监控的对象不一定是病人，也可以是正常人。各种传感器可以把测量数据通过无线方式传送到专用的监护仪器或者各种通信终端上，如电脑、手机、平板等。

2. 医药管理应用模式

药品是关系到人们的身体健康及生命安全的特殊商品，从生产、销售、存储到服用不允许有丝毫错误发生。将医疗物联网技术应用于医药管理，对药品进行全程跟踪和检查是非常有必要的。

为此，在药品供应链管理上需要有效简捷的方法，并建立相关体系。在药品流通管理上，国家相继出台了众多药品生产和药品管理的标准和规范。然而，由于各种原因，在药品的流通过程中仍然存在着不少问题。例如：药品流通和存储环境导致的药品变质和失效问题尚未得到充分解决。至于药品流通环节中假药的混入，除了政府监管力度不足外，技术落后也已经成为迫切需要解决的

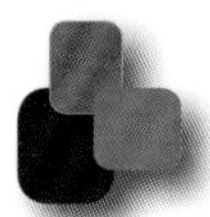

问题。

目前，RFID是最常用到的技术，它已经用于药品包装生产线、药品包装及药物合作检测上，这些需要符合电子产品代码（Electronic Product Code, EPC）的标准规范。所有药品的完整、规范的记录尚需进一步研究，而相应网络技术和功能也需进一步完善。

根据RFID防伪的基本原理，在药品防伪中应用RFID技术，不但稳妥、科学，而且能够大幅度提高用药效率。另外，采用与RFID配合的技术，我们还可以增加药物的溯源功能，这种应用将有力支持追踪假冒伪劣医药和医疗器械的源头。从医疗过程上看，药物管理的末端是正确药物在正确的时间被患者服用。医疗物联网具有及时提醒患者在正确的时间服用正确的药物的功能，并采集服药数据以观察患者服药的效果。智能药盒就是一个很好的例子，它在患者需要服药的时间自动发出语音提醒，并在患者服药后，自动记录服用剂量和时间并上传。同时，药盒本身也记录相关信息，供本人或监护人查阅。

另外，医疗物联网服务公司建议在老人家中安放用于卫生保健的监控系统，根据传感器收集的数据，自动传送给家庭成员、卫生保健专业人员或者医生，并对服用药物记录及服用后是否有异常进行判断。

3. 医疗器械管理应用模式

高效使用院内医疗设备是节约医疗成本的方法之一，也是科学化管理的必然趋势。据统计，国内大医院医疗设备占固定资产总额的50%～70%。对大型设备的使用和存放地点的动态管理，合理安排他们的使用是非常有必要的。我们通过应用医疗物联网技术，将位置信息传输到中央控制主机，并设置于综合管理之中，这样可以有效节省设备的空档时间。

我们采用网络巡检记录方法监护设备使用情况，对每一台机器的情况进行必要的维护和维修，并协调相应的工作安排，以避免设备出现突发问题和工作的疏漏。在流程和巡查中，我们可以采用区块链技术，增加确权认证及防止巡检和维护记录随意更改。在设备出现事故时，可以清晰判断事故原因和责任人。

值得一提的是外科手术器械和器械包的管理。作为器械室的工作人员，不仅仅只是能挑器械和打包，更重要的是要熟悉各种手术步骤及各位主刀医生的

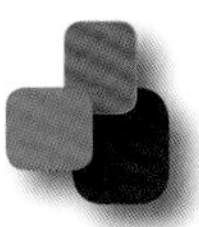

手术习惯、一些风险较大的手术可能发生的意外等情况。因此需要根据可能发生的情况主动选配手术器械。应用RFID技术的器械包管理及追溯系统能最大限度地控制和消除器械包的安全隐患，也明确了各个环节的工作，人员的责任并对相关信息进行记录，便于在有相关感染事故出现后进行追溯。医疗物联网可以追踪物品的去向，通过工人扫描标签并选择相应的病人，可以显示哪位医务人员拿走了哪些物品以及哪些病人用到这些物品，从而减少物品的丢失或浪费。

器械包的管理：每次手术后，供应室将使用过的手术器械收集、洗净、分类包装，经严格灭菌消毒后再准备供给新的手术使用。上述整个流程需要不间断的监控管理。如果手术器械消毒不严格、器械包超过消毒有效期、传统的记录纸污染都会引发手术的交叉感染。改进这些程序，系统需要增加区块链模块，使得万一事故发生，具有法律依据，有定责机制。从根本上扭转手术包流程管理的被动局面，改善医院在手术器械管理的各个环节，满足医院医疗器械各项要求，也使得管理更加专业化和更加人性化。它是提高医院的数字化管理水平的重要组成部分。据此，在保证患者的生命安全的前提下，提高了医生的工作效率。

另外，医院的医疗垃圾处理也是一个十分重要的问题。经历了2003年的SARS和现在的COVID-19，医疗废物处理的问题备受社会关注。医疗废物管理不仅是医院管理难题，而且是一个重要的公共卫生问题。信息技术的发展使医疗废物实时监管统一平台的建立成为可能。在垃圾分类流程上，我们通常采用价格低廉的一次性射频识别技术芯片，伴随着这类垃圾的运输和销毁，我们需要运用卫星定位技术，结合通信和网络技术提高监控水平，并成立专业废物处理公司推广新的医疗废物的电子标签化管理、电子联单、电子监控和在线监测等信息管理方法，实现整个流程向现代化、智能化的方向发展。

建立完整的医疗物联网可以帮助医院实现对病人、医生、护士、物资等的智能化管理，进而实现医院内部医疗信息、设备信息、药品信息、人员信息的数字化采集、存储、处理等，从而解决医院的医疗平台支撑薄弱、医疗服务水平整体较低、医疗安全隐患等问题[2]。

总之，对医院设备、药物和材料的管理是一项举足轻重的工作，利用

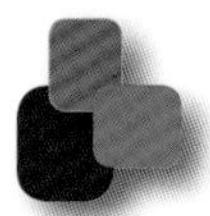

信息技术和医疗物联网，可以将这些方面纳入一种精细化的管理模式。RFID 技术、网络信息传输和网络定位技术的应用将是医疗物联网发展的必然趋势。

3.1.2 患者医疗护理智能化

医疗物联网以其终端可移动、接入灵活方便等特点突破了现有医疗系统的限制，给患者带来了更好的医疗体验，我们利用医疗物联网，使患者摆脱了传统烦琐复杂的就医体验，同时，使得专业化的医疗服务走进了家庭，有效地化解了患者正在发生或潜在的疾病和健康危机。为了进一步提高效率，我们需要更加人性化、智能化的网络，以适应个性化的服务需求。

1. 就医体验

传统门诊就诊流程的突出特点是以医院为中心。在患者就医时需要长时间挂号排队、长时间交款取药但与医生交流的时间却很短，从而导致就诊高峰期滞留在门诊大厅的患者及家属过多。这个低效的流程不仅给患者增加痛苦，也增加了家属、医生的负担。再者，由于每种医疗检查的需求量与耗时都不相同，各个检查地点的排队情况也是不同的，患者经常穿梭于各个科室做多项检查，盲目等待。医疗物联网终端可以为患者提供看病和检查的最佳方案，患者可得到最省时和最省力的检查流程，医院设备和人力得到最优化的安排。例如：在放射科室人员不足的情况下，调配增加设备和人员；在缴费窗口出现排队时，增加辅助人员帮助老龄 / 不熟悉操作的患者在自动机器上自主缴费，并提前做好药房准备工作。

医疗物联网改变了医院的工作流程，提高了医院的工作效率。患者将医院的应用程序安装在自己的手机上，在医院的应用程序上完成预约挂号、缴费和检查结果的查看等操作，整个过程需要与医院信息系统进行交互。利用智能移动终端可以实现：① 患者就诊咨询，它包括提供就诊的方案，记录患者的就诊状态；② 数据获取功能，它包括反映各种情况的实时数据，例如，检查数据、医生医嘱和药物信息数据等；③ 智能调度功能，它给出患者的就诊状态和医院的实时状态，在医院安排发生变动或医疗设备出现故障时，及时通知患者并建议其他替代方案。

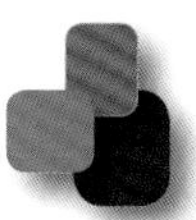

2. 家庭医疗护理

随着医疗物联网的发展和老龄化社会的需求，家庭医疗将是一种趋势，它改变了传统的医疗护理模式，将“被动医疗”转换成“及时护理和及时医疗”模式。家庭医疗从智能预警开始进入及时医疗的模式[3][4]。在这种医疗模式下，医疗卫生服务的重心将转向预防疾病、减轻痛苦和维护健康等方面。在提高全民生活质量和健康管理方面，医疗物联网将发挥重大作用。另外，发展医疗物联网也应该重视与中医结合，以期在治未病方面取得突破性进展。每个家庭成员可以自主选择医疗服务模式，实时与中 / 西医医务人员、医疗机构进行互动，最终达到身体健康的目的。在出现紧急情况时，医疗物联网可以主动 / 自动从慢性病监护状态转为紧急救护模式。

家庭医疗的另一个特点是在医疗物联网支持下的居民健康管理。从治疗走向预防是现代医学发展的重要趋势。在压力日趋增大的现代社会，人们往往顾此失彼，健康状况普遍不佳，多数人在不知不觉或后知后觉地被疾病“捕获”。如何改善这种情况呢？得到智能家庭医疗的帮助是关键。在医疗物联网稳健发展的今天，专业人员借助物联网技术监测用户实时的、历史的生理参数，根据对历史数据的分析，判断用户的健康走势，例如，监测结果显示用户是健康群体，那么继续进行健康维护；如果是亚健康群体，则对用户进行健康管理方面的教育，制订方案，帮助其建立健康的生活方式，并持续不断地对用户身体进行监测；如果是疾病群体，则提醒用户及时就医，实现对身体隐患的早发现、早治疗。通过家庭医疗为远端客户提供保健、预防、监测、呼救为一体的远程医疗与健康管理服务。

总之，家庭医疗护理延伸了传统医疗的覆盖能力，节省了用户在传统医疗方式的时间、空间成本和医疗费用，缓解了老龄化带给整个社会医疗系统的巨大负担。基于医疗物联网的家庭医疗方式已经来临。

3. 智慧社区养老监护

我国人口老龄化现象日益显现，年龄增长 / 慢性病带来的行动不便日益困扰着这些老人。基于医疗物联网的家庭医疗护理模式，在提供慢性病监测、紧急救护及健康管理的同时，还能提供智慧养老与家庭监护的功能。它将给出老人积极锻炼的合适方案，帮助维护老人身体的状态。在老人不慎摔倒、生命体征出现异常时自动报警，并将异常信息实时传递给急救中心、患者家属和社区

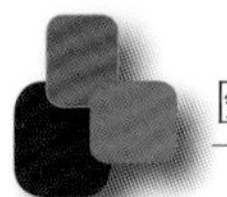

管理人员，彻底防止用于发现不及时引起的救治延误。

3.1.3 初期发展进程

我国物联网发展的起步较早，研发水平处于世界领先。《国家中长期科学和技术发展规划纲要（2006—2020）》中将“新一代宽带无线移动通信网”确定为16个国家科技重大专项之一，移动物联网被列入为重点研究领域。目前，我国与德国、美国、英国和韩国等一起，成为移动物联网国际标准制定的主要国家。我国移动物联网的标准体系框架已初步形成，向国际标准化组织提交的多项标准提案均被采纳。

2008年，国家出台了《卫生系统十一五IC卡应用发展规划》，提出加强医疗行业与银行等部门、行业的联合，建立区域间的协调互动机制，推进由多个部门联合发行的集合个人信息、社会保障、医疗等服务于“一卡通”产品的应用；扩大IC卡的医疗服务范围；建立RFID医疗卫生监督与追溯体系；加快推进IC卡与RFID电子标签的应用试点与推广工作。

2009年8月7日，温家宝总理在视察中科院无锡高新微纳传感网工程技术研发中心时强调，至少三件事情可以尽快去做：一是把传感系统和3G中的TD技术结合起来；二是在国家重大科技专项中，加快推进传感网发展；三是尽快建立中国的传感信息中心，或者叫“感知中国”中心。这个时期出现了物联网发展的浪潮，高等院校和科研院所利用自身优势也在加大物联网技术的研究与开发力度。2009年9月4日，东南大学传感器网络技术研究中心和东南大学国家大学科技园无锡分园同时揭牌成立，旨在通过东南大学在无线通信和电子技术领域的研发优势与无锡的相关产业优势相结合，研发传感器网技术。2009年9月10日，无锡市与北京邮电大学就传感网技术研究和产业发展签署合作协议，合作建设研究院，促进传感网技术的科研成果转化和产业化推广。2009年9月11日，中国传感网标准工作组成立，它的成立促进了传感网的标准制定和国内产业联盟的形成，提升了中国在传感网领域的国际竞争力。

2009年3月17日，《中共中央 国务院关于深化医药卫生体制改革的意见》正式公布。《意见》提出，大力推进医药卫生信息化建设，完善以疾病控制网

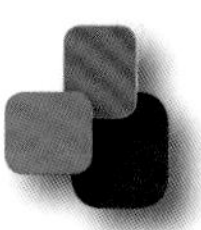

络为主体的公共卫生信息系统，提高预测预警和分析报告能力。2009 年 5 月 23 日，卫生部首次召开了卫生方面的 RFID 应用大会，围绕医疗器械设备管理，药品、血液、卫生材料等领域的 RFID 应用展开了广泛的交流讨论。卫生部提出要加强 IC 卡和 RFID 技术在医疗保健、公共卫生、药品、血液、卫生材料，医疗器械的生产、配送、防伪、追溯等方面的应用，要进一步推进个人大容量智能卡在医疗领域的应用。目前，相关部门正在加快制定 IC 卡医疗信息标准、格式标准、容量标准，积极推进 IC 卡的区域化应用，开展异地就医刷卡结算，实现医疗信息区域共享等。

医疗物联网实时定位系统（Real Time Location Systems, RTLS）使用无线遥感技术为用户提供服务，主要对已经具备无线连接的网络区域内的医疗设备进行实时定位跟踪。大多数 RTLS 都是在 300 ～ 433.92 MHz 的频段上工作，不过将来有可能会使用 2.45 GHz 的频段，基于 Wi-Fi、Bluetooth 以及 ZigBee 的 RFID 定位系统都已采用这个频段。随着 RTLS 应用的增加，RTLS 价值链的不断增值，在未来十年内，RTLS 供应商的数目将会迅速增长。

目前，国内物联网总体还处于发展阶段，医疗物联网的不断完善将进一步推动物联网产业的发展，未来一段时间内医疗物联网还将集中资源攻关关键共性技术，探索行业应用模式，实现科技创新。关键共性技术主要包括无线传感器网络节点与传感器网关、系统微型化技术、超高频 RFID 技术、智能无线技术、通信与异构网组网、网络规划与部署技术、综合性感知信息处理技术、中间件平台、编码解析检索与跟踪和信息分发等 [5]。医疗物联网的建立将进一步推动物联网技术在产业界的成果转换，为社会发展创造更多的价值。

3.2　体系架构

我国医疗物联网的发展出现了市场先于规划的情况，主要特征是各个医院的信息化各自为政，继而出现医院之间（甚至是科室之间）数据互不兼容的情况，使得医疗物联网无法发挥其自身优势。因此迫切需要对医疗物联网的体系架构进行一个自上而下的设计，首先需要构建医疗物联网的整体发展架构，然后建立面向具体人群的医疗物联网体系以及与人工智能（Artificial Intelligence, AI）相结合的医疗物联网体系。

3.2.1 医疗物联网整体发展架构

医疗物联网的整体发展架构可以分为三个部分：无线远程医疗/教学平台、无线健康监护平台和无线医务管理平台，其中，无线远程医疗/教学平台通过音频、视频与图像交互实现远程会诊，使得优秀的医疗资源得以利用，并且结合观摩实现了理论与实践相结合的教学效果，提高了远程端医务人员的业务水平，如图 3-1 所示。

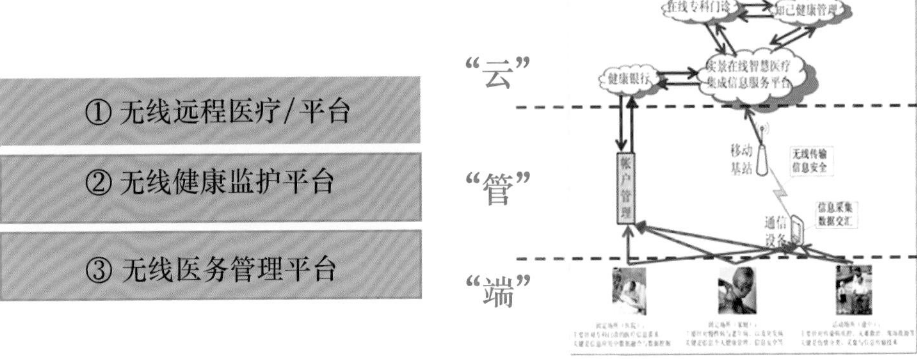

图 3-1 医疗物联网整体发展架构

无线健康监护平台结合无线通信技术和智能信息处理技术对人体生命特征实时采集、传输、处理和分析。它不但提高了整体的医疗保健水平，而且对医疗数据也是一种非常有意义的补充。

无线医务管理平台可以迅速转变为应急模式，即将患者突发疾病时的生命体征数据实时提供给医生，使得医生能够全面地了解患者的病情，提高了医生和护士抢救患者的成功率，大幅度提升紧急医疗抢救水平。

3.2.2 面向人群的医疗物联网体系

以服务为基础的医疗物联网根据用户的不同，建立如下系统。

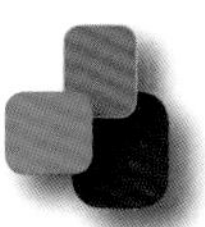

1. 突发救治人群的系统

突发救治人群，包括突发脑卒中、心肌梗死等疾病的患者，受到交通事故、工伤等意外伤害的患者。极端情况下，十几分钟至几十分钟内就决定了患者的生命。紧急救治必须通过可靠而快速的网络，将医生和患者之间、医生与医生之间连接起来，通过信息交互，使得患者得到救治或者自救。为了争取救治时间，通信可能保持在救护车、直升机等高速移动环境之中。

网络传输的信息包括了音频、视频、实时的心电、血氧、血压等信息之和。相对而言，音频和视频传输时占用的带宽量较大，当要求传输电子计算机断层扫描（Computed Tomography, CT）等信息时，其带宽量要求更大。

另外，由于慢性病突然恶化导致的紧急救治，在无人值守的情况下，触发救治的信息多数来自便携式血氧检测仪、可穿戴心电图和血压计等，它们将这些信息通过自动报警的方式利用医疗物联网传输到医院急救中心，使得患者得到紧急救治。

随着急救进入院前处置阶段，需要将病人更多的实时生理数据传输给医院的急救中心，便于急救医生做好救助准备，从而大大减少了急救时间的消耗。此时，信息传输的可靠性非常关键，它被称为“瞬时信任”信息。如果处于紧急状态的病人的生理信号没有能够及时被采集并传递给相关的急救医生，最终可能导致抢救失败，病人失去宝贵的生命。

特别需要强调的是，心脑血管疾病、高血压、冠心病、心肌梗死等这类疾病呈年轻化的趋势，高危人群由原来的 50 岁以上提前到了 40 岁以上。调查数据表明，某些心脑血管疾病在 20 岁左右就出现发病倾向，一次性的成功救治，患者的生存期可能长达今后的数十年之久，而救治失败则就此离别。心脑血管疾病已被世界卫生组织（World Health Organization, WHO）认定为危胁人类健康的“头号杀手”，我国每年约有 300 万人死于此病。

对于突发事故的紧急救治，例如：交通事故对人们造成的严重外科伤害；自然灾害对人们的生命和财产造成的损失；突发性公共安全事件例如暴力恐怖袭击事件和地震等特殊情况。通过医疗物联网，突发事故的紧急救治需要快速启动，无论对医生、护士还是工作人员，整个工作的进程都是可控的，对患者信息的查询也是自动快速的，有利于争分夺秒地诊断和救治患者。

另外，为了便于应用，突发事故的救治通常需要配备定位系统，以获取患

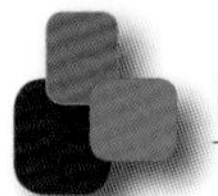

者的位置信息。

2. 重大慢性病管理系统

随着我国人口老龄化程度越来越高，慢性病人口的比例正在大幅度提升，各种慢性病不但消耗大量的医疗资源，还会成为沉重的社会负担。2005 年，全球总死亡人数为 5 800 万，其中近 3 500 万人死于慢性病，而我国慢性病死亡人数就占了 750 万。预计未来 10 年，全世界慢性病死亡人数还将增长。

而在我国，如果没有强有力的干预措施，慢性病死亡人数将增长 19%，其中糖尿病死亡人数甚至可能增长 50%。我国属于糖尿病高发区域，对血糖的实时监控是医疗物联网支持的重要任务之一。

基于医疗物联网的重大慢性病管理系统需要传输的数据种类繁多且比较频繁，一般来讲，异步传输网络比较适合。但是，一旦转入紧急救治，通常需要网络切换至带宽可靠的信息传输通道。

3. 移动医疗监护系统

移动医疗监护是大型的综合医院发展出来的一项新业务。在医生的工作范围内，它可以完成移动查房的功能，减少医生的奔波；在护士的工作范围内，它可以帮助护士完成对患者的监护，同时有助于护士合理安排工作，使得突发疾病的患者能够得到优先护理。

另外移动查房、药物使用和处方匹配检测可以大大提高用药的安全性。院内移动医疗监护系统以 Wi-Fi、RFID 技术和二维码的应用为主，这类技术的特点是信息传输接口的多样化。

4. 妊娠期高血压监测和新生儿监护系统

妊娠期高血压疾病 (妊高病) 是危害孕妇身体健康的重大因素之一，不仅会损害孕妇和胎儿的健康，严重的甚至会导致患者死亡。孕妇的检查方式一般为定期的产检，但是产检间隔时间基本上是孕期健康监测及妊高病监控的真空状态，所以远程的实时健康状态监护是必不可少的。基于医疗物联网的妊娠期高血压远程监护系统会根据各项生理参数得出孕妇妊高病及其他健康风险的高危程度，经过医生判断，回传到孕妇端，工作流程如图 3-2 所示。

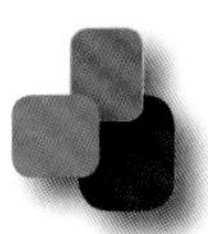

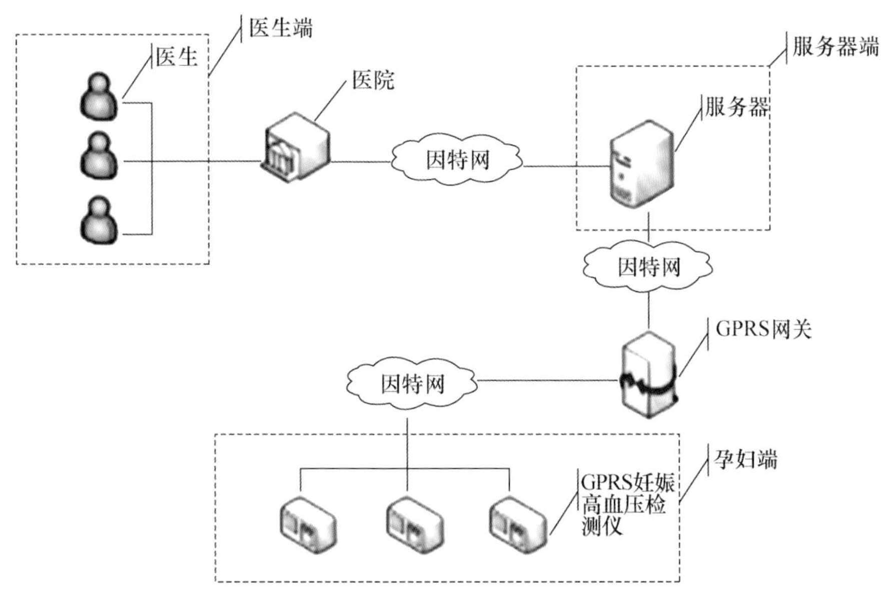

图 3-2　基于医疗物联网的妊娠期高血压监护系统

新生儿监护系统帮助父母实时监护婴儿的活动情况，一般婴儿监护器都放在婴儿房间或婴儿经常出现的其他场所，监护器装有的红外感应装置具备夜视功能，在监护的过程中，将婴儿的翻滚等危险性动作、惊恐的表情和哭泣的声音，实时传送到监控器或者父母手机上，实现对新生儿的监护，如图 3-3 所示。

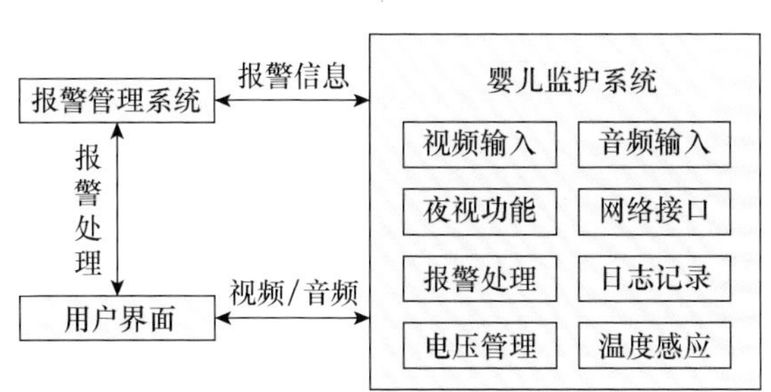

图 3-3　新生儿监护系统

5. 针对重大疫区、辐射区域、灾区和战区的医疗物联网

一些发展中国家的疫区医疗条件较差，网络不发达；发达国家的疫区医疗条件较为完善，网络也比较发达。一个完善的疫区医疗系统以及疫区医疗方案

的建立能够在很大程度上缓解疫情的蔓延，帮助疫病的防治。

核辐射事故具有突发性、影响范围广、群众反应强烈的特点。随着核能发电的迅速发展以及为防止核武器的攻击，核辐射防治和医疗十分重要。根据 2007 年 1 月发布的《国家环保总局核事故应急预案》和《国家环保总局辐射事故应急预案》，我们要做好准备工作，一旦发生核辐射事故，准确收集信息，进行分析评价并决策，按照事故性质和应急状态级别及时采取必要的行动。

重大自然灾害之后的救灾关键有两点：① 灾后的交通情况，估计交通修复的时间并确定可以尽快进入灾区的通行方式对于救灾有着决定性的作用；② 伤员预计，如果能比较准确的估计伤员的大概数量、伤情和伤员分布，可以对救治力量的部署起到不可替代的作用。迅速展开对于伤员的救治和安置是灾后救援的重中之重。由于这类应用具有临时性和突发性，需要现有网络和临时传感器网络联合组网，如何实现高频谱效率的混合网是一项挑战。

6. 医疗 / 健康社交网络

随着经济的不断发展，人们对健康咨询、常规身体检查、饮食指导及健身方法等信息的需求日益增长，这成为提高人们生活质量的一个重要方面，急需建立一个医疗 / 健康社交网络。这种网络的特征是从广播、多播到点对点组网的通信。如何实现高效率空口组网是一个新的课题。

“十一五”期间，国家科技计划在移动健康与数字化医疗领域布局的项目更加具有针对性，例如，医疗信息化体系与信息标准研究；医学知识库与临床决策支持系统研发；开放式临床诊疗智能决策支持系统的研究与开发；个人健康信息智能获取技术及系统开发；功能性临床信息系统研发与应用；高端电子病历技术研发与系统应用示范；基于医学知识库的电子病历系统研发及临床应用；数字化中医信息系统研发；综合性中医院信息系统研发与示范；数字化医疗医院示范等。

3.2.3 与 AI 相结合的医疗物联网体系

我国医疗领域目前面临许多问题。一方面，由于医生培养周期较长，导致

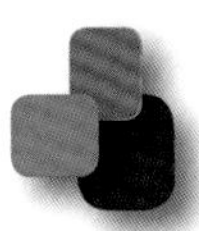

每百人配备的医生个数远远低于发达国家，因此无法满足人们健康和医疗的总体要求；另一方面，持续加大投资建设大型综合医院，使得医疗资源分配不均匀，东部沿海发达地区与西北地区相比医务人员和医疗设备数量严重失衡，优质的医疗资源过多集中于东部沿海地区。因此，需要将人工智能与医疗物联网相结合。人工智能在医疗物联网体系中的应用主要体现在智能诊断和健康管理两个方面。

1. 智能诊断

医学诊断是医疗过程的核心，正确的诊断结果是救治的基础。目前医院的医生分为全科医生和专科医生，而人工智能的作用就是辅助医生进行诊断，并最终达到部分取代医生，从而提高医生的工作效率。

全科医生处理的病情比较复杂，所以人工智能尚待成熟，但是人工智能在专科业务上已经取得惊人的效果。目前我国医学影像数据正呈现爆炸式增长，而对应的放射科医生数量却增长缓慢，他们的工作量繁重，不可避免地会出现误诊漏诊的情况。根据中华医学会的一份调查数据显示，中国临床总误诊率达到了 27.8%，其中恶性肿瘤的平均误诊率甚至达到了 40% 左右。在对肿瘤医学影像进行诊断时，医生需要对靶区进行勾画，耗时较长。以 CT 图像为例，每位肿瘤患者大约有 200 张 CT 图像，首先医生需要在每张图像上标出器官和肿瘤的位置，按照传统方法，这个过程医生需要耗费 3 ～ 5 个小时；在找到肿瘤的位置后，医生还需要根据肿瘤的大小和形状设计特定的放射计划。这些计划必须考虑不同位置的不同辐射剂量，因此医学图像诊断速度的提升极其有限。

因此，在行业需求和国家政策的推动下，基于人工智能的医学影像诊断成为一个重要的发展方向。人工智能能够快速学习并识别不同症状的医学影像，并且确保 24 小时无间断诊断，提高效率的同时还能显著降低误诊漏诊率。将人工智能应用到智能诊断领域，可使患者、医生和医院均受益。对于患者而言，人工智能的诊断可帮助其快速地完成 X 光、B 超等健康检查，并且获得更为可靠的诊断结果；对于放射科医生而言，人工智能的诊断可有效减少查阅医学影像的时间，大幅度提高工作效率，减少误诊漏诊的概率；对于医院而言，可以有效降低医院成本，并且通过人工智能诊断可使医院整体的诊疗水平得到有效提升。

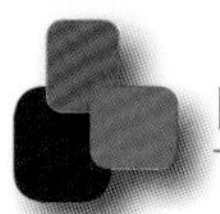

由此可见，人工智能在医学影像诊断方面具有巨大的潜力，在一定程度上缓解了医生在医学图像诊断方面的不足。

2. 健康管理

目前，用于健康监测的可穿戴设备仅仅停留在数据采集、提取和趋势分析上，并未利用数据之间的关联性为用户提供健康指导。在这种情况下，健康管理仅仅起到了反馈和预测身体健康状况的作用，而没有提供健康解决方案。因此，可通过人工智能对海量健康数据进行读取分析，形成人工智能系统，打造"随身专家"平台，使用户随时随地得到人工智能"专家"的服务。

当前，人工智能正在通过高效的计算和精准的决策分析，向支持个性化的服务方向发展，进一步推动健康管理的精准化。

3.3 发展预期效果

随着人们健康意识的不断提高，在政府、医院、企业等各方参与者的共同努力下，建立完善的医疗物联网体系将为我国的医疗卫生事业带来全新的变革，这将会促进医疗资源均衡化、提升医疗效率、保证医疗安全和降低社会成本。

3.3.1 促进医疗资源均衡

目前，我国的医疗资源处于极度不均衡的状态，如图 3-4 所示，解决这一问题势在必行。我国国土幅员辽阔、人口众多，各种疾病、流行病和疑难杂症均需要匹配各种医疗人员和设备资源，均衡医疗资源是缓解患者大量流动的根本方法之一。除特殊地方性疾病外，分配原则应该是同等数量的人群，具有大致相同的资源；同等大小的人均面积，分配的资源大致相同。医疗卫生资源由政府协调，既要遵循公平的原则又要考虑市场和经济效益。我国城市占有卫生资源总量的 80%，大量优秀的医护人员和先进的设备过分集中在大城市的大医院，农村地区仅占了 20%，得不到应有的医疗资源。

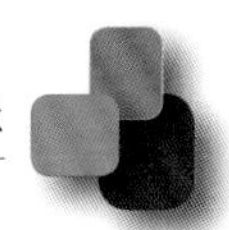

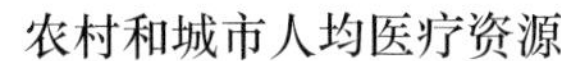

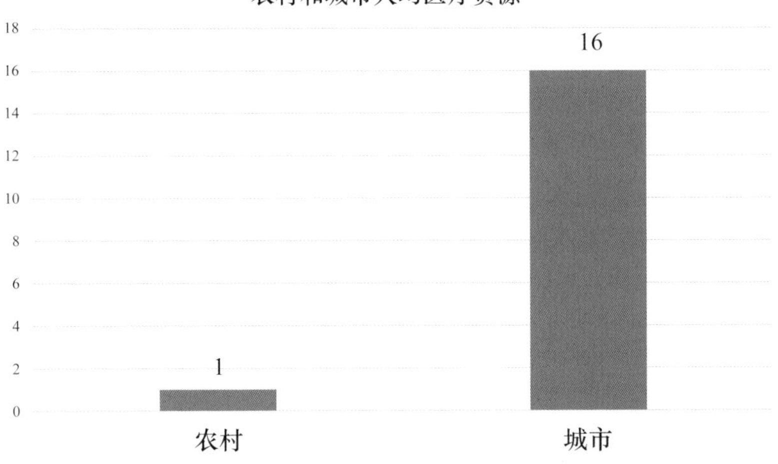

图 3–4　城市和农村人均医疗资源占有率比较

如图 3-5 所示，我国老龄化人口的数量不断增加，且慢性病人数增长迅速，这些因素刺激市场对远程医疗的需求不断增加。移动医疗终端的普及、医疗物联网的发展、医疗机构参与度的提高，将推动远程医疗规模的持续扩大。医疗物联网可以从以下几个方面缓解我国医疗资源均衡的问题。

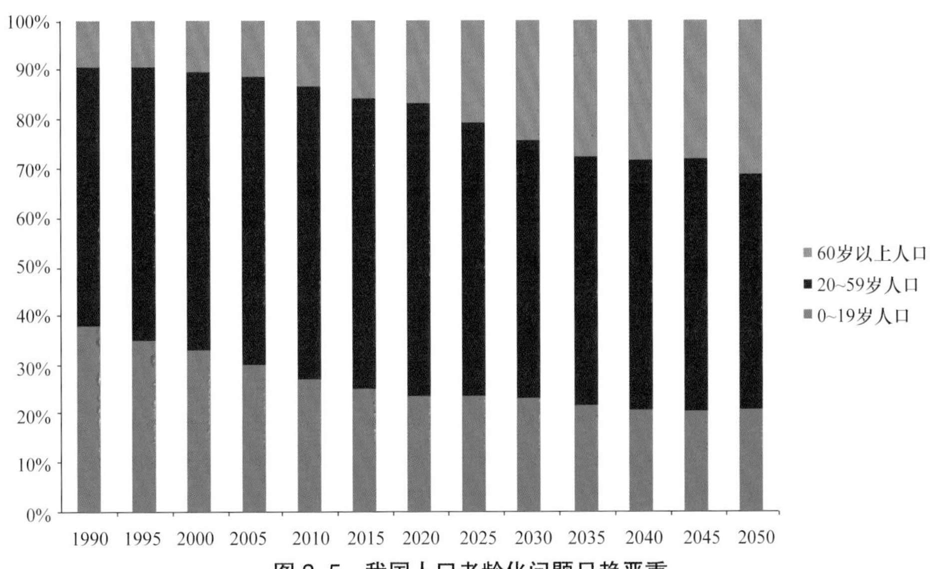

图 3–5　我国人口老龄化问题日趋严重

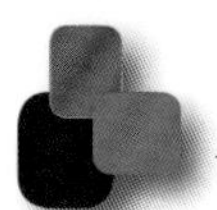

1. 医疗机构均衡

个人电子设备通过医疗物联网将医院各类传感器及医疗仪器等系统和收集的信息进行交互，实现信息资源共享，实时监控业务状况及医疗环境，有利于相关人员对医疗现状全角度、全方位分析，实现跨区域、跨医院的远程诊疗和学习，推动新兴医疗业务的运作，从而打破原有医疗机构的地理限制。

另外，通过医疗物联网的支持，我们将发展众多小型诊所，小城市和乡镇等地区的众多小型诊所在必要的情况下与大医院联网，使得这些地区的患者能享受到大医院的资源。

2. 医疗智力资源均衡

医院之间也存在技术上的巨大差异，医疗物联网可以使各医院之间的协同能力得到增强。将专科医院的优质资源有序地下沉到基层，使基层医院得到医疗智力资源的输入，提升基层医院诊断救治能力，并填补了区域性疾病经验的空缺。信息的交互和设备的互联，需要城市三级医院大力帮助，这不但是一个业务问题，还需要政府的推动，同时也需要其他业务部门的支持，例如：跨地域的费用结算机制和网络支持。

另一方面，医疗物联网的发展极大地推动了边远地区设备的使用率和购买率。

3. 医疗人力均衡

城市大中型医院的医生一般都拥有学士、硕士、博士学历。农村的卫生机构医护人员一般学历较低，且流动性较大。医疗物联网打破了距离的限制，可以在患者和医生之间建立信息通道，通过远程会诊、电子病历采集、远程影像诊断等方式，为病人提供医疗服务。

3.3.2 提升医疗效率

随着信息技术的发展和人工智能技术的进步，我国物联网技术正在逐步成熟。物联网技术的应用为医疗信息化的发展带来了广阔的前景，改变了传统的医疗模式，大大提高了医院的工作效率和服务质量，主要体现在医院的临床管理和医院的设备管理这两个方面。

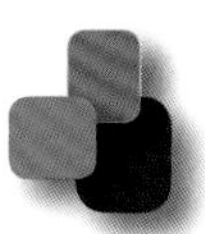

1. 医院的临床管理

临床在整个医疗体系中处于核心地位，它直接担负着对病人的收治、诊断以及治疗等任务。将物联网技术与临床管理相结合，对提高医院的工作效率起着至关重要的作用。

首先是院前医疗急救调度系统的转变。传统的医疗急救调度系统主要由计算机网络平台系统、有线语音通信系统、受理调度和信息管理系统、电子地图系统、车载卫星定位系统等组成，它是承担“120”急救电话受理、救护车调度、紧急通信服务和重大灾害事故组织协调的医疗救援系统。传统的医疗急救调度系统主要以调度为主，不能有效解决现有院前急救调度系统存在的资源不足和缺乏高效指挥的问题。

近年来，物联网、云计算等高科技技术的迅猛发展，为传统医疗急救调度系统的智能升级提供了技术支持。医疗急救调度系统由“调度系统”转变为“调度指挥系统”，简称医疗急救指挥系统。医疗急救指挥系统（Medical Emergency Command System）是集电话语音、急救指挥调度、车载视频终端、视频监控采集、车载导航、车辆定位、远程急救咨询、公共服务平台和远程生命监控于一体的现代化综合院前医疗急救指挥系统[6]。医疗急救指挥系统不仅优化了传统医疗急救调度系统的功能，使院前急救更加快捷高效，还增加了远程会诊指导、实时视频传输等功能。将院内急救延伸到院前，实现与院内急救的无缝连接，大大缩短了治疗时间，提高了治疗效率。

其次是院中治疗系统，将患者的个人医疗信息存储在医院数据库中。当有病历的患者去医院看病时，医务人员可以通过信息识别，快速从医院数据库中获取患者的相关病历，并及时给出相应的治疗方案或抢救措施。在治疗过程中，可以根据医生、护士的实时情况及时安排相关人员投入到紧急治疗中，确保患者得到快速有效地治疗，极大程度上减少了因为时间安排问题导致患者病情恶化等情况。

在治疗后期，基于物联网和 RFID 技术的身份识别、智慧输液等系统的应用，帮助医务人员确认患者身份及用药情况，避免因输错药物而导致医疗事故的发生。智慧输液系统包括输液过程的精准监控和输液状态的实时反馈，具体实施方案为：通过在住院病区部署大量无线传感器，形成一个稳定可靠的输液报警网络。通过红外传感技术精准感知输液滴速，借助输液报警网络实时上传输液滴速，医务人员就可以方便地获得病区内所有床位患者的输液状态，当发现滴速异常时，系统就会通过电脑弹窗及语音等多种方式进行报警提醒；当确认输液完成时，输液报警器中内嵌的机械装置将自动卡止输液管，防止空气输入体内，规避医疗事故。

治疗后的病人监测阶段，移动终端为医务人员提供数据应用服务。查房时，医务人员可以使用掌上电脑（Personal Digital Assistant, PDA）、平板电脑（Portable Android Device, Pad）等移动终端，通过无线网络与医院信息系统进行数据交互。医务人员可以随时随地在终端上获取患者的综合医疗数据，包括历史诊疗信息、临床检查结果和用药情况，掌握患者病情的变化，及时制订或调整治疗计划。智能体征检测系统可以利用各种人体体征监测设备，实现对患者生命体征的动态监测。当病人体征发生异常时，医务人员通过医疗终端显示系统及时发现，确保患者得到及时治疗。同时，还可建立以医护使用为辅、患者使用为主的基于物联网平台的床旁交互系统，床旁交互系统在提升患者就医体验的同时，也解放了护士重复和烦琐的工作，满足了医院不断为患者提供优质服务的需求。

最后在院后康复阶段，智能随访系统可有效提升患者体验以及医生的工作效率。对于一些慢性病或专科疾病患者来说，定期的随访工作意义重大。以脑胶质瘤为例，近年来，深圳市第二人民医院成立了脑胶质瘤诊疗中心、积累了丰富的脑胶质瘤诊疗经验，在治疗脑胶质瘤方面取得了积极的成效。同时，该医院也表示，作为神经外科领域最棘手的世界性难题，脑胶质瘤易复发且预后不良，所以术后的周期性复查和院外病情追踪极为重要，定期随访有利于及时发现复发的风险，及时治疗，延长肿瘤无发展期。通过智能随访系统，深圳市第二人民医院可以实时获取患者离院后的数据，打破医生和患者在时间和空间上的限制，实现随访管理移动化、远程化。将 AI 应用于智能随访系统，实现 AI 辅助医生对患者进行检查提醒、回院拿药提醒、用药不良反应排查和科普指导等；同时还可借助微信对患者进行线上教育，内容包括治疗及药物副作用的知识、生活方式指导、康复训练指导等，提升患者的依从性和诊疗效果。

医疗物联网在医院管理中的应用，改变了传统的医院工作模式，节约了人力资源的浪费，简化了业务流程，提高了医院的工作效率。

2. 医院设备管理

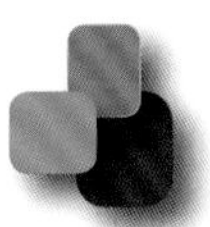

医疗物联网还可进一步帮助医院实现设备的智能化管理，支持医院医疗信息、设备信息、药品信息、人员信息的采集、处理、存储、传输和共享，提高了医院管理的效率。在具体的应用方面，物联网技术应用于药品供应链管理、生物制剂管理、手术器械管理、血液管理、医疗废物处理、高价放射性锐器跟踪。

医院有大量的医疗器械和药品，且种类繁多，这一直是医疗管理中的一个大问题。在医疗物联网体系中，可以设计一个智能药品系统。首先，在药品的包装上粘贴防伪条形码，每批医用药品在进入医院仓库时，可根据条形码进行防伪检验和质量检验，从而确保药品安全；然后通过医院信息化平台控制药品储存，并实现智能分拣和发放药品。通过智能药品系统可极大地减少发药过程中的人为差错，提高医院药物管理的效率，规范取药流程。同时，也可以设计一个医院资产管理系统，通过医院资产管理系统可以帮助医院建立起完善的设备耗材管理体系。通过先进的RFID电子标签、条形码技术，实现对设备的申购、审批、计划、采购招标、领用、清理、盘点、借用归还、维修到报废等的全生命周期的管理，从而实现对资产实物的全程精确监管，并通过移动终端使得资产巡检、登记变得高效快捷。

此外，随着医疗行业的快速发展，治疗过程中产生的医疗废物显著增加。一方面我国目前对医疗废物处理技术落后，大部分仍采用集中焚烧的方式进行处理；另一方面，由于政策法规欠缺、监管力度不够导致我国在医疗废物管理方面存在很大的安全漏洞，医疗废物随意丢弃、卖给回收小贩等乱象时有发生，甚至还出现了一些“黑色产业链”。因此需要对医疗废物进行全过程的监督管理，确保医疗垃圾得到妥善处理。基于医疗物联网的医疗废物实时追溯云平台可实现对医疗废物的收集、储存、运输和处理，并实现全过程、无死角监管。

医疗物联网在医疗信息化领域的应用具有巨大的发展潜力，给医疗信息化带来了广阔的前景。它改变了传统的医疗方式，平衡了医疗资源，实现了全天候智能化、动态化、实时化的医疗服务。在医疗物联网发展的过程中，要不断总结实践，解决物联网技术在医疗信息化应用中的各种问题，全面促进医疗卫生领域的发展。

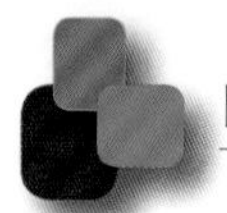

3.3.3 保证医疗安全

医疗安全是医疗管理永恒的追求。2018 年 4 月，国家卫生健康委员会发布《关于印发医疗质量安全核心制度要点》的通知，提出十八项核心医疗质量安全制度；国际上，国际医疗卫生机构认证联合委员会（Joint Commission on Accreditation of Healthcare Organization, JCI）发布 2017 国际患者安全目标，将正确识别患者身份、提高团队间的有效沟通、改进高警讯药品的安全、仪器设备报警安全、预防感染、识别患者安全风险、预防手术部位错误列入了患者安全目标。

医院是个相对开放的场所，大型医院更是由于医疗区域广、门诊量大、人群复杂，涉及一系列安全管理问题。例如，临床医生三级查房、访视谈话等医疗核心制度的落实情况；医生卫生监督、感染源早期发现等一系列医院感染管理的难题；药品从采购、调配、医嘱、校对、应用到患者身上的全过程是否符合用药安全和用药合理的问题；对急重症、手术后或高危患者生命体征监测、症状早期发现、预警求助和及时干预问题；对精神病患者、新生儿或其他医嘱遵从性较差的患者的行为控制问题；婴儿室、重症加强护理病房（Intensive Care Unit, ICU）、手术室、非探视期间的病房等重点区域的通行控制问题等。

医生对患者实施诊疗措施时，用药安全是医生必须考虑的。首先通过患者的既往病史和既往用药情况，了解患者是否经历过严重的药物和食物过敏情况，并在医药处方和随后的观察中，根据数据准确地把握、消除或减少用药差错。因此，医疗物联网需要设置有针对性的功能和信息传输方式，确保患者用药安全。

药物和医疗器械的安全也是医疗安全的一个方面。在药物运输和存储时，温度、湿度和光照是药物保质的重要指标，必须进行有效、不间断地检测。在技术上采用物联网是最有效的方法，当出现药品存放处于合格边缘时，则需要对药物进行综合评估。此外，医疗器械保管和储存上也需要有严密的监控机制。例如，手术棉球、药棒、纱布和介入式医疗器械等是可能产生感染的重要因素，也是确保手术成功的关键。在整个管理过程中，出于对药物和医疗器械的安全考量，还需防止这些医疗用品在使用后由于发生遗漏而成为二次感染源。

医疗物联网在上述过程中，监视、跟踪和收集相关数据，它在填补医疗管

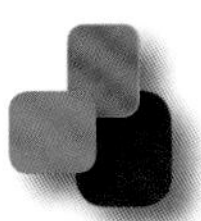

理漏洞方面有着传统信息技术手段所不能比拟的优势，因而更适合提升医疗质量和保障医疗安全。

3.3.4　社会效益

首先，医疗物联网可以大大提高医院管理效率从而减少管理人员的配置。人力成本在医疗管理总成本中占有相当大的比例，人力成本一般用支付给卫生服务人员的报酬来计算，报酬包括工资、奖金、补贴、福利和社会保险等。

其次，可以医疗物联网提高设备的使用效率，使得大型设备空闲时间缩短，设备维修程序更加科学。

然后，医疗物联网和人工智能相结合，可以辅助医生进行疾病的诊断与分析，从而减少患者不必要的到医院就诊，减轻医疗负担。

最后，医疗物联网已经成为推动经济发展的动力。根据全球管理咨询公司德勤（Frost & Sullivan）公司的报告，2017 年全球医疗物联网的市场价值为 412 亿美元，预计 2022 年将增至 1581 亿美元。

3.4　本章小结

从我国国情出发，围绕解决“看病难、看病贵”的核心问题，讨论了医疗物联网的作用、发展方向和目标。介绍了一些人工智能的应用和发展前景以及解决未来诊断和监护的服务功能。通过大力推进医院信息化建设和升级，不仅可以优化医疗服务流程，还能促进医疗服务从医院延伸到家庭，从医疗救治延伸到健康管理。人人能够享有优质的医疗服务和健康服务是医疗物联网发展的基本目标，也是提高服务质量的好帮手。

参考文献

[1] 倪明选，张黔，谭浩宇，等．智慧医疗——从物联网到云计算 [J]. 中国科学：信息科学，2013,43(04): 515-528.

[2] 何国平，章笠中，何前锋．智慧医疗及医疗物联网应用概述 [J]. 电信网技术，

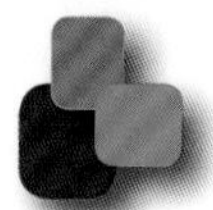

2013(08)：19-26.

[3] 俞磊 , 陆阳 , 朱晓玲 , 等 . 物联网技术在医疗领域的研究进展 [J]. 计算机应用研究 , 2012,29(01): 1-7.

[4] 孙琳 , 魏勤 , 潘登 , 等 . 家庭医疗漫步于物联网医学 [J]. 中国信息界 (e 医疗), 2011(11): 56-57.

[5] 李航 , 陈后金 . 物联网的关键技术及其应用前景 [J]. 中国科技论坛 , 2011(01): 81-85.

[6] 宛云英 , 张福林 , 杨吉江 , 等 . 基于物联网和云计算的智能化医疗急救指挥系统 [J]. 智慧健康 , 2016,2(02): 40-44.

第四章　医疗物联网的技术概述

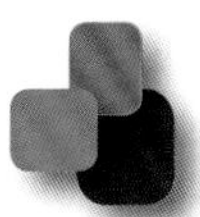

随着宽带通信的迅速发展，人们对医疗信息化的需求日益增加。医疗物联网已经发挥了重要的作用，并已经上升到国家信息化发展的战略高度。与此同时，相关产业链也已初具规模。

4.1　典型业务和场景

医疗物联网承载的医疗健康的典型业务及典型应用场景，其中，典型业务如下。

1. 远程医疗

远程医疗是基于现代信息社会，人们对医疗的需求而发展起来的。远程医疗将远程的优质医疗资源输出至远端的现场，有效地扩展了高水平医疗的服务范围；其发展从远程手术指导、病情诊断，逐步扩展到院前预防咨询、院后随访服务、适时的患者干预、紧急抢救等一体化的服务模式；推动了医疗资源的均衡化，将优质医疗资源输出，使得原先不具备判断高端设备检测结果的机构得到了有益的帮助，促进了先进设备和信息从大城市、大医院向社区医院和偏远农村扩展，实现了医疗资源的优化。

2. 无线设备的应用

目前，由于患者在就医和治疗中需要有一定的行动自由，一些大公司开始着手开发一些患者可以随身佩戴的无线检测设备，并将采集到的各种检测数据通过网络传输到护士工作站。它使得具有一定行动能力的患者可以自由走动，省去了在医院内这些检测设备频繁布线的麻烦。

无线心电监护仪是一个较好的例子，当患者离开床头时，取消了心电发送线路，转换为以无线通信方式传输心电信息，由此大大提升了患者的就医体验。

随着患者对就医体验的提升，各个大医院都开始接受以无线通信方式传输信息。以北京大学人民医院为例，每年肾内科就诊人数众多，输液和透析患者数量庞大，在医疗物联网技术的支持下，已经采取了部分智慧输液系统，由于系统具有实时监测功能，医护人员在工作时可以有更多的时间集中于屏

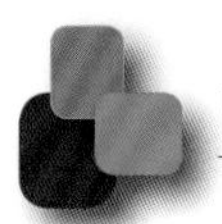

幕显示的数据，便于提前准备药物和安排患者。例如，一旦出现某个病人输液速度过快的情况，护士可以根据报警信息，迅速找到患者，进行及时处理。当输液接近完成时，无线设备会自动提示，使护士及时更换输液药物。实践证明，智慧输液系统可以大幅提高医护人员的效率，缩短护理工作中输液所占用的时间，也能够最大程度地规避医疗风险事件的发生，同时提升了患者的就医满意度。

在腹膜透析业务中，使用了基于医疗物联网的无线自动监护系统，对输入和输出液体量自动测量，并将数据上传至护士工作站，使得腹膜透析更加安全。医院率先使用新技术是对市场的极大推动，也是完善技术的必要条件。

3. 体征检测

随着医院重症病人、传染病人和发热病人的不断增加，护士需要频繁测量患者体温、脉搏等生命体征。传统的测量体温的方法和记录数据的方法，不仅时间长、效率低，而且测量工作也费时费力。医疗物联网的出现，为体温测量提供了可靠的技术支持。例如，在新型冠状病毒肺炎疫情期间使用无线温度传感器，它不但能够迅速测量人体温度，还能自动将测量数据上传至云端，以提供记录、核实和溯源的功能。基于医疗物联网的体温检测系统与传统系统相比，它有以下两个优势：① 可连续采集体温信息；② 可远程实时的传输体温信息。在必要时，将设备检测到的被检测人的体温信息和身份信息传送到云端，与其他数据结合进行综合处理。

目前，我国大医院基本都采用了住院患者腕带身份识别系统，并对这种“临时身份证”的使用取得了有益的经验。与以往“纸质抄写体征数据，到护士站的电脑上录入”流程相比，医疗物联网的效率至少提高了 35 倍。

4. 人员定位

目前 RFID 设备是室内人员定位比较成熟的技术，通过被定位人员携带 RFID 设备与管理系统的固定设备通信得到其位置信息，管理系统对人员的定位是医疗物联网的典型应用之一。

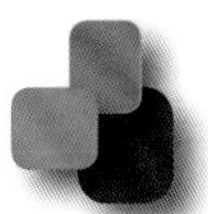

定位人员既可以是患者，也可以是医护人员。前者属于“以患者管理为中心”的服务系统，常用于定位新生儿的位置，接收信息的人员是其家属和相关医务人员。在医院使用的目的是防止抱错婴儿的情况发生，在极端情况下，也防止婴儿被盗。定位功能也可用于防止失智老人走失。

定位功能也属于对院内医务人员的精确和智能化管理的范畴，对院内医务人员的定位，以便在出现紧急抢救情况时，医院可以做出迅速的调度和协调。各个医院对人员定位系统的精度要求大致相似，而特殊医院则需要有更高的精度，例如北京地坛医院属于传染病医院，所以对患者定位精度要求较高。总之，医疗物联网为医院提供了更加精准的信息、提高了医疗效率、节约了医护人员的时间成本。

5. 资产管理

医院资产管理主要包括材料和设备的管理。在过去，医院的高值耗材，由设备科分发到科室后，医院没有相应的监督系统，因此无法确定科室收到的材料是否最终用到了目标患者身上，这是一种管理漏洞。将医疗物联网应用于资产管理后，医院设备科首先会先对院内的每台设备的使用率进行关注，如果发现某台设备的使用率较低，那么就意味着，医院并不需要再购买新的设备，只需要提高这台设备的利用率即可。很多时候医院维修一台设备的花销远大于购买一台新设备的花销。现在管理人员通过医疗物联网，对购买设备的费用、维持设备的费用，整个流程都了如指掌。

6. 慢性病管理服务

随着老龄化社会的到来，慢性病已成为世界“头号杀手”。从医疗就诊的情况看，慢性病患者往往忽视中小医院的作用，而过多依赖大医院。他们中的大多数人频繁选择去三级医院就诊，由于这部分患者基数较大，所以增加了大医院人满为患的情况，也进一步导致了医疗资源分配和使用的不均。另外，社区医院应该利用医疗物联网对亚健康人群进行积极的指导，并结合社区保健工作，工作重心由“以治病为中心”转向“以健康为中心”，从而实现病前预防和保健，病中医院治疗，病后康复的综合治疗方式，大幅度降低在医疗上花费的经济成本和时间成本。由于医院和社区卫生服务中心是慢性病患者管理的主

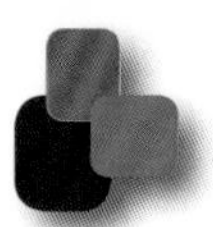

要执行者，它们承担起慢性病的预防、保健、诊疗、康复、健康教育等多项工作，利用医疗物联网与人工智能相结合逐步完成大部分慢性病患者的诊疗咨询工作。减轻医生的工作负担。

目前，第五代移动通信网络（5G Network，5G 网络）逐步开始为医疗物联网提供技术支持，例如：医院为慢性病病人配备的智能血压仪、智能血糖仪、智能心电仪等设备，实现对患者连续 / 非连续的数据采集，并及时提供给后台。医疗物联网使得部分原本需住院监控的病人通过远程监护模式成为居家监护患者，这种转变既提高了医院整体病床周转率，又降低了患者的医疗成本。

由于健康管理与医疗相对分离，其经济效益往往难以支持网络业务的发展及运营。因此，健康管理网络发展应该是以政府为主导，多方参与，医院委托承建，企业租赁相结合的共建模式。健康管理的市场产品如智慧检测、可穿戴设备等在慢性病监测和数据收集方面取得了较快的效益，而在医院内部，无线电子血压计、无线心电监测仪等设备发展较慢。究其原因，我们发现各大医院对院外监测设备获得的数据持保守态度，使得数据不能进入医院的专网系统。针对这一问题，解决方案是让医疗保险公司积极参与进来，与医院进行积极沟通。

需要强调的是，物联网在慢性病管理方面发展较慢并非技术原因，而需要多方协调，使得物联网在慢性病管理方面能有一个质的飞跃，即：集数据监测、慢性病提醒和突发报警业务与健康云、大数据和信息反馈于一体的高效系统，充分发挥线上和线下的互补作用。

4.2 医疗物联网技术架构

在本节中，将从医疗物联网的总体架构和具体技术两方面来介绍。

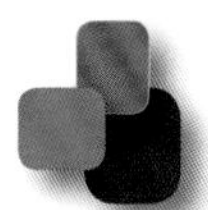

4.2.1　数字化技术

将医疗物联网相关信息进行数字化、规范化和标准化，是一项长期而艰苦的工作，是发展医疗物联网的基础。就数字化而言，将它分为医疗信息的数字化和健康信息的数字化。

1. 医疗信息的数字化

这里提及的医疗信息属于医院数字化的内容，旨在将与医疗相关的信息数字化。目前，医院数字化工作分为两类：一类是将先前非数字化的信息，例如对医生 / 医务管理的书写信息、心电图信息等进行数字化处理，并分类存储于系统中；另一类是数据的标准化工作，在已经和正在记录的数据信息中存在大量格式不同的文件，即使在标准化的卫生信息传输协议（Health Level Seven, HL7）也存在定义不同的数据，这些问题严重阻碍了系统信息处理的效率，无法发挥医疗业务和管理的自动化、网络化和智能化，因此需要将这些数据进行标准化处理。

2. 健康信息的数字化

社区医疗服务中心 / 健康机构向社区人群提供连续的综合服务，他们提供来自患者 的文档信息和来自各种设备的信息。通常来自设备的信息已经数字化，而一些患者的文档信息需要数字化，将这些信息数字化后，在必要时将信息提供给上一级医院。

另外，社区医疗服务中心对医疗信息的数学化有利于对特殊人群的服务。例如佩戴 RFID 腕带的老年人，触发了防跌倒报警器，医疗物联网将获得的报警信息发送到相关医院，为紧急医疗救治提供了关键信息。

4.2.2　无线通信技术

医疗物联网的无线通信技术主要是满足个性化服务和支持移动监护。在很多场合下，无线通信的加入可以省掉布设线路带来的不便。

医疗物联网的总体架构由感知层、控制层、网络层和应用层组成[1]，如图 4-1 所示。

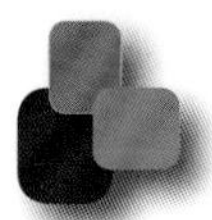

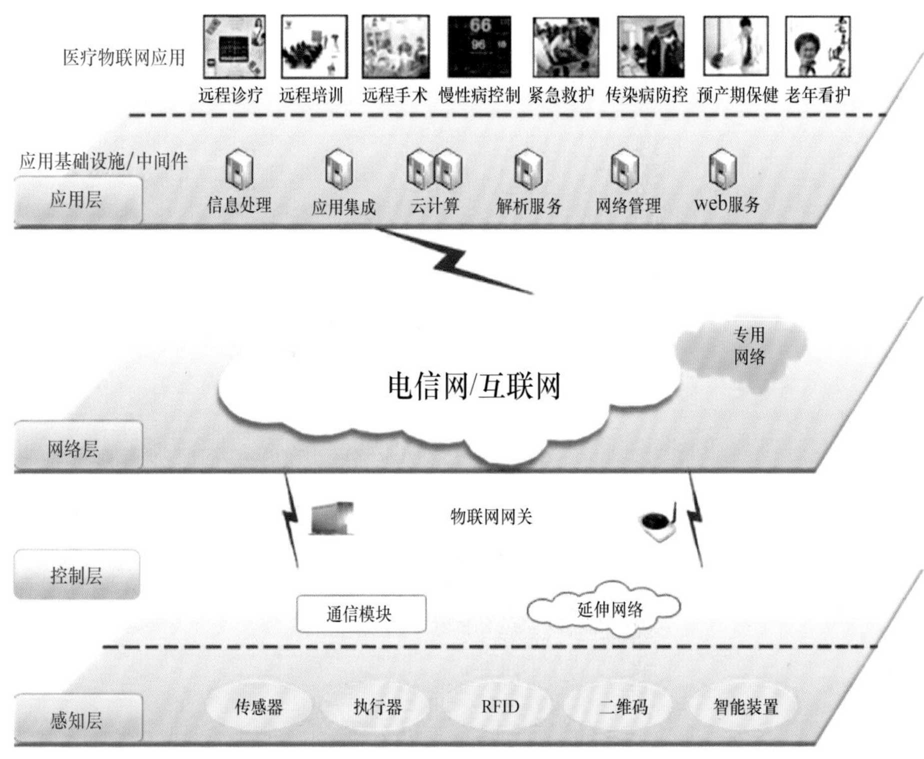

图 4–1　医疗物联网的总体架构

感知层包括各种传感器、感知控制子层和一个完成通信协议的模块。所有传感器的工作方式都是把探测量转变为电信号；感知控制子层对传感器的工作方式进行实时控制，包括将模拟信号转变为数字信号。

在感知层上设置了一个控制层，它具有信号处理和通信协调的功能。就控制方式而言，它既可以是本地自动控制，也可以是来自远程的控制，它连结系统的感知层和网络层。在医疗物联网中，控制层设置于远程诊疗、慢性病监护、紧急救护、传染病防控的各种终端上，因此，应用不同，控制层的策略也有所不同。感知层的信息通过控制层传输，即感知层在接收到控制信令后发射或接收信息至数据云平台。

网络层主要负责将传感器采集的信息安全无误的传输给应用层。网络通信技术包括近距离无线通信技术、移动自组织网络通信、机器对机器（Machine to Machine, M2M）通信技术、网络传输技术、异构网络融合以及认知无线电

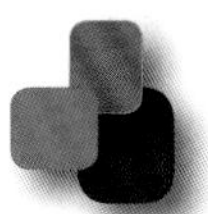

技术等。网络通信是实现“物联网”必不可少的条件，通过各种传感技术、各种通信手段。将物体与互联网相连，以实现管理、控制、营运一体化的网络，才是物联网。

应用层主要解决信息处理和人机界面输入 / 输出控制终端的问题，通过数据处理及解决方案来提供人们需要的信息。应用层针对的是直接用户，为用户提供丰富的服务，用户也可以通过终端在应用层定制自己需要的服务，例如查询信息、监视信息、控制信息等等。

医疗物联网三大核心技术如图 4-2 所示，其中感知（端）主要涉及信息获取；通信（管）是信息传输，它把获取到的信息传输到云端；计算（云）负责信息处理[2]。

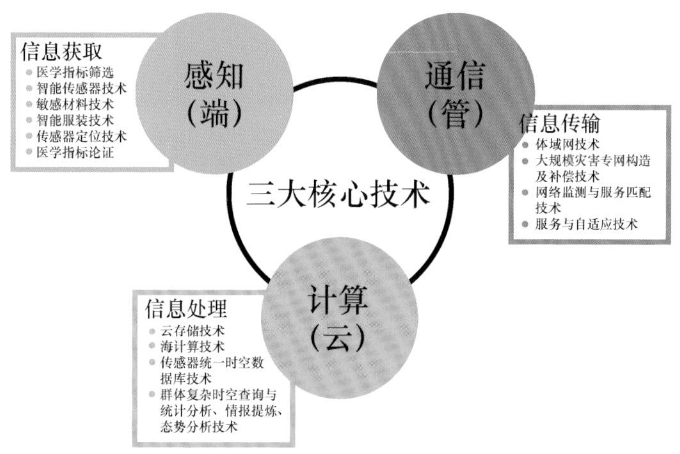

图 4–2 医疗物联网三大核心技术

在健康监护系统中，新型多参数检测终端可以检测患者疾病状态和生命体征，它提供了长期不间断数据采集的平台。通过医疗物联网进行数据分类和汇集，智能筛选出需要医疗干预的人群，按照医学健康规范，把大众分为健康人群、亚健康人群和慢性病人群，在此基础上进行精细的分类管理。

通信网络根据采集到的数据的性质和分类进行优先级排列，按照需求发送和接收数据。例如：在大量的医疗数据中，要先保证紧急抢救状态下的信息交互，其传输内容涉及患者的生理数据（血压、血氧、心电图）、手术视频和音

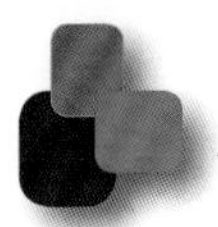

频信息。为了确保这些事关患者生命的信息的交互质量，在通信资源受限的情况下，系统将暂时中断一些非实时业务的通信，它们包括日常健康检测数据和一些公共卫生事宜。同时，通信设备应该具有信息存储的功能，在紧急业务出现时，不会丢失数据并可以恢复数据的发送和接收。另外，通信网络在设置优先级时，应该考虑到特殊情况，例如突发的大规模自然灾害、核泄漏事件中的广播业务的优先发送。

医疗物联网的云平台的智能处理能力是推动医疗物联网健康发展的关键，它既是数据仓库又是数据处理的核心。在支持医疗资源的分配上，平台的统计功能尤为重要，通过数据分类和数据挖掘技术云平台自动整理和获取有意义的统计结果，并从数据中提取相关信息，供政府决策层或相关专业人士作为参考。

与医疗物联网相结合人工智能的学习分为监督式和非监督式的学习，学习内容包括患者的不同生命体征数据，例如：血压、血氧、脑电图、心率等。基于人工智能的健康医疗处理的流程，它包括数据和医疗处理逻辑的建立，例如以用户的各项生命体征和日程为自变量，在两个自变量之间推测中间过渡的数据 / 过程，再对整体发展趋势进行推测和预判。经过上述过程生成最终结果，标记和记录每个用户的情况，并可以随时按照医生的需要给出统计结果。

4.2.3 医疗物联网中的具体技术

医疗物联网应用的基本技术有感知、传输、处理和网络管理四个方面。

1. 医疗物联网的感知技术

目前，医疗物联网应用的感知技术主要包括传感器技术、识别技术。

传感器技术一般由各类传感器、处理器、内存、收发器和能量单元构成，其基本功能包括生理信号检测、信号处理和无线通信。传感器可被植入人体用于健康监测、诊断或者成为人工器官，也可穿戴于体表，当其所在环境出现生理变化时可以检测、记录和传输变化信息。如图 4-3 所示，图中表示的是人体区域内可部署的各种生物传感器 [3]。

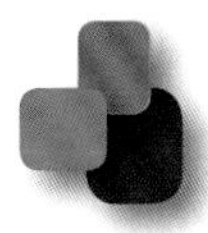

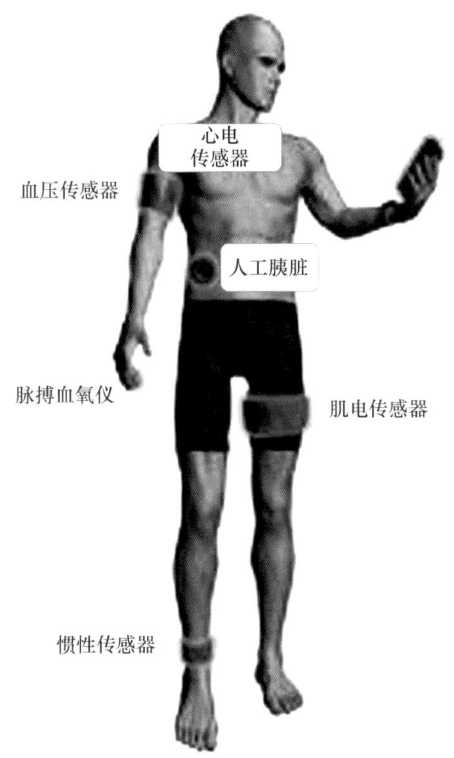

图 4–3　人体生物传感器

生物传感器中的生物通信芯片使用片上系统（System-on-Chip, SoC）[4] 把微控制单元（Microcontroller Unit, MCU）和射频收发器集成到一个单芯片上，使系统的处理机制、模型算法、芯片结构、各层次电路紧密结合在一块芯片上，能够降低传感器平台的总体维度，提供更简化的设计并降低功耗。

生物传感器收集的生理数据，易受人体的不规则呼吸或突然的动作影响，产生低信噪比的不规则信号，且节点的通信、计算和存储能力受限于硬件资源，无法对复杂情况进行处理。因此生物传感器测量的结果，通过数据融合技术来判断使用者当前的健康状态目前已经成为研究的热点。例如，对于帕金森病和中风患者，惯性传感器和肌电传感器采集的数据采用数据融合技术分析步态冻结和震颤。

医疗物联网的感知层 [5] 需要采集患者的心电图、血压、血糖、血氧、呼吸、体脂、运动等各种生命体征数据，并且医院管理人员也需要借助各种传感器来实现药品的管理、移动设备的定位和监控、医疗垃圾管理、高值卫生耗材的管理等。识别技术是物联网感知物理世界获取信息和实现物体控制的首要环节，通过识别技术实现对物联网中的人体、物体标识和位置信息的获取。目前医疗物联网中采用的识别技术包括条码、二维码、RFID 标签等。二维码、RFID 标签识别技术将医疗卫生中的物理量、化学量、生物量转化成可供处理的数字信号。

2. 医疗物联网的传输技术

在远程监护[6]等医疗物联网的应用中，传感器采集的患者的生命体征数据通过近距离无线通信技术传送到网关节点，网关节点再通过网络层的广域网传送到医院的后台系统进行数据分析。广域网包括互联网、GPRS 网络、5G 网络、LTE 网络、广电网络、卫星网络、医疗行业专网等各种通信网。如图 4-4 所示，通过 ZigBee 技术搭建的无线传感监护系统。

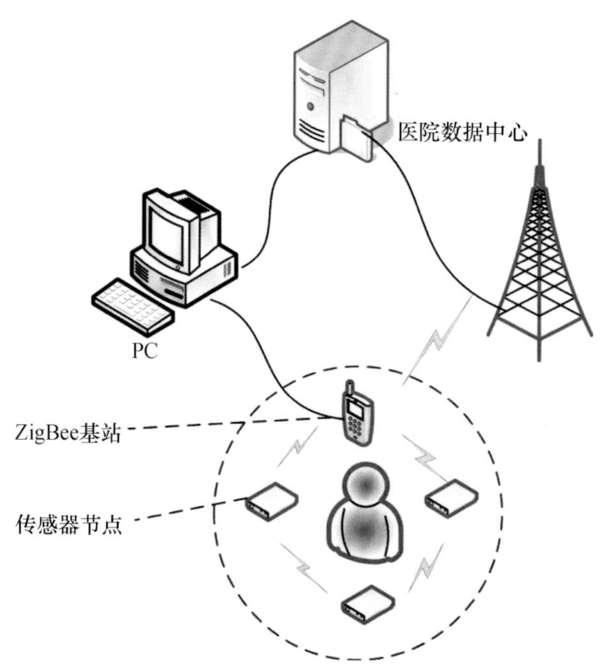

图 4–4　基于 ZigBee 的无线传感监护系统

5G 网络可承载大规模、高密度的物联网业务[7]，随着智能健康设备的大量使用，我们身体的实时生理数据将会被记录下来，通过医疗物联网的云平台

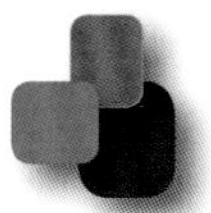

进行大数据分析，对我们的健康状况做一个全面的评估，并推荐适合的治疗方案。可以说，在 5G 网络的加持下，我们每个人都能拥有自己的智能健康管家。5G 网络带来了通信层面的全面升级，为移动医疗方案的落地提供了技术基础。但同时也意味着，与之配套的软硬件产品也要进行一系列升级，以充分发挥 5G 网络的技术优势。

在医疗物联网的应用中，近距离无线通信技术可以将各种穿戴式传感器采集的生命体征信号传输到网关，网关将汇集到的数据通过网络传送到远程监护服务器或远程医疗中心。医疗物联网感知层含有大量的传感器，这些传感器一般使用近距离无线通信技术作为主要通信手段，免除复杂连线给医务人员带来的操作不便以及给病人心理造成不良影响。根据采集对象、使用环境、覆盖范围以及电磁辐射等要求的不同，医疗物联网的感知层可能使用多种近距离无线通信技术。目前医疗物联网中采用的近距离无线通信技术包括蓝牙、ZigBee、Wi-Fi 等。由于医疗 / 生物传感器大多有低功耗的特点，因此目前在传感器与其上级节点之间大多使用 ZigBee、蓝牙等低功耗近距离无线通信技术；对于传感器汇集到的数据进行传输以及医疗设备互联、医院业务无线化等应用场景，则可以使用传输速率更高的 Wi-Fi 技术。

此外，广域网传输中现有运营商的网络在接入网子层、核心网子层等各环节都没有将感知层中传感器采集的数据在传输时需要的流量，与其他的通信流量区分开来，而是混同承载。随着远程医疗、移动监护等医疗物联网业务的不断发展，将对包括码号资源、传输信道资源等在内的广域网络产生较大的压力，并与其他共享通信信道的数据业务产生互干扰问题。

智能管道技术改变了运营商对原有网络流量粗放的管理方式，以适应用户、终端、业务趋向复杂的运营环境，为医疗物联网提供业务可识别，网络资源可控制、可调度和网络能力可开放的网络基础设施。这一技术对象并不只局限在传输管道的优化，而是从网络基础设施和网络功能两个方面进行优化和升级。网络基础设施方面的优化主要是管道的升级优化，包括接入网、核心网和业务网的端到端控制信道和业务管道；网络功能方面的优化主要体现在对用户和业务的感知、策略控制、资源调度和网络开放能力。智能管道技术包括灵活的接入能力、差异化服务能力、资源调度能力、多维感知能力、管道开放能力。将目前的智能管道技术应用到医疗物联网业务中，可以提高物联网用户的体验

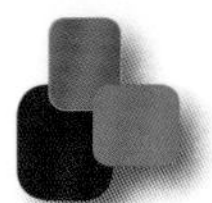

满意度。

对于医疗物联网的应用而言，在感知层采用互联网协议第 6 版（Internet Protocol Version 6, IPv6）技术路线，有助于实现端到端的业务部署和管理，而且无须协议转换即可实现与网络层网际互连协议（Internet Protocol, IP）的无缝连接。但是感知层节点的数量巨大，采用 IPv6 后，会对网络层的路由产生巨大的压力，在广域网网络层需要考虑路由扩展问题，目前已有的研究思路和解决方案中，根据技术原理大致可分为边缘用户网络与运营商网络分离、位置与身份标识分离、地理位置聚合、转发表压缩。

由于移动医疗 / 健康网络需求服务质量的多样化，传统网络很难满足其所有服务的要求，并且这样的做法等同于使全网络满足最高服务质量的要求，从而会导致终端及运营成本大幅度上升。例如：远程手术大多是通过转网实施的，但是，移动医疗业务面临着复杂的网络环境，在典型的移动医疗应用环境中，如医院病房大楼、急救现场、社区医院等，大量的普通无线网络用户与移动医疗用户共存于相同的空间中，普通用户进行的网页浏览、视频播放、在线游戏等各种类型的业务占用了有限的网络带宽，这种情况下，移动医疗业务必须与其他业务共存，并克服可能出现的网络拥塞问题。在紧急医疗状态下，例如，在急救现场或对心脑血管疾病发作的患者进行救治时，为保障信息传输的质量，网络必须降低甚至关停针对普通用户的服务。资源问题成为医疗物联网中的一个重要问题。

移动医疗网络的虚拟化[8]，可实现各个运营商之间的协作，使得运营商们的网络资源共同为紧急医疗提供服务。例如在急救现场，救护车车内是无线局域网（Wireless Local Area Network, WLAN）的网络环境，车外是分时长期演进（Time Division Long Term Evolution, TD-LTE）或 5G 移动网络环境，移动医疗网络的虚拟化可及时将不同网络环境协同起来，优先满足医疗业务的服务质量（Quality of Service, QoS），将病患医疗数据实时、可靠地传回急救中心的服务器，以供医生诊治使用。

网络资源虚拟化最初始于有线通信，比较而言，无线网络资源虚拟化相对有线网络资源虚拟化而言较为复杂，因为无线网络信道频谱资源有限而且传输质量易受影响，通常需要综合利用时间、空间、频率或编码等来保障 QoS。网络资源虚拟化的关键问题是，如何将网络底层各个维度的资源与网络需求相匹

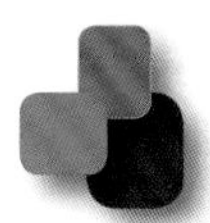

配，以保障网络资源大于等于应用需求，如果资源小于需求则网络质量难以保障；如果资源大于需求，则会影响其他用户的服务。移动医疗网络虚拟化的架构将决定网络的 QoS。如图 4-5 所示，一般而言，该架构包含四个主要的组成部分：无线电频谱资源、无线网络基础设施、虚拟无线网络以及无线网络控制器。

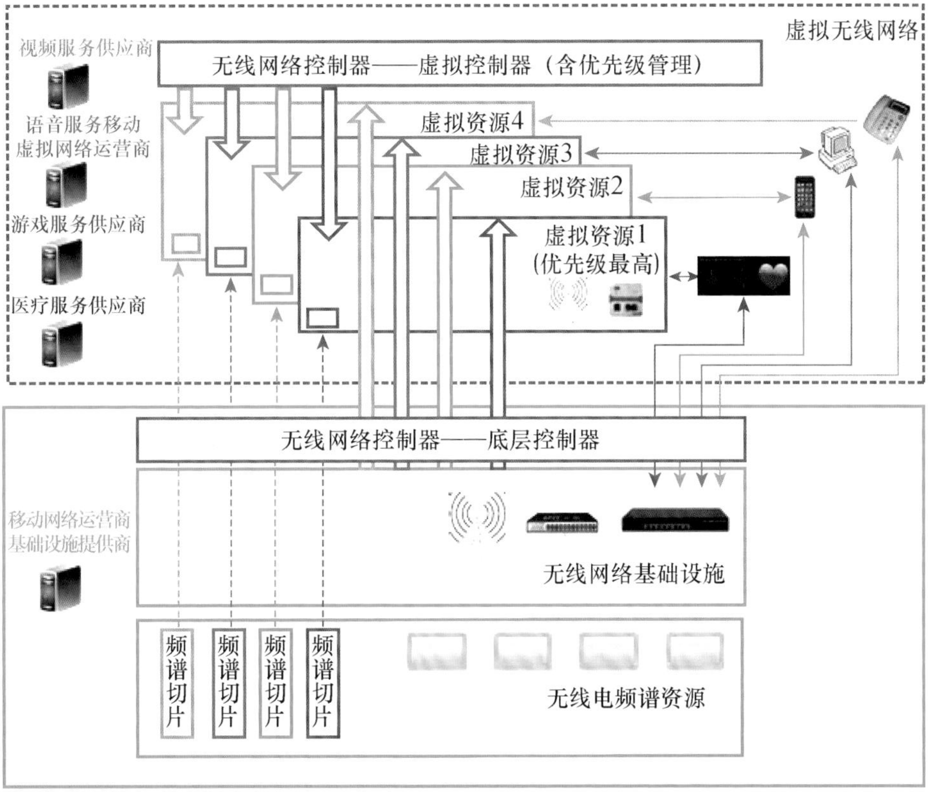

图 4–5　移动医疗网络虚拟化的总体架构

其中，无线电频谱资源是指属于运营商许可的部分频谱，并且可被其他的多个已签订协议的运营商使用，目前，运营商尚未做到与医院共享这些频谱资源；无线网络基础设施是指整个物理层的网络，包括塔和天线、基站（蜂窝网络中包括大细胞基地台、小细胞基地台、继电器、射频、基带处理器、无线电资源控制器等）、接入点、核心网络（网关、交换机、路由器等）、传输网络无线接入网（Radio Access Network, RAN）和核心网络（Core Network, CN）之间的回程线路和其他链路；虚拟无线网络就是切割无线网络基础设施得到的虚拟切片，理论上，一个单独的切片包含了由无线网络基础设施中的每个元素切割而得到的所有切片；无线网络控制器用于实现可提供给分组交换服务（Switch Packet Service, SPS）的虚拟网络切片的定制、管理与编程。通过使用无线网络控制器，控制平面与数据平面解耦，SPS 可用自己的虚拟网络切片定制虚拟资源。

根据医疗物联网的不同应用场景包含了远程诊断（Remote Diagnosis）、远程咨询（Remote Consulting）、远程手术（Remote Surgery）、远程医疗教育（Remote Health Education）、远程监护（Remote Monitoring）、电子健康档案访问（HER Access）等。这些应用场景有实时的，也有非实时的，并且有不同的 QoS 需求，如图 4-6 所示。

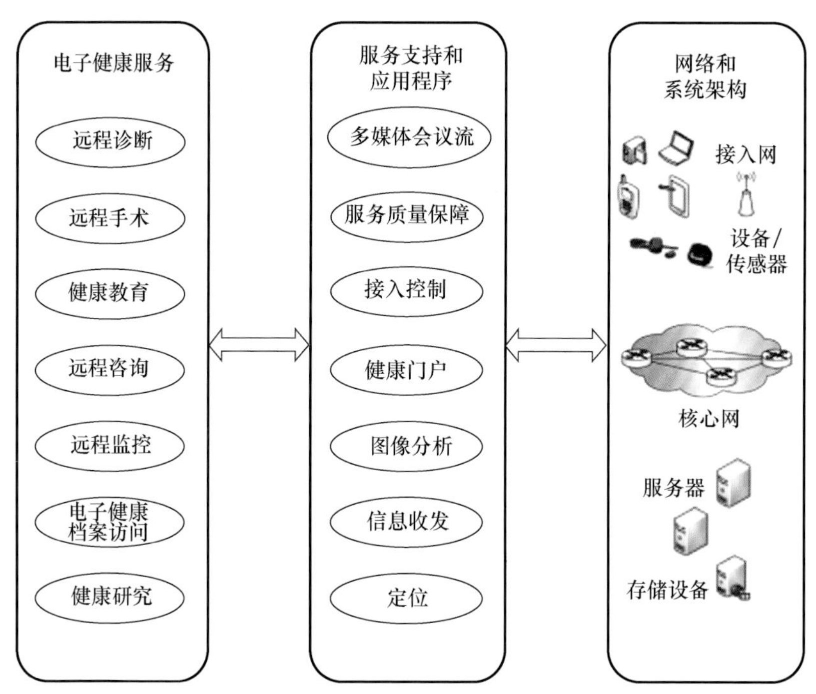

图 4–6 医疗物联网的应用场景和技术实现

3. 医疗物联网的信息处理技术

近年来，人工智能与医疗健康领域的融合不断加深[9]，已经成为医疗数据处理的核心技术。随着语音识别、计算机视觉和认知计算等技术的逐渐成熟，人工智能也逐渐成为影响医疗行业发展，提升医疗服务水平的重要因素之一。人工智能的应用场景越发丰富，主要包括语音录入病历、医学影像诊断、药物

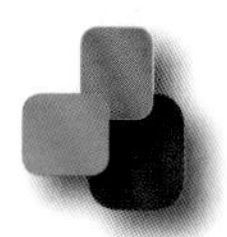

研发、医疗机器人、个人健康大数据的智能分析等。针对心电图的智能诊断服务，如图 4-7 所示。

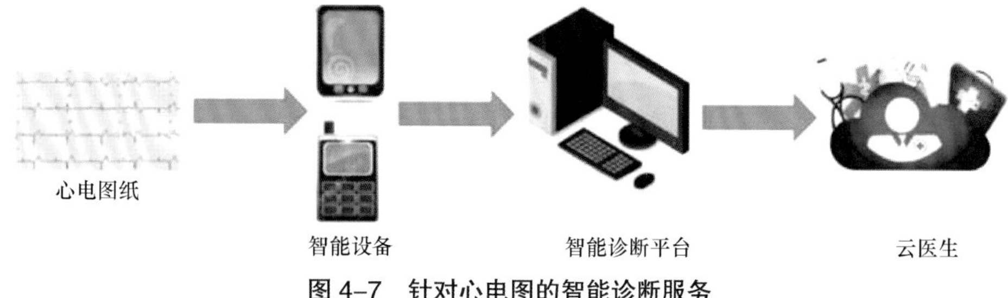

图 4-7 针对心电图的智能诊断服务

（1）基于计算机视觉技术对医学影像智能诊断。人工智能在医学影像诊断方面的应用，主要是通过计算机视觉技术对医学影像进行快速读片和智能诊断。医学影像是医疗数据的重要组成部分，人工智能通过快速准确地标记特定异常结构来提高图像分析的效率，使得放射科医生有更多的时间去解读或判断复杂的影像，从而有望缓解放射科医生供给缺口的问题。

（2）基于语音识别技术的人工智能虚拟助理。电子病历记录医生与病人的交互过程以及患者病情发展的情况，它包含病案首页、检验结果、住院记录、手术记录、医嘱等信息。语音识别技术为医生书写病历，为普通用户在医院导诊提供了极大的便利。通过语音识别、自然语言处理等技术，将患者的病症描述与标准的医学指南作对比，为用户提供医疗咨询、自诊、导诊等服务。智能语音录入可以解放医生的双手，帮助医生通过语音输入完成查阅资料、文献精准推送等工作，并将医生口述的医嘱按照患者基本信息、检查史、病史、检查指标、检查结果等形式形成结构化的电子病历，大幅提升了医生的工作效率。

（3）从事医疗或辅助医疗的医用机器人。医用机器人种类很多，按照其用途不同，有临床医疗机器人、护理机器人、医用教学机器人和为残疾人服务的机器人等。随着我国对医用机器人应用的逐渐认可，手术机器人已经成为机器人领域的“高需求产品”。在传统手术中，医生需要长时间手持手术工具并保持高度紧张状态，手术机器人的广泛使用对医疗技术有了极大提升。手术机器人具有视野更加开阔、操作更加精准、有利于患者伤口愈合、减小创伤面和失血量、减轻疼痛等优点。

（4）分析海量文献信息加快药物研发方面。人工智能助力药物研发，可大大缩短药物研发时间、提高研发效率并控制研发成本。目前我国制药企业纷纷布局人工智能应用于新药发现和临床试验阶段。对于药物研发工作者来说，他们没有时间和精力关注所有新发表的研究成果和大量新药的信息，而应用人工智能技术恰恰可以从这些散乱无章的海量信息中提取出能够推动药物研发的知识，提出新的可以被验证的假说，从而加速药物研发的过程。

（5）基于数据处理的健康管理服务。通过人工智能的应用，健康管理服务也取得了突破性的进展，尤其以实时监测用户的运动、心律、睡眠等生理参数检测的移动医疗设备发展迅速，通过移动医疗设备对血压、心电、脂肪率等多项指标快速检测，并将这些数据上传到云数据库形成个人健康档案，并通过数据分析建立个性化健康管理方案，辅助健康管理人员帮助用户规划日常健康安排，进行健康干预等。依托可穿戴设备和智能健康终端，持续监测用户生命体征，提前预测险情并处理。

4. 医疗物联网管理技术

基于医疗物联网的各个子系统以及它们支持的各种业务构成了一个超级复杂的数据采集、传输、分析和处理的系统。例如：各类远程监护应用形成了海量数据，为了对这些海量数据有效地存储、分析和处理，系统需要根据医院和健康管理的要求对大型医学数据仓库作出规划，定期对这些数据进行存储、清洗和擦除，以保证系统运行的效率。

目前，医疗物联网的智能管理是今后的发展方向，它将成为医疗数据云平台和数据仓库的理想管理者[10]。而提供网络的各大运营商也正在为医疗物联网设置特殊的服务器或定制的云服务器，通过高速网络互联构成云计算的基础设施即服务（Infrastructure as a Service, IaaS），在基础设施之上构建一个服务模式或框架的开发、测试和运行的平台即服务（Platform-as-a-Service, PaaS），通过基础设施即服务和平台即服务可以提供多种多样的服务化的软件即服务（Software-as-a-Service, SaaS）。由于云平台具有自动化管理、结构化存储、弹性化配置、渐进式扩展等特点，使得其提供服务的能力可以根据需求的增长而动态增长，从而实现医疗物联网发展需求。

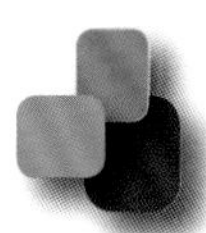

4.3　医疗物联网的未来技术开发重点

在本节中，我们结合目前的关键技术以及移动医疗的发展状况给出了未来医疗物联网的开发重点。

首先，由于医疗物联网属于医学和信息科学交叉形成的服务系统，它贯穿医疗需求和信息技术的各个方面。因此，构建一个高效的医疗物联网需要考虑医学数据的规范化，在此基础上制定国家 / 企业标准，发挥网络的服务效率。从我国现状来看，数据标准化是一项迫切需要解决的问题，其中包括：① 医疗数据的标准化，多种数据格式长期并存导致各个医院之间的数据无法交互，医院内部各个科室之间的数据无法交互，使得系统无法得到有效的优化，失去了其应有的优势。② 信息交互和处理时出现的非标准化数据形式，它普遍存在于现有网络的其他业务中，在紧急救治时这种情况阻碍医疗物联网的发展。例如，标准化数据形式为紧急救治提供了时间。

此外，由于医学领域和信息领域缺乏有效的沟通机制，阻碍了医疗数据标准化的制定。存在着信息领域对医疗需求了解不足，医学领域不了解信息数据的基本特征，从而难以形成一个融合两个行业的标准。

构建虚拟网络是缓解标准问题的解决思路，这种方法是在不同网络系统之上构成一个虚拟网络，在这一层实现标准化。但是，该方法比较复杂，网络管理受限于每个实际网络服务的质量，并且需要实时了解各网络当前状态，以确保医疗（特别是紧急医疗抢救）信息通道的畅通。目前，虚拟网络运营尚处于发展阶段，提供必要的高质量的网络服务是其成败的关键，我们尚无法判断虚拟医疗物联网的未来。

相对而言，建设一个虚拟的医疗服务平台更加现实，它很可能成为提升医疗服务和网络更新换代的重要步骤。

目前，各个运营商非常重视医疗物联网的建设，并遵从一些服务要求进行改善。然而，医疗物联网在全面进入实际应用之前，我们需要预测网络承载能力和服务质量，以便评估这项运营对整个网络的影响。在实现高效高质量的医疗物联网的服务中，要规避实际的网络风险，科学预测运营的效率和可能面临的问题，实现稳健发展。

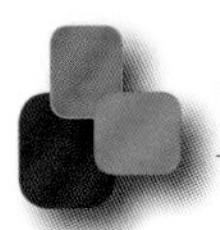

从总体上看，医疗物联网涉及的各项技术与通用网络具有共性，而又有其特殊性。其特殊性在于，它集成了无线网络、传感器和云平台技术于一体[11]，按照不同的服务提供相应的服务质量，并需要带有专属医疗服务的智能终端/应用程序的支持。在技术上也要有相应的改进，例如：极大地降低了传感器的功耗等。建设中的医疗物联网既需要提升网络技术，又需要改进信息处理设备，因此，它需要先进的相关产业的有力支持。

4.4 本章小结

本章从医疗物联网的感知、传输、处理和网络管理四个方面介绍了医疗物联网的主要技术、标准化和网络效率等问题，并简述了医疗物联网的技术框架及未来网络的解决方案。

此外，我们描述了医疗物联网的发展方向，着重介绍了无线网络的应用和传感技术的多样性，并针对技术特点进行了讨论以及对涉及人工智能的应用和需求也进行了分析。

纵观我国医疗物联网现状，可以发现，解决数据标准化是发展进程中首先需要解决的问题，也是进一步推动医疗物联网发展的关键。

参考文献

[1] 钱志鸿 , 王义君 . 物联网技术与应用研究 [D]. 电子学报 , 2012, 40(5): 1023-1029.

[2] 孙其博 , 刘杰 , 黎彝 , 等 . 物联网：概念， 架构与关键技术研究综述 [J]. 北京邮电大学学报 , 2010, 33(3): 1-9.

[3] 孙利民 , 李建中 , 陈渝 , 等 . 无线传感器网络 [M]. 北京： 清华大学出版社 , 2005.

[4] 苏志雄 , 郭慧晶 , 吴一亮 , 等 . 无线传感器网络 SOC 芯片的低功耗设计 [J]. 微计算机信息 , 2007, 23(5): 133-134, 9.

[5] 刘强 , 崔莉 , 陈海明 . 物联网关键技术与应用 [J]. 计算机科学 , 2010, 1-4, 10.

[6] 杜律 , 陈裕隆 , 许学添 , 等 . 远程监护系统中 ZigBee 网关的设计 [J]. 微计算机信息 , 2010, 26(2): 87-88, 54.

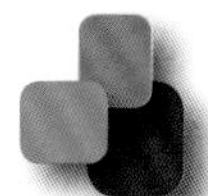

[7] 李俊杰 , 唐建军 . 5G 承载的挑战与技术方案探讨 [J]. 中兴通讯技术 , 2018, 24(1): 49-52.

[8] 颜延 , 秦兴彬 , 樊建平 , 等 . 医疗健康大数据研究综述 [J]. 科研信息化技术与应用 , 2014, 5(6): 3-16.

[9] 陈平平 , 谭定英 , 刘慧玲 . 基于云计算的移动社区医疗服务平台应用 [J]. 软件导刊 , 2012, 11(3): 99-101.

[10] 孟小峰 , 慈祥 . 大数据管理：概念， 技术与挑战 [J]. 计算机研究与发展 , 2013, 50(1): 146-169.

[11] 张衡 , 陈东义 , 刘冰 , 等 . 无线传感器网络天线的应用选择研究 [J]. 电子科技大学学报 , 2010, 39: 85-88.

5

第五章　移动医疗物联网产业链

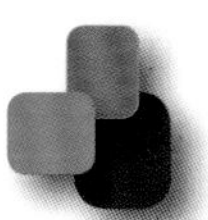

5.1　医疗物联网产业链

完整的医疗物联网产业链包括传感器芯片供应商、传感器设备供应商、测试认证服务提供商、应用软件开发商、系统集成商、移动运营商、医疗服务供应商、行业监管机构、保险机构 / 基金会和用户等，如图 5-1 所示。

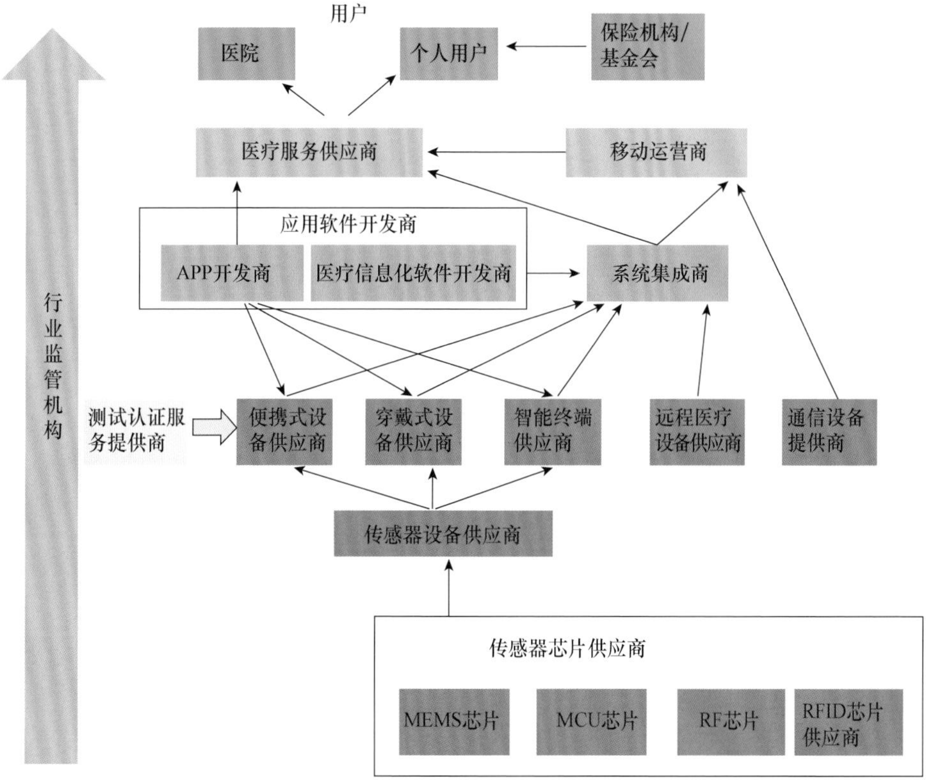

图 5–1　医疗物联网产业链

（1）传感器芯片供应商。这里的芯片包括组成传感器的微电机 - 机电系统（Micro-electro-mechanical Systems, MEMS）芯片、微控制单元（Microcontroller Unit, MCU）芯片、射频（Radio Frequency，RF）芯片，射频识别（Radio Frequency Identification，RFID）芯片等，其中 RFID 芯片可以是蓝牙、ZigBee、Wi-Fi 或其他低功耗的传感器芯片。长距离通信使用的 GPRS、3G 和

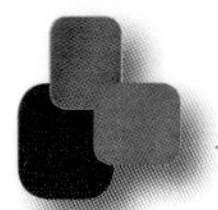

4G 网络使用的设备芯片不在本章讨论的范围。

（2）传感器设备供应商。传感器设备包括便携式设备、穿戴式设备、智能终端设备、RFID 设备、远程医疗设备以及通信设备等。本章主要分析传感器设备、便携式设备、穿戴式设备、智能终端设备的供应商。

（3）测试认证服务提供商。医疗物联网的硬件设备在电磁兼容、无线频谱、比吸收率（Specific Absorption Rate, SAR）等方面有严格的认证要求，设备不仅需要符合医疗设备的电磁兼容标准，入网还需要通过无线通信的相关认证。

（4）应用软件开发商。应用软件包括医疗物联网的应用软件和应用程序（Application, App）。其中，App 是面向智能终端的，由专门的软件公司作为开发商提供，也可以由便携式设备供应商提供。

（5）系统集成商。整合各方资源，提供端到端的解决方案。

（6）移动运营商。移动运营商提供医疗物联网的通信服务，也可以担任移动医疗服务虚拟网运营商，本章主要分析移动运营商同时充当服务提供商的场景。

（7）医疗服务供应商。医疗物联网的服务的提供者，可以由产业链上的其他参与者担当，例如移动运营商同时又担任服务提供商，也可以不拥有自己的移动通信网络，借用移动运营商的网络来推广业务，例如苹果公司利用应用商店（App Store）提供健康管理服务，又或者是提供医疗服务的互联网企业 / 医药网站和医疗社交网站等。

（8）行业监管机构。对医疗物联网涉及的行业进行监管，保证行业健康有序地发展。我国医疗物联网行业监管机构为国家卫生健康委员会、工业和信息化部。

（9）保险机构 / 基金会。保险机构 / 基金会对促进医疗保健事业的发展起着积极的推动作用，是组成医疗物联网产业链的一环。

5.1.1 芯片供应商

医疗物联网业务中使用的 RFID 技术中的标签按使用的工作频率，可以分为：低频（Low Frequency, LW），常见频段 125 kHz，135 kHz，在医疗物联网用于人物追踪、婴幼儿识别等；高频（High Frequency, HF），常见频段

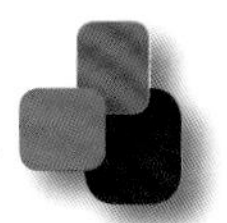

为 13.56 MHz，在医疗物联网主要用于患者安全、防伪、化验室样品识别等；超高频（Ultra High Frequecy, UHF），常见频段频率为 868 ～ 950 MHz，在医疗物联网中主要用于医疗废物追踪等；微波（Microwave），常见频段为 2.45 GHz 和 5.8 GHz。目前，国内的芯片公司已经完全掌握了高频 RFID 标签的设计技术，并能提供相应的具有读写功能的芯片。对超高频和微波的 RFID 标签的芯片设计，国内各芯片厂商均高度关注，部分厂家已经开发出超高频 RFID 标签的芯片，但与国外芯片厂商存在一定的差距。市场研究显示，从国内 RFID 标签所占市场份额来看，高频是应用的主流。国内高频 RFID 标签的芯片产品性能和国际知名品牌相比还有一定差距，很多研究正在进行中，尚不具备大规模量产的水平。超高频 RFID 标签的芯片在国内刚开始规模化供应和应用，国外厂商在超高频 RFID 标签芯片市场占据垄断地位。

在国际上，RFID 标签的芯片巨头有恩智浦半导体（NXP）、意法半导体（ST）、德州仪器（TI）和英频杰（Impinj）等，其中，超高频 RFID 标签的芯片市场的领导者是英频杰（Impinj）。国内 RFID 标签芯片厂商集中在北京、上海和深圳，主要有深圳市远望谷信息技术股份有限公司、北京中电华大电子设计有限责任公司等。

有源 RFID 标签具有发射功率低、通信距离长、传输数据量大、可靠性高和兼容性好等特点，与无源 RFID 标签相比，在技术上具备一定的优势，被广泛地应用到车辆管理、港口货运管理、军用物资追踪设备的管理中。

在医疗领域，有源 RFID 标签的应用相对还比较少，主要用于人员和医疗设备的定位跟踪，使用的工作频率主要有 2.45 GHz（医疗设备追踪）和 433 MHz（病人和医疗人员的定位）。产品在耐高温、抗高射线、耐高压液体、融合温度 / 湿度传感器等特性上有所突破，往往具有较高成本。该领域的国内厂家主要有上海秀派电子科技股份有限公司、宏霸数码科技（北京）有限公司、深圳市碧沙科技有限公司等，国外的厂家主要有美国的 AeroScout、Awarepoint、Randianse、Guard RFID Solutions 和英国的 Wavetrend Technology 等。

一般而言，传感器的部件包括敏感元件、转换元件、变换电路和电源四部分。传感器正在由传统的集成电路（Integrated Circuit, IC）向系统级芯片（System

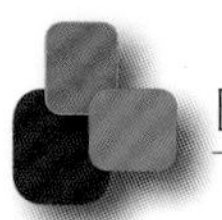

on Chip, SoC）转变，将传感器的四个组成部分集成到一个芯片上，从而实现传感器的微型化。

医疗物联网使用的传感器向着微型化、定制化方向发展是最新趋势，微电机 - 机电系统也叫做微系统，其尺寸现在已发展为毫米至微米级，纳米级是其未来的发展方向之一。采用类似于集成电路的大规模生产技术来制造复杂的微电机结构，通过不同的半导体加工工艺将机械部分、传感器以及电子电路集成在一块硅基底上。MEMS 的应用领域很广，基本上任何需要机械组件的小型化电子系统都可能使用到，例如惯性传感器、开关和继电器、谐振器和机械滤波器、微型电容器、探头、倾斜计、电子管、化学和生物药剂感测器等，涵盖了信息、通信、消费、汽车、生物医学、工业等各个领域。

目前，在医疗和消费电子领域，MEMS 厂商专注于为智能终端、光学电信设备或血压监测仪等多种设备生产微型传感器和激励器。MEMS 传感器正被广泛用于医疗物联网中。著名的 MEMS 传感器芯片厂商有意法半导体，Bosch Sensortec，德州仪器，亚德诺半导体（ADI）和 Silex 等。

在医疗物联网中通过无线方式连入通信网络方式既包括移动通信技术，也包括蓝牙、ZigBee、Wi-Fi、体域网（IEEE 802.15.6 标准）等短距离无线通信技术。

蓝牙 5.2 将传统蓝牙、低功耗蓝牙和高速蓝牙三种技术相结合，在使用时既可以组合使用也可以单独使用。其中最吸引人的是低功耗蓝牙，该技术拥有极低的运行和待机功耗，使用一粒纽扣电池可连续工作数年之久。该技术将蓝牙的应用领域从个人电脑和手机延伸到消费类电子产品、便携医疗电子设备和智能家庭保健等领域，如心率监测仪、计步器等健身设备，以及体重秤、血压计、血糖仪等。

ZigBee 技术是一种应用于短距离和低速率下的无线通信技术，其物理层和介质访问控制（Medium Access Control, MAC）层的协议为 IEEE 802.15.4 标准，其网络层由 ZigBee 技术联盟制定，应用层的开发可以根据客户需求自行开发，故该技术能够为用户提供灵活的组网方式[1]。目前全球市场上 ZigBee 技术的提供商有德州仪器、飞思卡尔半导体（Freescale Semiconductor）、Ember、英国捷力（Jennic）、爱特梅尔（Atmel）、日本电气股份有限公司（NEC

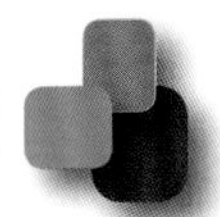

Corporation）、冲电气工业株式会社（Oki Electric Industry）、瑞萨电子（Renesas）等。其中德州仪器、飞思卡尔半导体、Ember、英国捷力是市场上主流的供应厂商，这四大厂商基本垄断了90%的市场份额，势力比较均衡。在国内市场上，基于飞思卡尔半导体和Ember两家公司的方案在工业类的应用偏多，而德州仪器和英国捷力两家的产品在消费类产品中较常见。

5.1.2　设备供应商

面向医疗物联网的医疗设备的主要供应商以国外厂商为主，包括霍尼韦尔国际（Honeywell International）、通用电气、欧姆龙（OMRON）、精量电子（MEAS）、TDK、爱普思科（Epcos）、Memscap、Merit Sensor Systems、松下、Hokuriku以及其他几十家较小的公司。

随着技术的发展，健康监测设备正在从便携式发展为穿戴式，帮助人们进行慢性病家庭健康管理，以获得全新健康的生活方式。计步器、手环等医疗健身可穿戴式产品在国际市场上的出货量已达千万美元量级，占穿戴式设备总市场份额的六成以上，在未来甚至会占据更大的市场。穿戴式设备通常与智能手机及应用程序配套使用，通过蓝牙等短距离通信技术同步，便于用户选择记录的数据。穿戴式设备供应商包括北京麦邦光电仪器有限公司和中国普天信息技术研究院等。

移动智能终端设备包括智能手机和平板电脑等，医务人员可以使用医用个人数字式助理（Personal Digital Assistant, PDA）与医院信息系统或住院管理系统进行信息交互，实现在病床前查看病历信息、书写病历、记录病患要求等，并实时传送到医院信息系统数据库；病人则可在智能手机上安装监测生理数据的App，来进行如血糖、血压等生理数据的测量。根据行业相关信息，有心电图检测功能的智能手机已经问世。

5.1.3　应用软件开发商

中间件、操作系统和数据库并列成为三足鼎立的“基础软件”，是医疗物联网软件的核心。

在医疗物联网中，大量的RFID技术被应用，中间件作为RFID的中枢成

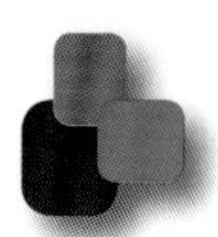

为企业相互角逐的新兴市场，国际商业机器公司（IBM）、微软（Microsoft）、甲骨文（Oracle）、思爱普（System Applications and Products, SAP）等公司掌控了中高端 RFID 技术中间件的市场。国内 RFID 技术中间件起步较晚，大部分为小规模闭环或政府资助试验项目。

医疗物联网硬件实现手段相对成熟，而软件（例如中间件等）还没有成熟的主流架构。现有的中间件平台如 IBM、Oracle、微软提供的物联网中间件都是基于它们的大型互联网中间件平台（基于 Java 技术的 IBM WebShpere 和 Oracle BEA Weblogic 以及基于 .NET 技术）的应用服务器发展而来。

医疗信息化应用软件提供商主要包括东软集团股份有限公司、银江技术股份有限公司等。

我国移动医疗 App 种类繁多，开发商往往规模较小，"春雨医生""全科医生"等是其中的优秀代表。

互联网企业在提供在线医疗服务上具备先天优势，例如：

（1）腾讯：腾讯与"好大夫在线"达成战略合作伙伴关系，双方将以医药信息交互平台为切入点进入移动医疗市场。据悉，双方已在"在线问诊""预约加号"等方面展开深入合作，上线两个月，通过腾讯医疗网上转诊平台成功就诊的患者已超过 22 万人次。腾讯医疗同提供企业、家庭健康管理与就医服务的中澳凯尔健康科技（北京）有限责任公司也展开商业合作。中澳凯尔将为腾讯网、腾讯微博提供医疗与健康管理资讯与咨询服务，也为腾讯用户提供基于互联网的个人健康管理与就医解决方案，同时提供专业的医疗专家团队，形成持续、专业、有效的在线互动，基于互联网提供更广阔的健康管理与医疗资源服务平台。

（2）搜狐：搜狐网的健康频道是全方位的健康资讯平台，发布国内外最及时的健康新闻，为用户提供科学、专业、权威的网上健康指南，帮用户准确找到合适的医院和专家，并提供科学的饮食和营养建议。

优秀的医疗信息网站也应运而生，例如：

（1）丁香园：是从事医疗健康行业者的交流平台，它汇集了许多专业医师和众多从业人员，推出的 App 也延续了这一特色，以专业医师和众多从业人员之间的交流为主。

（2）好大夫在线：创立于 2006 年，是我国领先的互联网医疗平台之一。

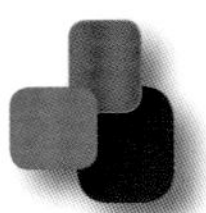

好大夫在线提供最专业、完善的医疗信息服务，其中包括医院 / 医生信息查询、在线问诊、预约挂号、快速找药等服务。创立之初，好大夫在线聚焦于为患者提供就医参考信息，建立了第一个实时更新的互联网医生数据库、第一个专业的网上分诊系统。经过几年的快速发展，好大夫在线已经成为我国大型的医疗分诊平台之一。

通过医疗社交网站的交流同时可以减少信息鸿沟，例如：

（1）PatientsLikeMe 网站于 2004 年创办，是全美最大的病患社交网站。2007 年 12 月被美国《财富》杂志评为 15 家即将改变世界的公司之一。销售给多家医药公司和研究机构网站收集和分析用户群大量珍贵的医疗数据，希望这些数据能产生真正科学意义上的价值，支持第一线的医学研究，加速临床试验的进程。

（2）CureTogether 网站成立于 2008 年，目前正同几所高校进行研究合作。德雷塞尔大学（Drexel University, DU）综合生物信息学中心（Center for Integrated Bioinformatics）的威尔・丹皮尔正利用 CureTogether 网站提供的匿名患者的数据建立一个治疗预测系统。用户在系统中输入自己的症状后，系统就会根据数据库中具有相同症状患者的有效治疗方案，给出用户最佳治疗方案，目前这套系统的准确度约为 80%。

5.1.4 移动运营商

移动运营商主要包括中国移动通信有限公司、中国电信通信有限公司、中国联通通信有限公司、沃达丰（Vodafone）、美国电话电报公司（American Telephone and Telegraph Company, AT&T）、日本移动通信运营商（NTT DoCoMo）等。

5.1.5 系统集成商

国内 RFID 系统集成商主要包括中航芯控科技发展有限公司、深圳市远望谷信息技术股份有限公司等。

医疗物联网系统集成商主要包括华为技术有限公司、中兴通讯股份有限公司、苹果公司（Apple Inc.）等。

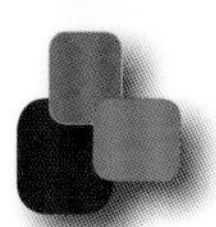

苹果公司正在积极开拓医疗相关业务，并越来越注重其产品在医疗领域的应用。一方面，苹果应用商店（App Store）在移动医疗类业务特别是在个人健康管理方面有良好的分销渠道，苹果应用商店提供的健康服务商品已超过1400件；另一方面，苹果公司不但推出基于iPad的移动HIS和基于iPhone/iPad的家庭健康数据监测系统，而且苹果专卖店正在出售与iPhone、iPad可以紧密结合的新一代便携式医疗设备，例如Withings公司的智能电子秤、与iPad兼容的袖带式血压计、美国AgaMatrix公司制造的能与iPhone端口连接的拇指大小的血糖仪等。不久的将来，消费者将有望见到与iPhone结合更加紧密的更先进的新一代医疗设备。

5.1.6 测试认证服务提供商

测试认证服务提供商主要有美国FDA认证和欧盟CE认证，其中CE（Conformite Europeenne）是一种安全认证标志，也被视为是制造商能够打开并进入欧盟市场的护照。但凡贴有“CE”标志的产品在无须符合欧盟各成员国的要求下可以在欧盟各成员国国内销售[2]。

5.1.7 行业监管机构

医疗电子设备应用事关人体健康与生命安全，有其特殊性。医疗电子设备应按需分为不同的等级，且必须对设备进行认证管理。在我国，国家卫生健康委员会主要负责推进医药卫生体制改革，建立国家基本药物制度并组织实施，统筹规划与协调全国卫生资源配置，负责疾病预防控制工作，负责卫生应急工作，负责医疗机构（含中医院、民族医院等）医疗服务的全行业监督管理，组织制定医药卫生科技发展规划等。因此，医疗电子设备是由国家卫生健康委员会认证管理的。

国外的行业监管者主要有美国食品药品管理局（Food and Drug Administration, FDA）、英国药品和健康产品管理局（Medicines and Healthcare Products Regulatory Agency, MHRA）和加拿大健康产品与食品分局（Health Products and Food Branch, HPFB）等。

（1）FDA是国际医疗审核的权威机构，由美国国会即联邦政府

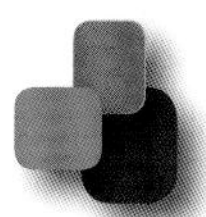

授权，是专门从事食品与药品管理的最高执法机关；是一个由律师、药理学家、医生、微生物学家、统计学家和化学家等各领域专业人士组成的致力于保护、提高和促进国民健康的政府卫生管制的监控机构[3]。目前，通过FDA认证的食品、药品、化妆品和医疗器械等产品，被全球公认为是对人体有效且能够确保安全的产品，是产品品质与效果的全球最高标准的证明，同时也是世界贸易组织（World Trade Organization, WTO）核定相关药品、食品的最高通行认证，一旦产品获此认证，便可在WTO成员方销售，甚至其行销模式，所在国政府都不得干预。

（2）英国药品和健康产品管理局是英国卫生部下属的政府执行机构，保证药物和医疗器械的安全和有效。同时也与英国血液服务组织及卫生机构合作，监管血液及血液制品，保证血液的质量和安全。

（3）加拿大健康产品与食品分局分隶属加拿大卫生部，负责管理所有健康产品及食品的风险和效益，其目标是提供规范的管理制度，最大限度地保证产品健康和食品安全。

5.1.8　保险机构 / 基金会

基金会通常和医疗物联网产业链上的其他环节合作，促进医疗保健业务的开展。联合国基金会（United Nations Foundation）和许多非政府组织在发展中国家开展的移动健康（Mobile Health）项目成功触及了少有机会得到医疗保健服务的人群，这些移动健康服务集中在打电话提醒病人按时服用结核病的药丸，通过短信息让人们知道在哪里可以找到保密的艾滋病检测机构，并利用通信网络追踪疾病的暴发和流行。

美国高通公司在全球开展“无线关爱”项目；在中国，通过与西安联合信息技术股份有限公司以及中国儿童少年基金会合作，于2011年10月在河北省衡水市开展“无线关爱”移动眼健康项目，为40万名14岁以下儿童进行免费的弱视筛查服务。儿童弱视是儿童常见的疾病，发病率在3%～5%，中国约有1 200万儿童患有此病。尤其在欠发达地区，由于医疗资源欠缺，儿童弱视情况更加严重。但如果及早发现，弱视是可以治愈的。“儿童弱视筛查诊疗

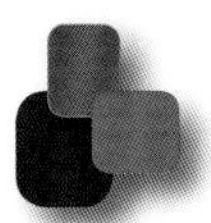

助理通系统”正是移动健康项目针对这个领域的应用。这个系统可以让医护人员通过安装在智能手机上的相关应用，借助无线网络，随时对弱视患儿的基本状况、体检档案、眼科保健知识等信息进行录入和查询。利用该系统的电子病历功能，医护人员可以随时为弱视患儿建立电子病历，使得相关人员可以共享患儿病历，以对患儿进行病情追踪和诊断。通过这个系统已经收集到超过 1 144 例检查记录，其中 684 例确诊为弱视。

5.2 医疗物联网产业链发展趋势

5.2.1 芯片：医疗芯片向微型化与智能化两大趋势发展

MEMS 生物传感器具有小型化、低功耗、集成化的优点，带动了传感器微型化趋势。由于 MEMS 具有小型化（芯片尺寸为毫米级）、低功耗（工作电流为毫安级）、集成化（可与标准 CMOS 集成）、智能化等特点，因此可用于测量运动、声音、温度等参数。MEMS 生物传感器的研究方向主要包括生物体外的医学诊断微系统和生物体内的医学监控、治疗微系统，MEMS 生物医疗芯片已可以把医学分析过程的样品制备、反应、分离、检测等基本操作单元集成化，自动完成分析全过程。随着传感技术由嵌入式技术向 MEMS 技术发展，传感材料逐渐由半导体材料向纳米、纳米硅材料过渡，传感器逐渐趋于微型化和智能化，从而促进可穿戴医疗设备逐渐向植入式发展。

MEMS 技术已经在医疗领域得到广泛应用，有望成为医疗物联网感知层应用的主流。自苹果手表（Apple Watch）问世以来，MEMS 生物传感器市场热度快速上升，其应用不仅局限于心率监测，呼吸 / 睡眠侦测，体脂、血压及血氧等生命体征数据的检测，同时也不断地进入疾病诊断领域，例如白血病、卵巢癌等。MEMS 技术既包括使用现有传感器的新兴医疗应用，如集成了惯性传感器的外骨骼，也包括全新传感器的研发，如气体传感器等。多家公司正在研发 MEMS 生物传感技术的创新系统，这些公司包括 Pixium Vision、Retina Implant AG、Ekso Bionics 以及 Aerocrine，它们都在朝着市

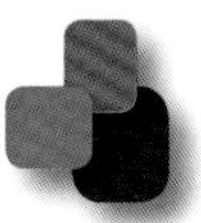

场准入和病患接受度方向而努力。日渐完善的 MEMS 工艺技术使得传感器具有纳米量级的特征尺寸，诸如“生物贴”“智能胰岛素贴”等隐性传感器在越来越广泛的领域中获得应用。

5.2.2　操作系统：呈现开源为主、闭源并存的发展态势

医疗物联网端操作系统(Operating System, OS)兴起后，呈现两种发展路径。当前正在发展的医疗物联网端操作系统介于 PC、手机等复杂操作系统与传统简单的嵌入式操作系统之间，中央处理器（Control Processing Unit, CPU）的运行主频在 500 MHz ～ 1 GHz，具备一定的用户交互能力，支持丰富的低功耗网络连接协议，同时具有模块化、内核可伸缩、云端适配、自组网等技术特征，方便根据设备规格进行二次开发。医疗物联网端操作系统的形成包括两种技术路线：一种是由智能手机操作系统减载而来，具有较强的应用能力，同时获得智能手机生态的强大支持，如苹果的 WatchOS、安卓的 Android Wear 等，目前该类操作系统在智能可穿戴设备领域的份额已突破 70%。该路线的缺点是很难保证对底层应用的最优化，也难以兼顾多种应用场景。另一种是对传统嵌入式操作系统进行功能优化，直接针对底层硬件平台开发，有更好的可靠性和性能，如 ARM 的 mbed、华为的 LiteOS、ThingSquare 的 Contiki 等。该路线的问题是应用生态体系需要重新建立。

医疗物联网端操作系统的软件架构趋于一致，并逐步开放云端接口。为解决碎片化问题，物联网从操作系统层实现通用化，架构逐渐趋于一致。医疗物联网端操作系统由内核、外围模块、协同框架、智能引擎、集成开发环境等组成，具备物联网独有的特点。内核更具弹性，轻量级内核保留任务调度和通信功能，重量级内核通过重新编译和二进制模块选择加载线程调度、内存管理、本地存储等所需应用；外围模块功能注重可伸缩性，将网络协议栈等功能组件从内核中独立出来，并根据设备具体功能按需保留；根据云端接入和大数据分析的需要，协同框架面向设备互联，提供云端接口或云应用引擎；智能引擎面向人工智能，提供语义识别、机器学习等接口。架构上的改变，使端操作系统可以更迎合物联网需求。

医疗物联网端操作系统呈现以开源为主、闭源并存的发展趋势。从产业上

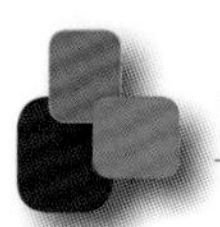

看，医疗物联网目前尚处于发展期，而端操作系统的开源作为医疗物联网的生态构建手段，有利于其加速发展；从技术上看，由于医疗物联网终端形态各异、连接互通性要求高、碎片化严重等特点，导致软硬件开发兼容性要求较高，通过端操作系统的开源可以为软硬件开发的兼容性提供基础。LiteOS 采取开源策略，构建包括芯片、模块、开源硬件、创客以及软件开发者等玩家的开源社区，ARM 公司的 mbed 免费且部分开源，固件当中仍然存在二进制机制，而且其中一部分以受到严密保护的闭源驱动程序形式提供给芯片制造商。在医疗行业有其自身的特殊需求，医疗数据的安全性和保密性要求较高，闭源策略仍需并存。

5.2.3 软件：以云平台为核心的医疗产业生态正在逐步构建

云计算算力强大，医疗物联网的海量数据需要庞大的计算能力，这成为云计算与医疗物联网相结合的最大动力。医疗物联网云平台的核心服务主要包括云共享、医疗支付、临床数据处理、虚拟助手、患者体验管理、EHR、在线健康护理、产业链数据分析、医疗数据传输等。甲骨文健康科学（Oracle Health Sciences）于 2017 年 3 月推出了基于云计算的数据管理工作台，实现了不同来源的临床数据的标准化、可重用及可追溯。云平台厂商 CloudMine 在 2017 年 2 月与云医疗保健服务商 Redox 达成合作，合作方向为云共享。Redox 为医疗系统和云平台扮演了桥梁的作用，CloudMine 用户可以直接连接到包括 EHR 在内的临床系统，更加简单、安全地存储管理关系型数据。医学影像管理公司 Ambra Health 在 2017 年 2 月推出面向医学影像的云平台 Ambra for Developers，已有超过 750 家医疗服务提供商使用 Ambra 网络共享图像，月登录次数超过 75 万次。亚马逊云科技（Amazon Web Services, AWS）在 2017 年 11 月宣布和电子健康记录巨头 Cerner 合作，合作方向包括提取电子病历，分析数据，访问处方信息和保险索赔等数据源，提供医疗建议等。医疗数据分析公司 Zansors 于 2017 年 12 月发布云组件，传感器和应用程序使用 Direct 标准将医疗数据传输给医疗机构，实现将患者生成的数据和健康系统进行连接的目标。

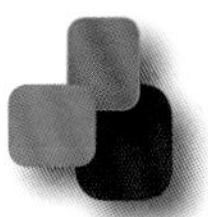

边缘计算适配医疗物联网边缘数据处理，未来云计算和边缘计算将融合发展。边缘计算让数据可以在本地智能设备中进行处理而不必发送到云端，将数据处理和应用程序集中在网络边缘的设备中，触发后可汇总和压缩数据。它将大大减轻系统收集数据的消耗，同时提高服务器和物联网设备的性能。国际数据公司（International Data Corporation, IDC）预计，未来超过 50% 的数据需要在网络边缘侧分析、处理与储存。边缘计算与云计算并非竞争关系，而是一种合作关系，边缘计算适用于需要迅速反应的场景，但是储存和分析能力有限，需要将处理完的数据传输到云端，进行历史数据分析、大数据深度挖掘以及数据的长期存储。边缘计算需与云计算协同合作。

5.2.4　通信：5G 与 NB-IoT 等通信技术有望打破碎片化瓶颈

5G 在医疗物联网领域具有广泛的应用前景和显著的支撑作用，5G 与 AI 技术将赋予医疗领域新的变革。医疗物联网在健康促进、辅助诊断、精准医疗、医院管理、医疗设备管理、医保控费、健康扶贫等方面的应用离不开 5G 和 AI 技术的深度融合。目前推动 5G 发展，特别是面向医疗物联网的应用方面还有一些关键问题亟待解决。一是注重协同创新，集聚通信和医疗双方产业界的共同力量，加强相关企业、行业组织及产业联盟的深度合作，支持龙头企业、科技型中小企业加大 5G 行业应用研发力度，构建开放产业生态和协同创新集群；二是开展试点示范，深入挖掘远程医疗诊断、远程手术救治、应急救援、健康管理等应用场景的需求，推动 5G 智慧医疗技术与产品的集成应用和推广；三是加强政策支撑，开展应用模式探索，构建 5G 智慧医疗标准体系，打造公共试验平台，着力解决融合发展中的共性和基础性问题。

窄带物联网（Narrow Band Internet of Things, NB-IoT）通信技术适配物联网远程传输技术需求与医疗场景需求。物联网远程传输技术主要包括蜂窝网技术与低功耗广域网（Low Power Wide Area Network, LPWAN）技术。蜂窝网技术连接速度比较可观，但是功耗较大，更适宜于终端可自取电的应用场景。LPWAN 技术满足低功耗需求，主要包括 NB-IoT、增强型机器类型通信（enhanced Machine-Type Communication, eMTC）、长距离通信（Long

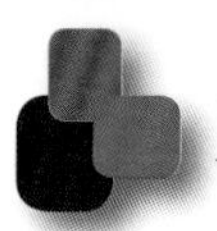

Range, LoRA）三种制式，其中 eMTC 主要在语音场景有刚性需求，但相对于 NB-IoT 和 LoRA，产业生态相对薄弱，尚需时间培育；LoRA 主要应用于非授权频段，适合建立企业的本地私网，因频段易受干扰，运营管理成本高、维护困难，运营商大规模建设 LoRA 的积极性不高；而 NB-IoT 技术具有低功耗（超过 10 年电池寿命）、低成本（每个模组成本不足 60 元）、大连接（单个扇区能支持 10 万连接）、广覆盖（可覆盖地下）的优势，是物联网终端远距离连接的优选解决方案。国际无线标准组织第三代合作伙伴计划（3rd Generation Partnership Project, 3GPP）于 2016 年发布了 NB-IoT 的核心标准之后，物联网产业发展迅速，医疗物联网是最有可能率先取得突破、实现大规模落地的垂直领域之一。医疗物联网的数据采集不受时间与地点的限制，远程监护平台实现了自动采集患者多项生命体征数据，并将数据上传至医院控制中心，实时分析数据并预警，远程医疗服务适宜慢性病管理、随诊随访与定制化健康管理服务。

NB-IoT 技术已获得行业政策青睐，发展潜力巨大。2017 年 6 月，工业和信息化部办公厅正式发布《关于全面推进移动物联网（NB-IoT）建设发展的通知》，要求加快推进网络部署，构建 NB-IoT 网络基础设施。到 2020 年，NB-IoT 网络实现全国普遍覆盖，面向室内、交通路网、地下管网等应用场景实现深度覆盖，基站规模达到 150 万个。同时，要求推广 NB-IoT 在细分领域的应用，逐步形成规模应用体系，2020 年 NB-IoT 总连接数超过 6 亿。华为、高通、因特网、Nordic、联发科等公司均已研制 NB-IoT 芯片，在 2017—2018 年间陆续量产并商用出货。标准整合与单模块成本降低的进度将成为 NB-IoT 技术是否能够得到顺利推广的关键。

5.2.5 集成：医疗数据安全及服务品质成为应用关注热点

医疗物联网应用层的数据安全可靠是十分重要的。医疗物联网的典型场景应用的数据服务不仅要注重成本，还需要保障安全可靠地传送数据。谷歌云平台医疗应用程序为保障数据安全，开发了具有芯片内安全进程的硬件 Titan，并提供了数据丢失预防（Data Leakage Prevention, DLP）应用

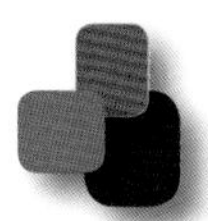

程序接口（Application Programming Interface, API）来寻找、编写储存在云环境里的敏感数据；ClearDATA 支持互操作、病人预约、数据分析等医疗健康信息信任联盟（Health Information Trust Alliance, HITRUST）公认的管理云基础设施，遵循《健康保险携带和责任法案》（Health Insurance Portability and Accountability Act, HIPAA）隐私条例以及经济与临床健康卫生信息技术（Health Information Technology for Economic and Clinical Health, HITECH）法令；IBM 云的 BigBlue 提供了包括医疗大数据分析和认知的高级平台服务，IBM Watson 健康平台可以进行多源数据收集、数据一般化和数据分析，安全方面涵盖了端到端加密、基于角色的接入、事件监测和警报；微软 Azure 自 2011 年起就通过其云基础设施平台支持医疗服务，拥有众多安全证书，包括 ISO/IRC、加拿大标准协会（Canadian Standards Association, CSA）、消费者中心经营（Consumer Centered Management, CCM）、ITAR、HITRUST、HIPAA/HITECH 以及 CIS 证书等，并将每年十亿美元的预算用于安全性研究和开发。

智能化和个性化是医疗物联网未来的发展方向。应用场景主要有医疗服务和成本控制两方面，其中医疗服务需求为目前主要的应用场景。与简单的医院信息系统相比，智能化和个性化的医疗物联网可更进一步提升医疗效率。目前医疗 AI 主要应用场景为医用虚拟助理、病历与文献分析、智能医疗影像辅助诊断等。医用虚拟助理相对于苹果智能语音助手（Siri）、微软小娜（Cortana）等通用虚拟助理的难点在于患者的描述基本不是标准的医学术语，难以与标准医学知识库对比得出结论。目前的解决方案主要是以选择题的方式与用户沟通，以了解问题并分诊。病历与文献分析的技术关键在于利用自然语言处理技术将非结构化的自然语言转化为结构化的数据；需要对句子中的命名实体进行识别，查找语义之间的关联，并对非标准化的输入进行处理。智能医疗影像辅助诊断的处理步骤主要包括提取图像，并利用图像分割技术提取图像有意义的区域，再利用一些图像识别方法对图像进行预处理，突出有效信息，利用算法提取病变区域，最后交给模型进行处理。阿里健康信息技术有限公司已于 2017 年 7 月推出医疗 AI “Doctor You”，实现肺结节 CT 的远程影像诊断。

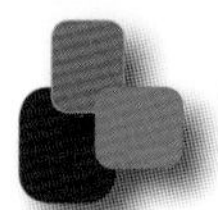

5.2.6 行业监管：产业集聚与标准完善将是核心发力点

产品和应用的碎片化制约医疗物联网的发展。目前医疗物联网的市场和应用碎片化严重，缺乏能够凝聚产业形成发展合力、具有产业引领和绝对话语权的灵魂企业，发展医疗物联网产业必须进行产业聚焦，在应用中整合市场和行业。优化产业集聚区发展环境，完善对产业集聚区的科学、规范管理，推动产业集聚区向规模化、专业化、协作化方向发展，促进集聚区之间的资源共享、优势互补，对于推进物联网产业有序健康发展至关重要。我国医疗物联网及其相关领域基本处于试点阶段，在行业规模化、集群化，自主知识产权等关键性知识的应用，与国际先进水平相比差距较大。从医用传感器、特定应用产品研制和开发的现状而言，没有形成规模化的产业集群，且一体化的产业链到目前为止还很不明晰。

标准和规范的制定与推动对促进物联网在医疗健康领域的渗透、融合意义重大。统一、规范的标准是物联网产业发展的基础。由于缺乏统一的技术标准，目前很多医疗物联网厂家仍处于各自为政的状态，终端厂商、应用厂商、集成厂商无法有效分工协作，产业分工不能细化，进而影响整个产业规模化的发展。目前还没有全覆盖的统一的医药产品及医疗器械的编码，大量的重新编码和读取浪费了人力和物力，造成医疗资源的浪费。主要的两个编码规范是中国物品编码中心的商品条码体系标准和国家药品监督管理局的国家药品编码，但这两个体系标准不一致，再加上医疗产品关联方多等原因，造成目前医疗物流链编码体系尚未统一。例如血液管理，血站与医院间的信息不能互联，血液需求、血液存储情况信息不能实时共享，易造成血液缺乏及血液溯源困难。

固有的工作模式与过高的终端产品价格成为产业发展的阻力。由于医疗物联网的全面推进，导致了医护人员的工作模式和流程发生了根本性的变化，不少医护人员因此必须放弃已有的工作流程，开始学习、接受一种全新的工作模式。固有的工作模式成为医疗物联网推进过程中的阻力。而且医疗物联网中广泛应用的传感器技术应用成本远远高于现阶段广泛应用的条形码的成本。传感器相关产品的价格过高，制约了物联网相关技术的广泛采用和推广。

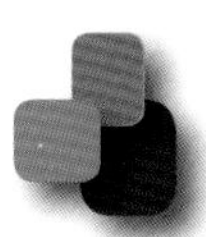

5.3　国内外商用公司的产业链布局

近年来，医疗物联网的迅速崛起吸引了各行各业的关注，百度、阿里巴巴、腾讯、苹果、谷歌等商业巨头纷纷布局这个领域；根据 IBM、谷歌、腾讯、阿里巴巴、苹果、百度、微软在医疗领域的自有项目、投资收购动作，可以看出这些商业巨头的布局措施。

5.3.1　百度的医疗布局思路

百度侧重在“智能硬件 + 在线医疗 + 大数据”上稳扎稳打，也对医疗健康领域十分重视，但它的主要精力一直放在数据建设上。从最基础的百度搜索，到后期的百度知道、百度百科等，再到 2013 年布局可穿戴智能硬件、筹备健康云、以及与国家药品监督管理局、国家卫生健康委员会的数据信息中心合作，可以看出百度的重点都在收集、整理、分析医疗健康数据，进而提供全新定制化的健康服务，如图 5-2 所示。

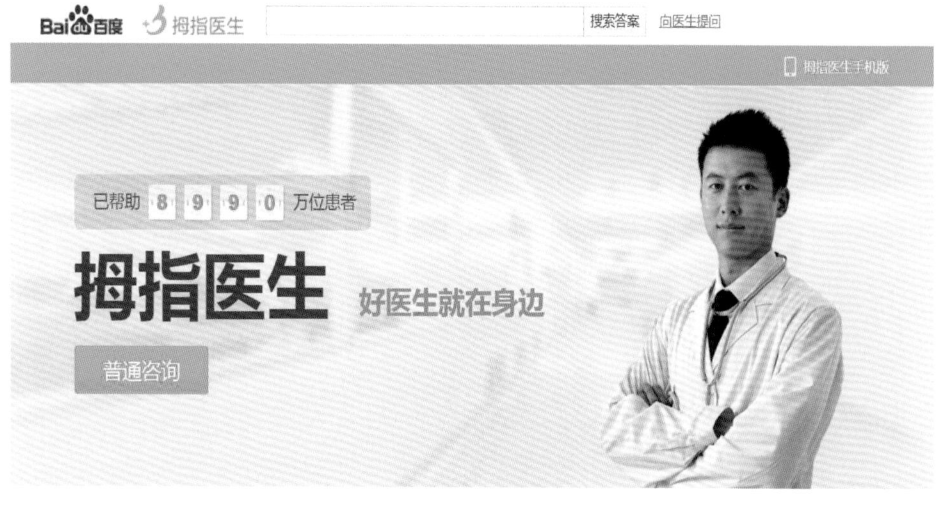

图 5-2　百度在线医疗

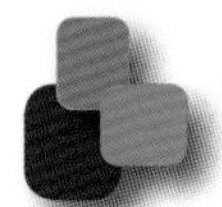

5.3.2 IBM 的医疗布局思路

1. 计算机信息技术布局与医疗软硬件开发

纵观 20 世纪 IBM 的医疗布局，其投入较为传统，大部分都是自有开发医疗硬件、软件。例如，体外循环装置（人工心肺机）、数据采集系统、听力受损的信号处理等。

2. 智慧地球与超级计算机“沃森（Watson）”

IBM 的 Watson 已收录了肿瘤学研究领域的 42 种医学期刊、临床试验的 60 多万条医疗证据和 200 万页文本资料。通过 Wastson，护士可以快速完成复杂的病历检索；审查医疗服务提供者的医疗请求；为癌症患者诊断、配药，为医药专家提供更多疾病考量因素等。

3. 云端服务与智慧医疗

从近五年的医疗发展方向来看，IBM 逐步偏向大数据、云计算、健康管理和数字应用领域，例如与苹果公司、强生公司等巨头的强强联合，就可看出其布局“智慧医疗”的决心。IBM 与易联众联合宣布打造我国第一个针对糖尿病健康管理的健康云创新中心，加速智慧医疗在国内的有效落地。与传统基于项目的合作不同，IBM 与易联众的此次合作面向未来医疗服务模式，双方将合力对研发、市场、渠道优势资源进行整合，共同投入，利用云计算技术，针对糖尿病医护的特点，在健康云解决方案的研发、健康云服务试点及市场推广、健康云第三方应用招募等三个方面展开深入合作，共同推动创新。

5.3.3 谷歌的医疗布局思路

近年来，谷歌通过大量的收购在医疗健康应用、健康档案管理、新型药剂、基因技术、医疗大数据、远程医疗和智能穿戴等方面进行了布局，如表 5-1 所示。

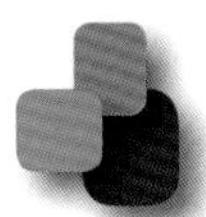

表 5-1　谷歌医疗健康应用的布局

时间	公司名称	金额	轮次	行业领域
2007/5/1	23andMe	900 万美元	A 轮	基因测序公司
2009/6/18	23andMe	1 260 万美元	B 轮	
2010/1/22	Adimab	820 万美元	D 轮	人免疫球蛋白研发公司
2010/11/9	23andMe	2 200 万美元	C 轮	
2010/12/1	iPierian	110 万美元	种子轮	研发神经性退行性病变药物公司
2010/12/1	Humanoid	111 万美元	种子轮	人工智能软件开发公司
2011/1/7	23andMe	900 万美元	C 轮	
2011/4/1	Wingu	未公布	A 轮	开发药物研发的相关软件
2011/10/12	DNAnexus	1 500 万美元	B 轮	基因组医学技术公司
2011/10/18	Foundation Medicine	3 350 万美元	A 轮	个性化医疗的临床诊断公司
2012/4/3	Adimab	1 400 万美元	投资	
2012/9/5	Predilytics	600 万美元	A 轮	基于大数据的医疗健康分析服务
2012/9/20	Foundation Medicine	4 250 万美元	B 轮	
2012/11/28	Transcriptic	120 万美元	种子轮	生物技术软件服务公司
2012/12/20	FitStar	100 万美元	A 轮	开发医疗健康类 App 技术公司
2012/12/21	23andMe	5 790 万美元	D 轮	
2013/1/17	Flatiron Health	800 万美元	A 轮	
2013/3/21	1 Life Healthcare	3 000 万美元	E 轮	针对企业提供基层医疗服务
2013/3/23	One Medicine Group	3 000 万美元	私募资本	数字化诊所运营商
2013/6/20	FitStar	400 万美元	种子轮	
2013/7/22	SynapDx	1 540 万美元	投资	血液检测早期自闭症生物实验公司
2013/8/28	Rani Therapeutics	未公布	B 轮	
2013/8/31	WIMM Labs	谷歌收购		研发可穿戴的智能微设备技术公司
2013/9/18	Calico			谷歌自建的抗衰老与疾病研发公司
2013/12/10	Doctor on Demand	300 万美元	种子轮	移动医疗公司
2014/1/3	DNAnexus	1 501 万美元	C 轮	
2014/2/14	Transcriptic	280 万美元	种子轮	
2014/4/9	Savioke	200 万美元	种子轮	研发自主机器人技术公司
2014/4/17	One Medicine Group	4 000 万美元	私募资本	
2014/5/7	Flatiron Health	1.3 亿美元	B 轮	癌症治疗信息技术公司
2014/8/20	Wearable Intelligence	790 万美元		可穿戴设备技术公司
2014/9/11	Lift Labs	谷歌收购		为帕金森病人提供家庭治疗硬件
2015/3/21	Spruce Health	1 500 万美元	A 轮	医疗健康信息技术公司
2015/3/26	Rani Therapeutics	未公布	C 轮	口服分子药、生物治疗技术公司

5.4　本章小结

完整的医疗物联网产业链包括传感器芯片供应商、传感器设备供应商、移动运营商、应用软件开发商、系统集成商、医疗服务供应商、测试认证服务提供商、行业监管机构、用户等，产业链中的每一个角色对医疗物联网的发展都起到十分关键的作用。

如图 5-3 所示，通过医疗物联网平台，建立物联网产业链各方协作模式，实现产业链的协同发展，促进其与用户、集成商的合作，本着共赢的原则，充分发挥产业链各方优势，并强化自身产业链地位。

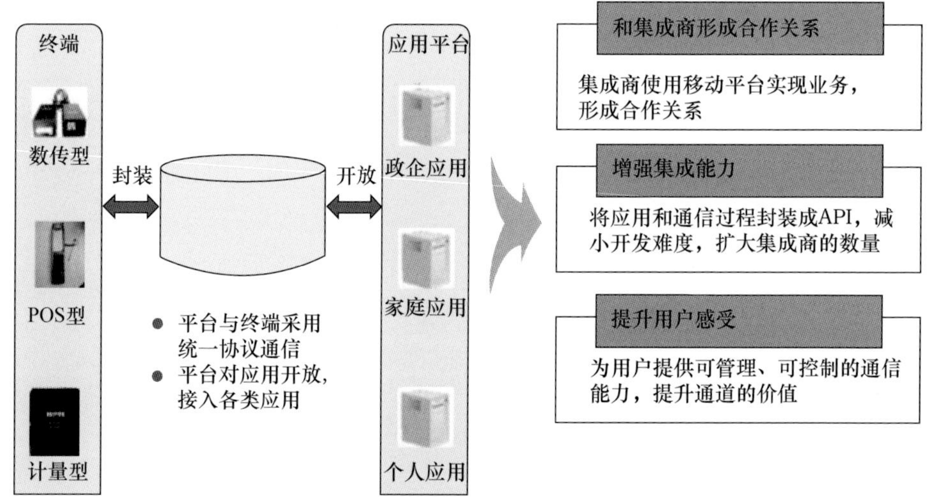

图 5-3　医疗物联网产业链协作模式

参考文献

[1] 简伟 . 超高速毫米波无线传感通信系统 [D]. 北京：北京邮电大学 , 2011.

[2] 刘鹏 . 国际贸易中绿色包装的法律研究 [D]. 贵阳：贵州大学 , 2010.

[3] 张琛也 . 大连公安机关打击食品药品犯罪问题研究 [D]. 大连：大连海事大学 , 2015.

6

第六章　医疗物联网知识产权分析

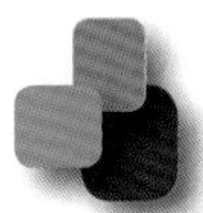

6.1　前言

本章将对经过检索、筛选和分类标引后的医疗物联网技术领域主要国家和组织的专利信息数据进行统计和分析，对目前世界范围内医疗物联网领域的整体技术发展情况、不同区域技术发展情况以及主要技术竞争者的情况从专利角度进行分析，特别是对我国的专利数据进行专项分析，并以分析结果形成客观的研究报告。

检索专利时，专利数据源为智慧芽（patsnap）全球专利数据库，数据时间范围截止至2020年8月31日的已公开/公告的专利。主题分析专利数量主体为：中国专利[1]为23 591件，美国专利为36 082件，世界知识产权组织专利为14 377件，欧洲专利组织专利为11 031件，韩国专利为7 443件。

6.2　专利总体分析

本节将对医疗物联网领域专利信息数据进行总体分析。

6.2.1　总体发展趋势分析

涉及医疗物联网的中外专利技术申请共有118 388件。如图6-1所示，显示了医疗物联网专利申请的发展趋势，可以看出，该领域自1921年就开始有专利申请，但申请量很小，属于技术萌芽期；之后一直缓慢发展，没有技术突破，直到1995—2000年开始快速增长；2001—2010年申请增量趋于平稳；2010年后，专利申请数量迅速增加。目前该领域正处于快速发展阶段，创新不断涌现。

1　本章中中国专利调查数据均为向中国国家知识产权局递交的专利申请，数据未包括香港特别行政区、澳门特别行政区和台湾省；部分数据因四舍五入的原因，可能存在总计与分项合计不等的情况。

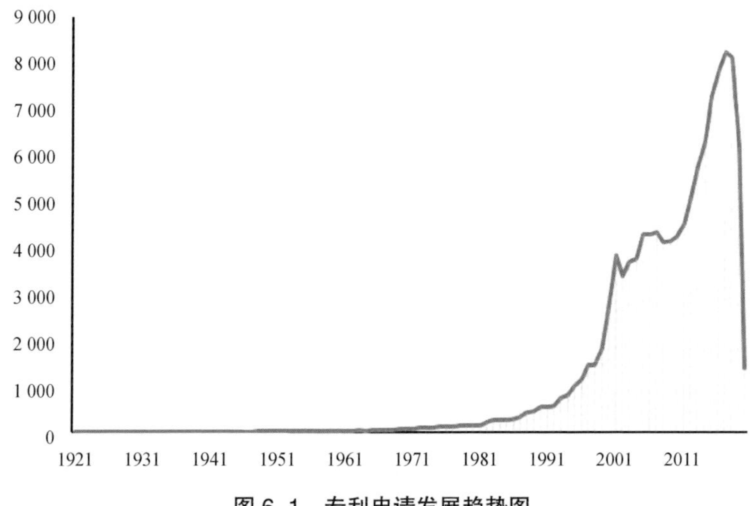

图 6-1　专利申请发展趋势图

6.2.2　各国专利技术发展状况综合分析

医疗物联网行业专利区域分布如图 6-2 所示，美国专利申请量约占总申请量的 30%，位居第一，在该行业占有很强的优势，联想到美国先进的互联网技术和医疗技术，特别是美国较强的知识产权保护意识，专利数量排名第一是意料之中的；其次是中国，专利申请量约占总申请量的 21%；世界知识产权组织和欧洲专利局实力相当，专利申请量分别约占总申请量的 12% 和 9%。从上述分析可以看出，中国在医疗物联网领域的技术创新实力、专利创造实力均居世界前列。与其他传统行业相比，中国在该领域有较强的知识产权竞争力。

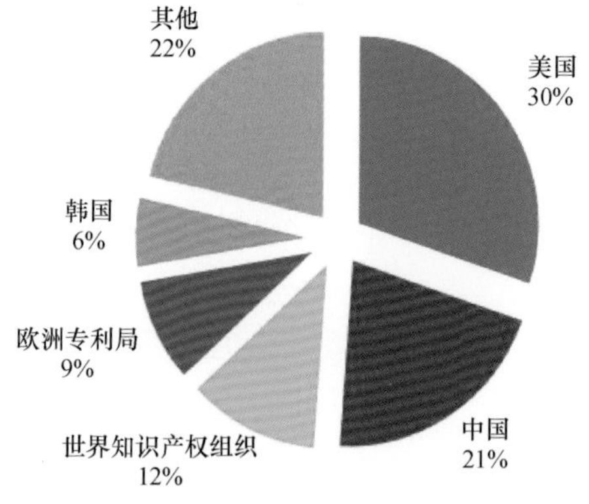

图 6-2　专利申请区域分布图

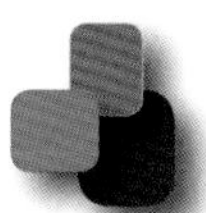

医疗物联网专利申请区域发展趋势如图 6-3 所示，位于首位的美国，专利申请量在 1993—2001 年迅速增长，而从 2002 年开始，稳步发展；排在第二位的中国专利申请始于 1985 年，从 2002 年开始，专利申请量快速增长，从 2005 年开始呈现爆发式增长，这与我国对物联网技术加大政策和资金的扶持力度有密切关系；世界知识产权组织申请始于 1979 年，在 1997—2001 年专利申请量快速增长，从 2002 年开始稳步增长。总体来看，韩国、美国、欧洲等发达国家和地区的技术开发与专利申请活动在时间上处于领先地位，并且已经积累了大量的技术优势；中国区域的专利技术发展在时间上落后于发达国家，但是随着中国国内经济的发展，专利技术得到了快速发展。

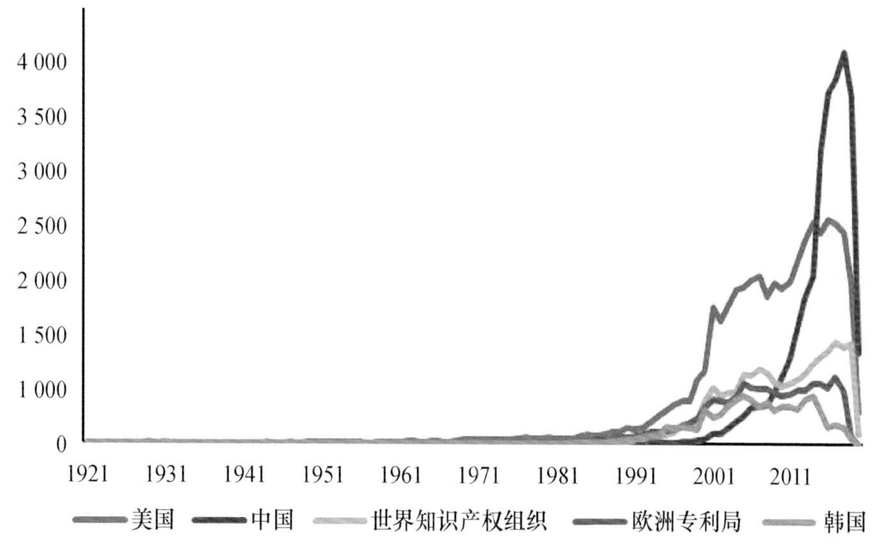

图 6–3 专利申请区域趋势分析

从表 6-1 可以发现，医疗物联网的专利大部分都集中在近 20 年，专利技术较新，相对于传统行业技术积累较为薄弱。美国、中国和世界知识产权组织的专利申请 85% 以上都集中在近 20 年，中国近 20 年的专利申请量占比遥遥领先。

总体来看，中国无论是从专利申请数量还是申请趋势来看，技术开发活动和相关专利申请目前处于相对领先的地位，专利技术正在迅猛发展。

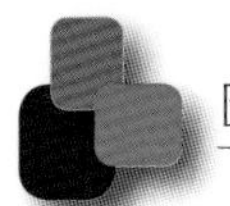

表 6–1　医疗物联网近 20 年（2001—2020）区域申请量

区域	专利总量	专利总量（2001—2020）	专利总量占专利总量百分比
美国	36 082	30 833	85.45%
中国	23 591	23 371	99.07%
世界知识产权组织	14 377	12 833	89.26%
欧洲专利局	11 031	9 025	81.81%
韩国	7 443	5 972	80.24%

6.2.3　总体申请人分析

医疗物联网主要申请人的专利申请情况如图 6-4 所示，可以看到前 10 位申请人中，美国申请人 7 位，韩国申请人 2 位，荷兰申请人 1 位。美敦力公司（MEDTRONIC, INC.）专利申请量最多，在美国、加拿大、德国、澳大利亚、中国、日本、欧洲专利局及世界知识产权组织都有专利申请，市场较广。

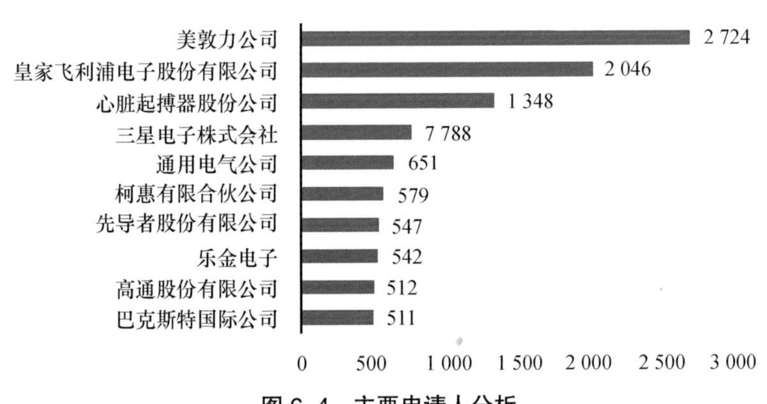

图 6–4　主要申请人分析

在美国医疗物联网行业前 10 位的专利申请人中，美敦力公司（MEDTRONIC, INC.）的专利申请量最大，其次是心脏起搏器股份公司（CARDIAC PACEMAKERS, INC.）。另外，排名前 10 位的公司中，5 家公司 90% 以上的专利是集中在这近 20 年申请的，目前这些公司都在持续进行着该领域的技术研发，是美国在该领域重点技术的主要掌握者，如表 6-2 所示。

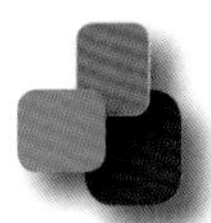

表 6-2　美国医疗物联网近 20 年（2001—2020）专利申请人分析

美国医疗物联网近 20 年专利申请人分析			
机构名称	专利总量	专利总量（2001—2020）	专利总量占专利总量百分比
美敦力公司（MEDTRONIC, INC.）	1 228	990	80.62%
心脏起搏器股份公司（CARDIAC PACEMAKERS, INC.）	795	738	92.83%
皇家飞利浦电子股份有限公司（KONINKLIJKE PHILIPS N.V.）	471	443	94.06%
先导者股份有限公司（PACESETTER, INC.）	441	258	58.50%
国际商业机器公司（INTERNATIONAL BUSINESS MACHINES CORPORATION）	360	316	87.78%
通用电气公司（GENERAL ELECTRIC COMPANY）	358	299	83.52%
波士顿科学西美德公司（BOSTON SCIENTIFIC SCIMED, INC.）	292	221	75.68%
微软技术许可有限责任公司（MICROSOFT TECHNOLOGY LICENSING, LLC）	231	220	95.24%
柯惠有限合伙公司（COVIDIEN LP）	216	205	94.91%
波士顿科学神经调制公司（BOSTON SCIENTIFIC NEUROMODULATION CORPORATION）	198	193	97.47%

在世界知识产权组织医疗物联网行业前 10 位的专利申请人中，美敦力（MEDTRONIC, INC.）的专利申请量最大，其次是荷兰皇家飞利浦电子股份有限公司（KONINKLIJKE PHILIPS N.V.）。另外，排名前 10 位的公司除美敦力公司（MEDTRONIC, INC.）、加利福尼亚大学（THE REGENTS OF THE UNIVERSITY OF CALIFORNIA）外的专利都是集中在近 20 年申请的。目前这些公司都在持续进行着该领域的技术研发，是世界知识产权组织在该领域重点技术的主要掌握者，如表 6-3 所示。

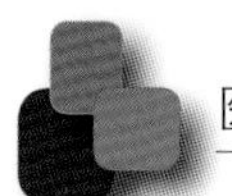

表 6-3　世界知识产权组织医疗物联网近 20 年（2001—2020）专利申请人分析

机构名称	专利总量	专利总量（2001—2020）	专利总量占专利总量百分比
美敦力公司（MEDTRONIC, INC.）	592	511	86.32%
皇家飞利浦电子股份有限公司（KONINKLIJKE PHILIPS N.V.）	438	435	99.32%
心脏起搏器股份公司（CARDIAC PACEMAKERS，INC.）	194	175	90.21%
Forsell Peter*	125	122	97.60%
加利福尼亚大学（THE REGENTS OF THE UNIVERSITY OF CALIFORNIA）	89	79	88.76%
高通股份有限公司（QUALCOMM INCORPORATED）	88	85	96.59%
米卢克斯控股股份有限公司（MILUX HOLDING S.A.）	77	77	100.00%
豪夫迈·罗氏有限公司（F. HOFFMAN-LA ROCHE AG）	66	66	100.00%
通用电气公司（GENERAL ELECTRIC COMPANY）	60	59	98.33%
波士顿科学神经调制公司（BOSTON SCIENTIFIC NEUROMODULATION CORPORATION）	60	60	100.00%

* 为个人申请人。

在欧洲知识产权局医疗物联网行业前 10 位的专利申请人中，美敦力公司（MEDTRONIC, INC.）的专利申请量最大，其次是皇家飞利浦电子股份有限公司（KONINKLIJKE PHILIPS N.V.）。波士顿科学有限公司（BOSTON SCIENTIFIC LIMITED）在 2008 年之后未见专利申请，可能与该公司的组织机构变更有关，如表 6-4 所示。

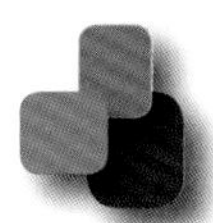

表 6-4　欧洲专利局医疗物联网近 20 年（2001—2020）专利申请人分析

机构名称	专利总量	专利总量（2001—2020）	专利总量占专利总量百分比
美敦力公司（MEDTRONIC, INC.）	410	310	75.61%
皇家飞利浦电子股份有限公司（KONINKLIJKE PHILIPS N.V.）	409	389	95.11%
心脏起搏器股份公司（CARDIAC PACEMAKERS, INC.）	181	160	88.40%
豪夫迈·罗氏有限公司（F. HOFFMAN-LA ROCHE AG）	94	93	98.94%
柯惠有限合伙公司（COVIDIEN LP）	82	80	97.56%
巴克斯特国际公司（BAXTER INTERNATIONAL INC.）	74	57	77.03%
高通股份有限公司（QUALCOMM INCORPORATED）	69	66	95.65%
柯克推广有限公司（KIRK PROMOTION LTD.）	65	65	100.00%
三星电子株式会社（SAMSUNG ELECTRONICS CO., LTD.）	65	64	98.46%
波士顿科学有限公司（BOSTON SCIENTIFIC LIMITED）	60	32	53.33%

在韩国医疗物联网行业前 10 位的专利申请人中，韩国乐金电子（LG ELECTRONICS INC.）的专利申请量最大，其次是韩国三星电子株式会社（SAMSUNG ELECTRONICS CO., LTD.）。除比兹摩德莱恩有限公司（BIZMODELINE CO., LTD.）和韩国移动通信株式会社（SK TELECOM CO., LTD.）外，其他公司近 20 年产生专利均低于总数的 90%，较美国、中国、世界知识产权组织、欧洲专利局在该领域近 20 年产生的专利比例低，显示韩国在医疗物联网行业竞争力后劲有限，如表 6-5 所示。

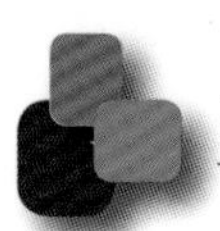

表 6-5　韩国医疗物联网近 20 年（2001—2020）专利申请人分析

机构名称	专利总量	专利总量（2001—2020）	专利总量占专利总量百分比
乐金电子（LG ELECTRONICS INC.）	395	303	76.71%
三星电子株式会社（SAMSUNG ELECTRONICS CO.， LTD.）	368	257	69.84%
韩国电子通信研究院（ELECTRONICS AND TELECOMMUNICATIONS RESEARCH INSTITUTE）	325	207	63.69%
韩国通信股份有限公司（KT CORPORATION）	222	115	51.80%
大宇电子株式会社（DONGBU DAEWOO ELECTRONICS CORPORATION）	187	11	5.88%
韩国移动通信株式会社（SK TELECOM CO.， LTD.）	125	113	90.40%
高通股份有限公司（QUALCOMM INCORPORATED）	66	56	84.85%
索尼公司（Sony Corporation）	62	45	72.58%
皇家飞利浦电子股份有限公司（KONINKLIJKE PHILIPS N.V.）	59	44	74.58%
比兹摩德莱恩有限公司（BIZMODELINE CO.， LTD.）	43	43	100.00%

6.3　总体技术分析

如图 6-5 所示，医疗物联网的技术主要集中在 A61B5（用于诊断目的的测量、人的辨识）、A61N1（电疗法，其所用的线路）和 G06F19（专门适用于特定应用的数字计算或数据处理的设备或方法）。

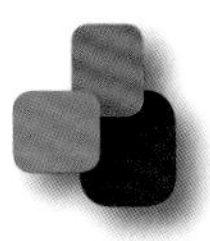

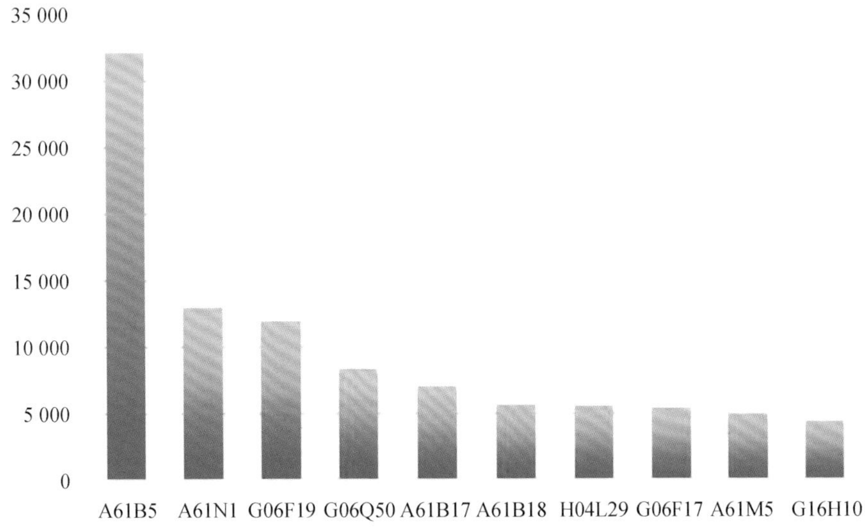

图 6-5　主要技术分析

如图 6-6 所示，医疗物联网主要技术 A61B5、G06F19 的专利申请量在 2011 年前相对平稳，2011—2016 年处于快速增长期，2016 年后逐渐下降可能与专利由申请到公开需要一定周期有关。排名第三到第五的技术专利申请量稳步发展。

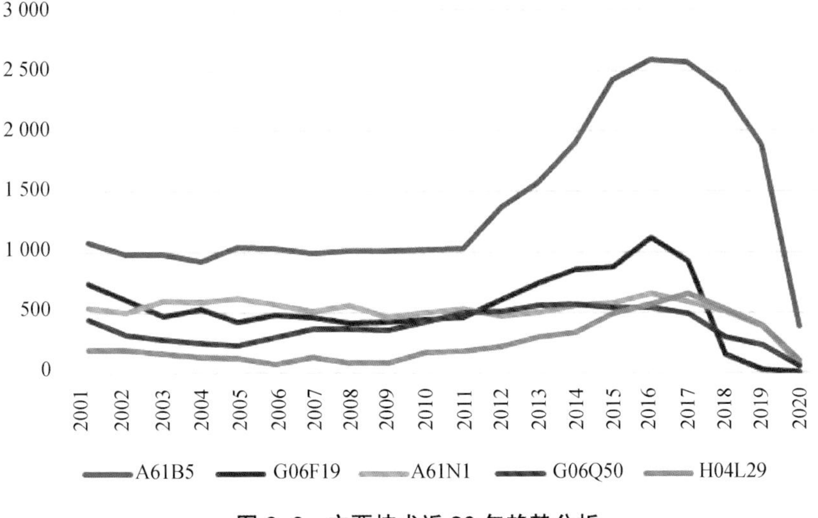

图 6-6　主要技术近 20 年趋势分析

6.3.1 美国专利技术分析

如图 6-7 所示，美国医疗物联网的技术主要集中在 A61B5、A61N1 和 G06F19。

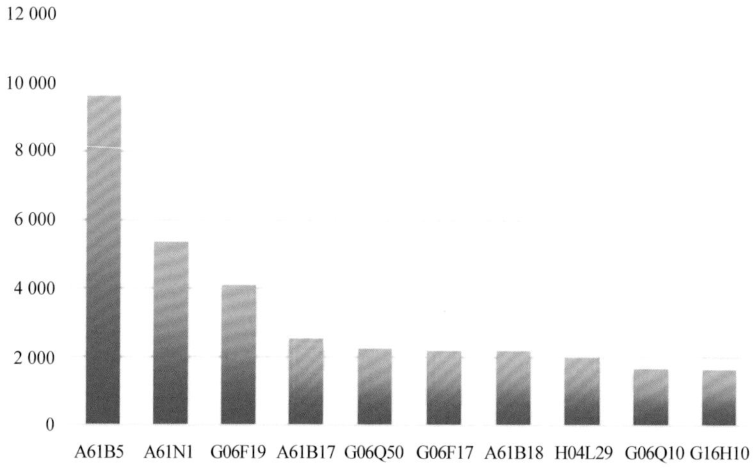

图 6–7 美国专利主要技术分析

如表 6-6 所示，美敦力公司（MEDTRONIC， INC.）、心脏起搏器股份公司（CARDIAC PACEMAKERS， INC.）在上述三个技术分支持有的专利数量较多，皇家飞利浦电子股份有限公司（KONINKLIJKE PHILIPS N.V.）在 A61B5、G06F19 持有较多专利，先导者股份有限公司（PACESETTER， INC.）在 A61N1 持有较多专利。

表 6–6 美国专利主要技术分支专利申请对比

技术分支	主要申请人
A61B5	美敦力公司（MEDTRONIC， INC.） 心脏起搏器股份公司（CARDIAC PACEMAKERS， INC.） 皇家飞利浦电子股份有限公司（KONINKLIJKE PHILIPS N.V.）
A61N1	美敦力公司（MEDTRONIC， INC.） 心脏起搏器股份公司（CARDIAC PACEMAKERS， INC.） 先导者股份有限公司（PACESETTER， INC.）
G06F19	美敦力公司（MEDTRONIC， INC.） 皇家飞利浦电子股份有限公司（KONINKLIJKE PHILIPS N.V.） 心脏起搏器股份公司（CARDIAC PACEMAKERS， INC.）

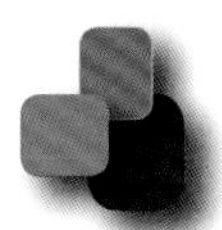

6.3.2　世界知识产权组织专利技术分析

如图 6-8 所示，世界知识产权组织医疗物联网的技术主要集中在 A61B5、A61N1 和 G06F19。

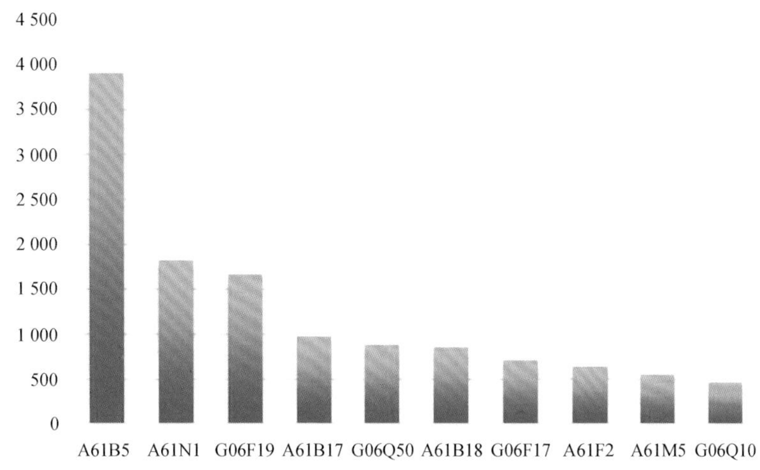

图 6–8　世界知识产权组织专利主要技术分析

如表 6-7 所示，在世界知识产权组织医疗物联网的 A61B5、A61N1 技术领域中，美敦力公司（MEDTRONIC， INC.）的专利申请量最多；在 G06F19 技术领域中，皇家飞利浦电子股份有限公司（KONINKLIJKE PHILIPS N.V.）的专利申请量最多。

表 6–7　世界知识产权组织专利主要技术分支专利申请对比

技术分支	主要申请人
A61B5	美敦力公司（MEDTRONIC， INC.） 皇家飞利浦电子股份有限公司（KONINKLIJKE PHILIPS N.V.） 心脏起搏器股份公司（CARDIAC PACEMAKERS， INC.）
A61N1	美敦力公司（MEDTRONIC， INC.） 心脏起搏器股份公司（CARDIAC PACEMAKERS， INC.） 波士顿科学神经调制公司（BOSTON SCIENTIFIC NEUROMODULATION CORPORATION）
G06F19	皇家飞利浦电子股份有限公司（KONINKLIJKE PHILIPS N.V.） 美敦力公司（MEDTRONIC， INC.） 豪夫迈·罗氏有限公司（F. HOFFMAN-LA ROCHE AG）

6.3.3 欧洲专利局专利技术分析

如图 6-9 所示，欧洲专利局医疗物联网的技术主要集中在 A61B5、A61N1 和 G06F19。

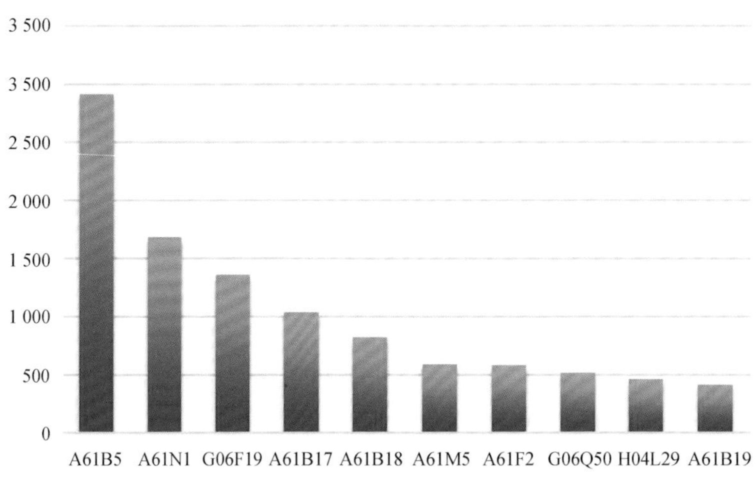

图 6–9　欧洲专利局专利主要技术分析

如表 6-8 所示，在欧洲专利局医疗物联网的 A61N1 技术领域中，美敦力公司（MEDTRONIC， INC.）的专利申请量最多；在 A61B5、G06F19 技术领域中，皇家飞利浦电子股份有限公司（KONINKLIJKE PHILIPS N.V.）的专利申请量最多。

表 6–8　欧洲专利局专利主要技术分支专利申请对比

技术分支	主要申请人
A61B5	皇家飞利浦电子股份有限公司（KONINKLIJKE PHILIPS N.V.） 美敦力公司（MEDTRONIC， INC.） 心脏起搏器股份公司（CARDIAC PACEMAKERS， INC.）
A61N1	美敦力公司（MEDTRONIC， INC.） 心脏起搏器股份公司（CARDIAC PACEMAKERS， INC.） 波士顿科学神经调制公司（BOSTON SCIENTIFIC NEUROMODULATION CORPORATION）
G06F19	皇家飞利浦电子股份有限公司（KONINKLIJKE PHILIPS N.V.） 美敦力公司（MEDTRONIC， INC.） 豪夫迈·罗氏有限公司（F. HOFFMAN-LA ROCHE AG）

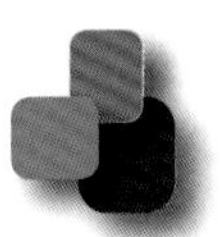

6.3.4　韩国专利技术分析

如图 6-10 所示，韩国区域医疗物联网的技术主要集中在 G06Q50（特别适用于特定商业领域的系统或方法，例如公用事业或旅游）、A61B5（用于诊断目的的测量、人的辨识）和 H04L12（数据交换网络）。

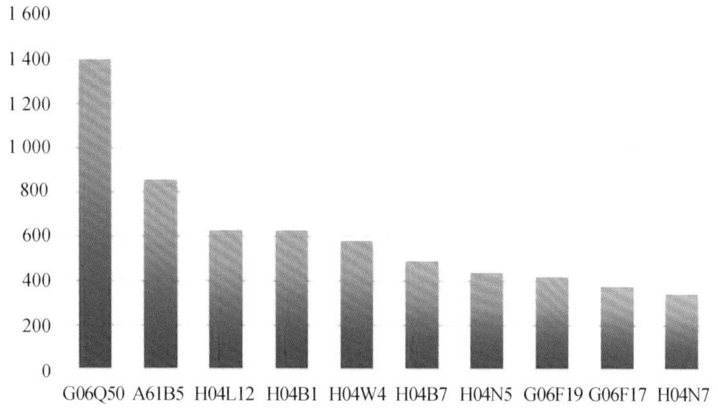

图 6–10　韩国区域专利主要技术分析

如表 6-9 所示，在韩国医疗物联网的 G06Q50 技术领域中，韩国通信股份有限公司（KT CORPORATION）的专利申请量最多；在 A61B5 的技术领域中，三星电子株式会社（SAMSUNG ELECTRONICS CO., LTD.）的专利申请量最多；在 H04L12 技术领域中，各个申请人的专利申请量都比较少。

表 6–9　韩国专利主要技术分支专利申请对比

技术分支	主要申请人
G06Q50	韩国通信股份有限公司（KT CORPORATION） 韩国移动通信株式会社（SK TELECOM CO.， LTD.） 三星电子株式会社（SAMSUNG ELECTRONICS CO.， LTD.）
A61B5	三星电子株式会社（SAMSUNG ELECTRONICS CO.， LTD.） 韩国电子通信研究院（ELECTRONICS AND TELECOMMUNICATIONS RESEARCH INSTITUTE） 启明大学校产学协力团（INDUSTRY ACADEMIC COOPERATION FOUNDATION KEIMYUNG UNIVERSITY）
H04L12	韩国电子通信研究院（ELECTRONICS AND TELECOMMUNICATIONS RESEARCH INSTITUTE） 韩国通信股份有限公司（KT CORPORATION） 三星电子株式会社（SAMSUNG ELECTRONICS CO.， LTD.）

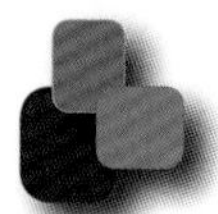

6.4 重要专利引证分析

将检索结果按照被引次数排序，被引用次数大于 100 次的专利申请共计 4 948 件，其中美国专利申请 4 718 件，世界知识产权组织专利申请 172 件，欧洲专利局专利申请 37 件，英国专利申请 12 件，日本专利申请 4 件，中国专利申请 3 件，德国专利申请 2 件。被引次数排名前 80 位的专利申请全部为美国专利。

用于输送医用使用电子数据服务的通信（US5619991A Delivery of medical services using electronic data communications），该专利被引证次数超过 490 多次，为医疗领域电子数据服务的核心基础专利，如图 6-11 所示。

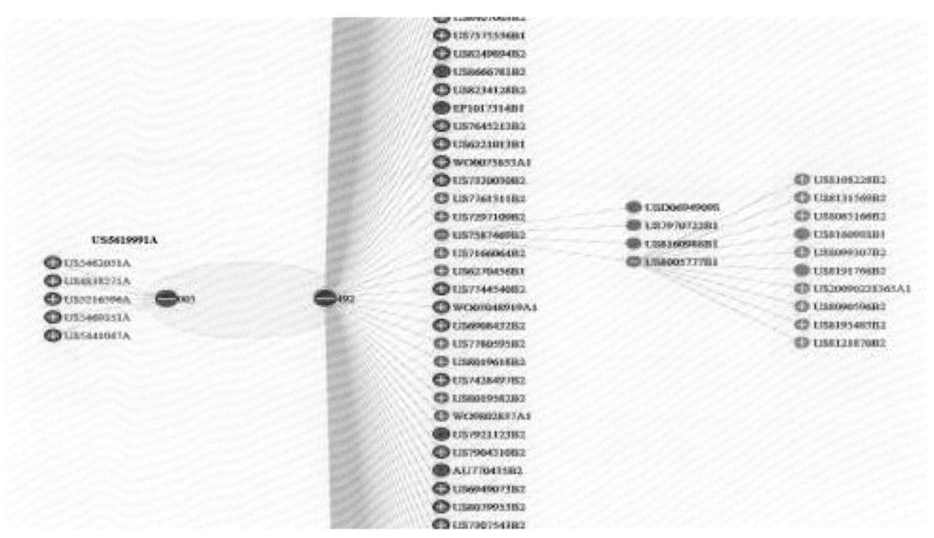

图 6–11　美国专利 US5619991A 引证分析图

方法和装置用于以电子方式存取和分配在医院和家庭的个人健康护理信息和服务（US5867821A Method and apparatus for electronically accessing and distributing personal health care information and services in hospitals and homes），如图 6-12 所示。

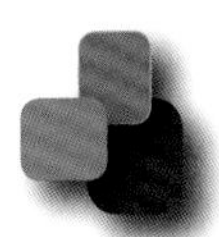

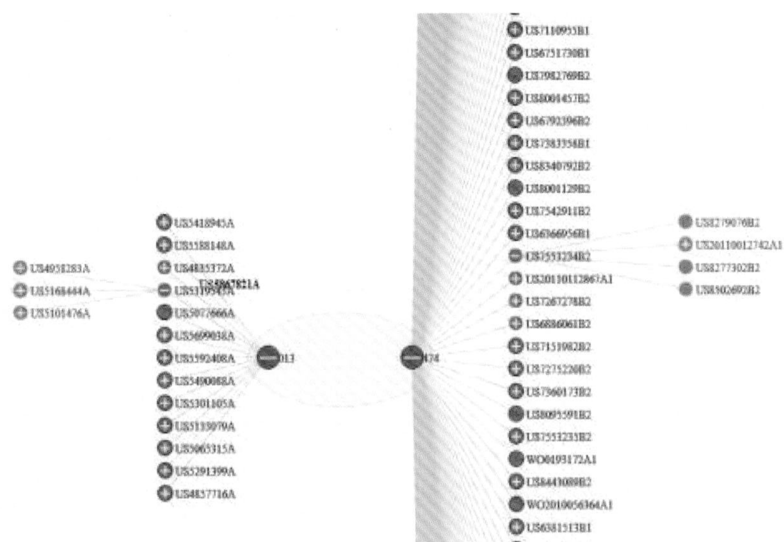

图 6-12　美国专利 US5867821A 引证分析图

远程可控的微规模装置，用于在体内的医疗诊断或治疗中使用（US6240312B1 Remote-controllable, micro-scale device for use in vivo medical diagnosis and/or treatment），如图 6-13 所示。

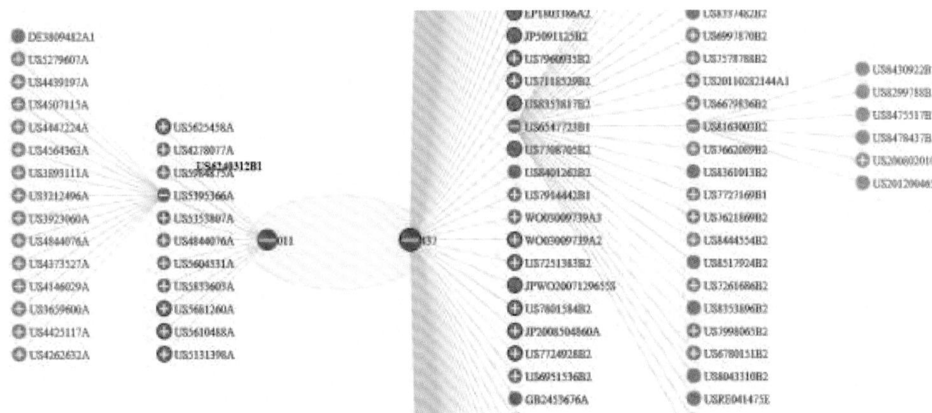

图 6-13　美国专利 US6240312B1 引证分析图

医用的手持式个人数据助理设备及其使用方法（US6558320 Handheld personal data assistant (PDA) with a medical device and method of using the same），如图 6-14 所示。

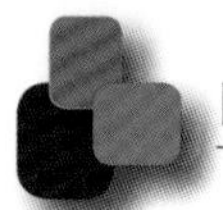

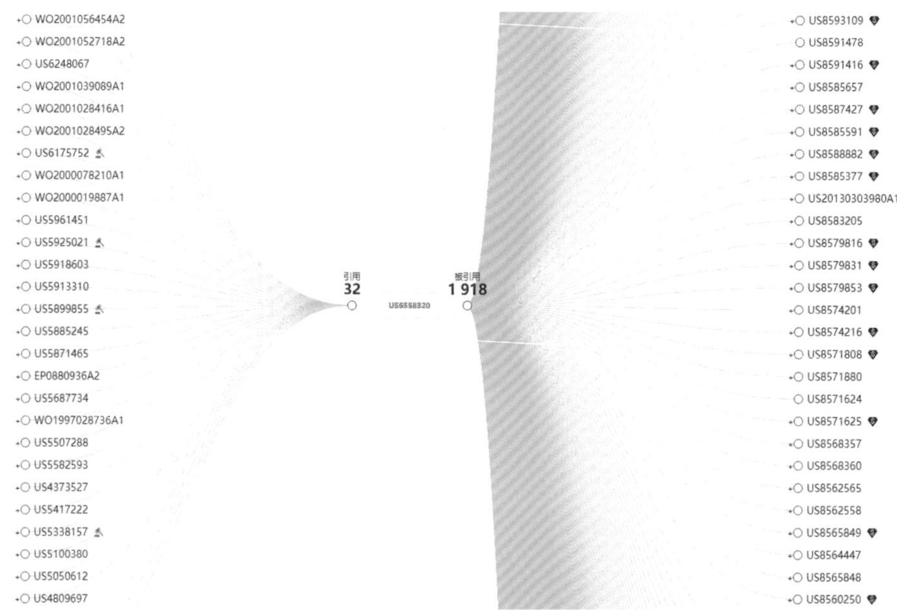

图 6-14 美国专利 US6558320 引证分析图

用于监测、诊断和治疗远程患者的医疗状况的系统，其方法和计算机程序产品（US6024699 Systems, methods and computer program products for monitoring, diagnosing and treating medical conditions of remotely located patients），如图 6-15 所示。

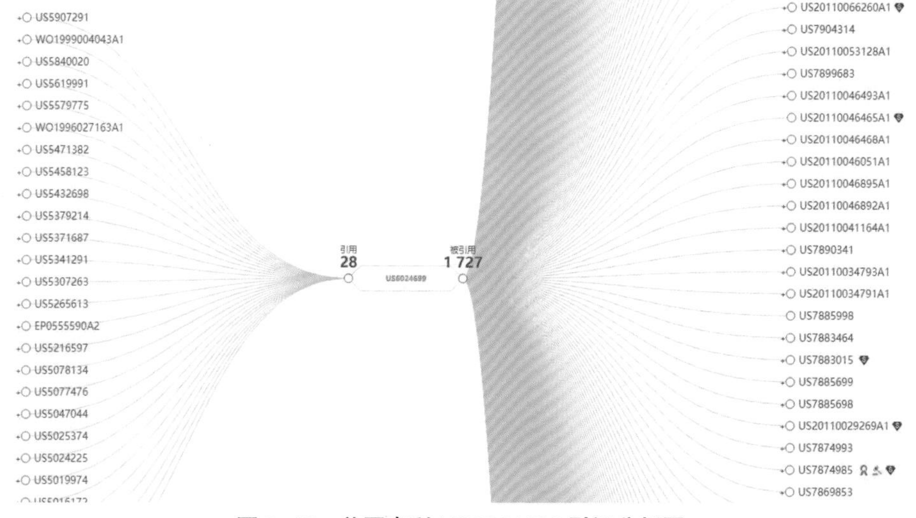

图 6-15 美国专利 US6024699 引证分析图

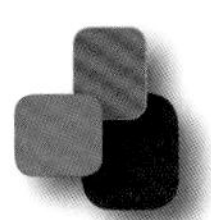

6.5　中国专利专项分析

6.5.1　中国专利总体情况分析

医疗物联网行业中国区域共有 23 591 件专利申请。如图 6-16 所示，中国区域医疗物联网专利类型，中国专利中发明专利占 70.2%、实用新型占 29.3%。其中，中国本土专利申请量为 20 073 件，发明专利占 65.1%，实用新型占 34.2%；国外来华申请专利共 3 518 件，发明专利占 98.9%。

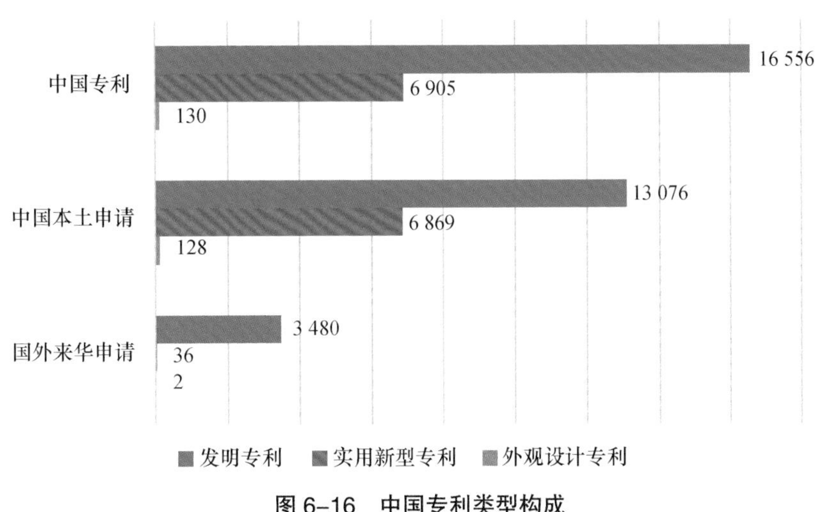

图 6-16　中国专利类型构成

6.5.2　中国专利技术生命周期分析

如图 6-17 所示，横轴表示申请人数量，纵轴表示专利申请量，图中圆点标签表示为申请年份。年度申请人数量和专利申请量越多，说明行业技术创新越活跃。从图中可以看出，在 1985—2000 年中国医疗物联网行业处于技术的萌芽期，从 2001—2018 年，专利快速发展，进入技术的成长期。2019 年与 2020 年由于专利申请制度的限制，部分正在申请的专利没有公开，因此影响了分析结果，但该技术目前应该仍处于快速成长期。

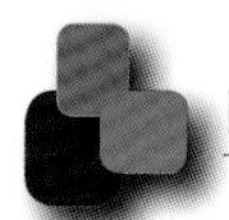

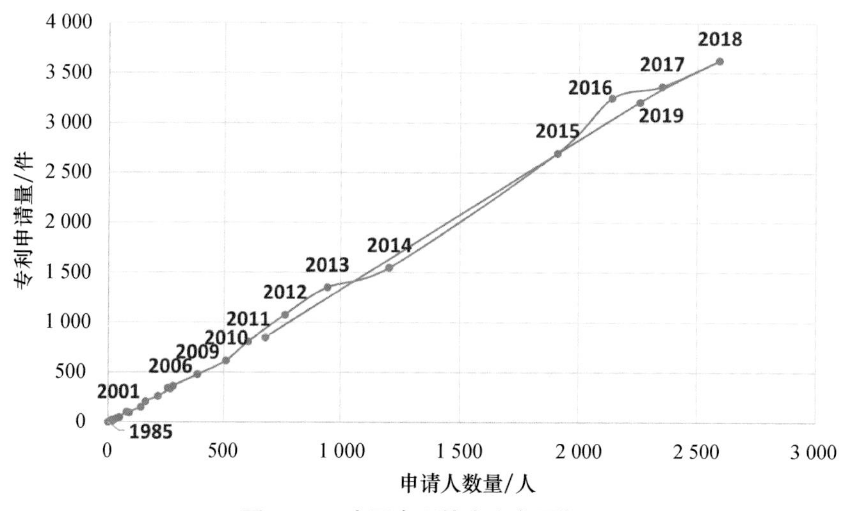

图 6–17　中国专利技术生命周期图

6.5.3　国外来华申请专利以及本国地方申请分析

如图 6-18 所示，中国专利申请除本土申请外，国外来华申请中申请量较多的国家 / 地区主要有美国、欧洲（其他）、日本、德国、韩国、英国、法国和澳大利亚。

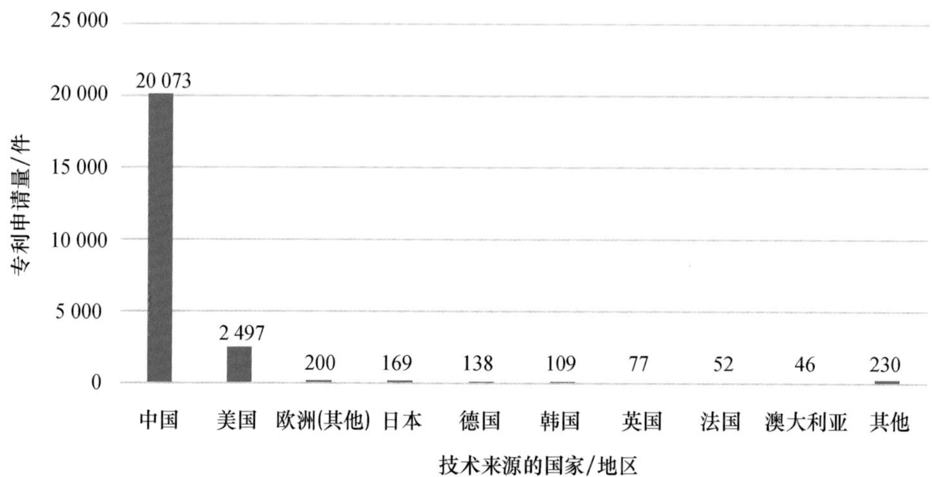

图 6–18　中国专利来源国家 / 地区[1]

1　专利来源国家 / 地区按照专利的优先权国家计算，如果有多个优先权国家，则按照最早优先权国家计算。

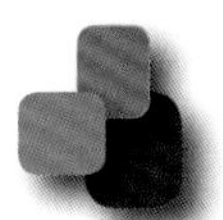

中国本土专利申请如图 6-19 所示，广东省申请数量最多，其次是江苏省、北京市、山东省和上海市。经济发达地区的医疗水平普遍较高，相应的医疗器械也比较先进，因此这些地区是医疗技术和物联网技术兴起较早的地方，而且经济发达地区的大学、企业等科研机构密集度高，专利保护意识强，因此专利拥有量高。

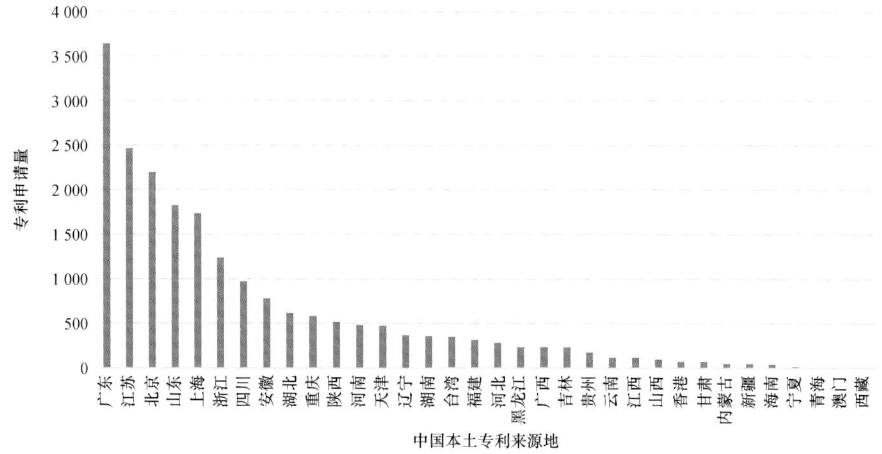

图 6–19　中国本土专利来源地

如表 6-10 所示，中国本土申请以企业为主，其次，个人和院校及研究所的专利申请量在多数省份也处于较为领先的地位，一方面表明国内企业对医疗物联网行业的研究日趋重视，越来越多地开始借助专利申请对科研成果进行保护；另一方面也表明国内企业在医疗物联网行业还没有完全成为发明创造的主体，中国企业想在该领域进行创新，可选择与该领域的大学、研究所或个人申请人进行合作。

表 6–10　中国本土专利申请省市分布情况分析表（前 10 位）

省市	专利数	发明	实用新型	外观设计	个人	企业	院校 / 研究所	医院	政府机构	其他
广东	3 642	2 365	1 229	48	550	2 424	474	175	0	134
江苏	2 466	1 731	723	12	294	1 403	501	228	0	94
北京	2 197	1 562	629	6	483	1 157	409	187	0	78
山东	1 833	1 091	733	9	1 017	467	149	152	0	74
上海	1 737	1 259	475	3	210	1 009	373	182	0	51
浙江	1 235	813	413	9	214	644	262	84	0	60
四川	975	659	315	1	132	605	189	57	0	32
安徽	786	623	159	4	179	441	142	19	0	19
湖北	617	371	245	1	131	243	141	81	0	33
重庆	585	369	209	7	52	273	163	86	0	27

6.5.4 中国专利申请人分析

如图 6-20 所示，企业是医疗物联网技术专利申请的主力军，个人与院校及研究所表现也较为突出。院校及研究所的研发实力强，但其专利的市场化能力相对较弱，因此企业可以与院校及研究所合作，提高自身的研发能力。

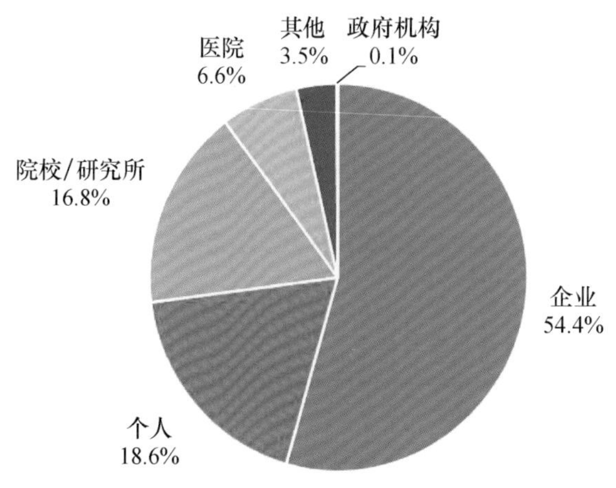

图 6-20　中国专利申请人构成图

如表 6-11 所示，从中国区域主要申请人专利申请情况可以看出，申请人中有 7 位是本土申请人，1 位荷兰申请人、1 位瑞士申请人和 1 位美国申请人。分析专利申请活跃期和新专利申请量，可以看出申请人对于某一技术的领先持续度和最新的发展态势。排名前 10 位的申请人中，除深圳市前海安测信息技术有限公司外，其余医疗物联网技术专利申请活跃期均在 10 年以上，其中专利申请活跃期超过 30 年的申请人是浙江大学和中国人民解放军总医院。中国人民解放军总医院和吉林大学的近 5 年专利量占比较高，超过 80%。

排名前 10 位的申请人的专利共 107 件为合作申请，占总量的 11.9%；医疗物联网领域总共有 1 689 件专利为合作申请，占总量的 6.8%。此外，排在前 10 位的 7 位中国本土申请人中有 5 位是高校，可见中国医疗物联网行业的重点专利技术主要掌握在我国高校的手中，体现我国高校在医疗物联网技术领域强大的研究和开发能力。

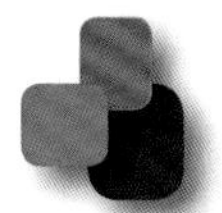

表 6-11　中国专利主要申请人综合比较（前 10 位）

主要申请人综合对比			
申请人	专利数量	专利申请活跃期	近 5 年专利申请量占比
皇家飞利浦电子股份有限公司	220	22 年（1997—2018）	16.8%
浙江大学	86	34 年（1987—2020）	59.3%
上海交通大学	81	21 年（2000—2020）	46.9%
豪夫迈・罗氏有限公司	79	15 年（2005—2019）	29.1%
华南理工大学	77	17 年（2004—2020）	36.4%
吉林大学	75	10 年（2010—2019）	81.3%
深圳市前海安测信息技术有限公司	74	8 年（2012—2019）	64.9%
美敦力公司	73	20 年（1999—2018）	35.6%
清华大学	67	27 年（1993—2019）	46.3%
中国人民解放军总医院	66	34 年（1987—2020）	86.4%

如表 6-12 所示，专利申请排名前 10 位的高校中，浙江大学、上海交通大学、清华大学和西安电子科技大学专利申请活跃期均在 20 年以上，其他 6 所高校专利申请活跃期也至少有 10 年。除华南理工大学和重庆大学外，其余高校近五年专利申请量占比均在 40% 以上。排名前 10 位的高校专利申请共 90 件为合作申请，占总量的 14.4%，大部分合作对象都是企业。一方面表明目前我国高校在医疗物联网技术领域研发实力很强，另一方面也说明了这些高校也逐渐开始注重产、学、研相结合。

表 6-12　专利申请量排名前 10 位的高校综合比较

前 10 位的高校综合对比			
申请人	专利数量	专利申请活跃期	近 5 年专利申请量占比
浙江大学	86	34 年（1987—2020）	59.3%
上海交通大学	81	21 年（2000—2020）	46.9%
华南理工大学	77	17 年（2004—2020）	36.4%
吉林大学	75	10 年（2010—2019）	81.3%
清华大学	67	27 年（1993—2019）	46.3%
南京邮电大学	55	11 年（2009—2019）	52.7%
东南大学	46	13 年（2008—2020）	43.5%
复旦大学	46	18 年（2003—2020）	69.6%
重庆大学	46	16 年（2004—2019）	28.3%
西安电子科技大学	44	28 年（1993—2020）	47.7%

排名前 10 位的申请人的技术均主要集中在 A61B5，皇家飞利浦公司与深圳市前海安测信息技术有限公司的专利技术热点还包括 G06F19，美敦力公司技术热点还有 A61N1，如图 6-21 所示。

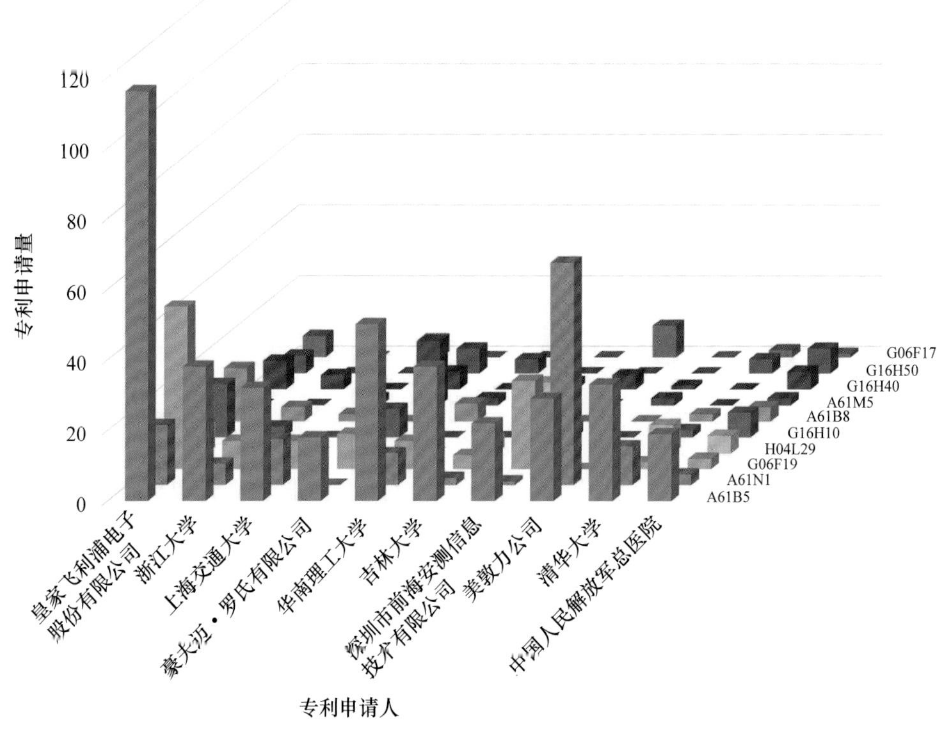

图 6-21　中国专利主要申请人技术分析

6.5.5　中国专利发明人分析

对中国医疗物联网领域研发人才进行分析，申请量排名前 10 位的发明人主要来自易特科集团（深圳市前海安测信息技术有限公司）、美合实业（苏州）有限公司和哈尔滨光凯科技开发有限公司，这三家公司研发实力强，在医疗物联网行业有着较高的专利实力，如图 6-22 所示。

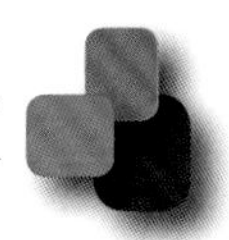

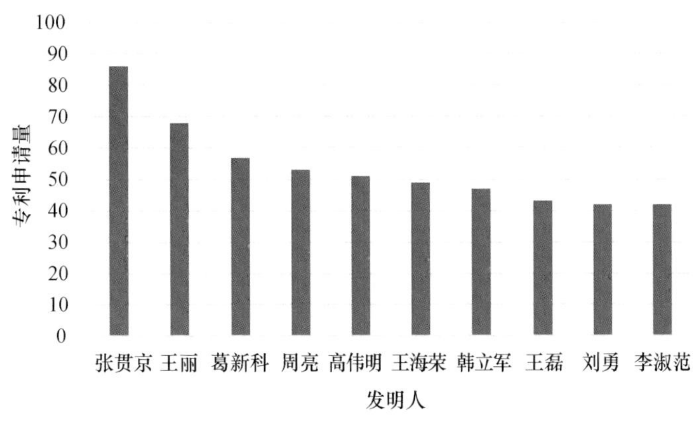

图 6-22　中国专利主要发明人构成图

排名前 10 位的发明人的技术主要集中在 A61B5、G06F19 和 H04L29（数字信息的传输中除检测或防止收到信息中的差错的装置、数据交换网络、发送或接收“点划电码”的设备或局部电路、用于发送或接收电码的设备或局部电路、用于步进制系统的设备或局部电路、用于镶嵌式打印机电报系统的设备或局部电路、基带系统、调制载波系统外的装置、设备、电路和系统）。张贯京、葛新科、周亮、高伟明和王海荣的技术热点还有 G16H40（专门用于安排或管理医疗保健资源或设施的 ICT；专门用于经营或运行医疗设备或装置的 ICT），如图 6-23 所示。

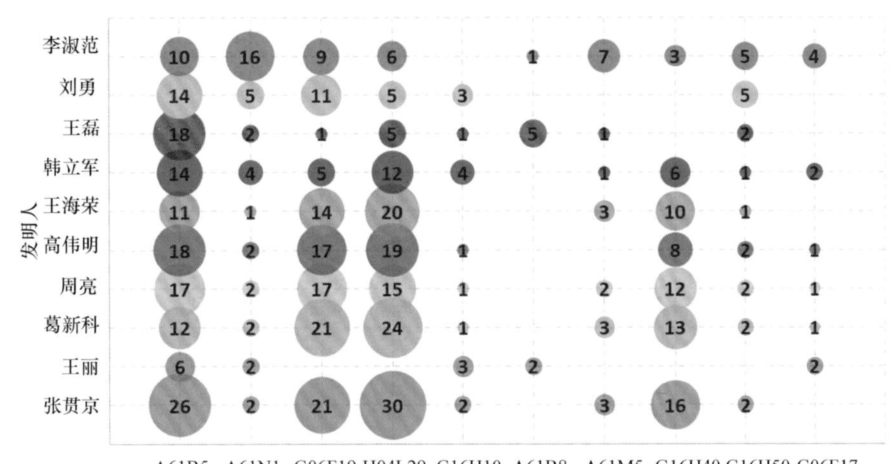

图 6-23　中国专利主要发明人技术分析

6.5.6 中国高校专利主要发明人分析

如图 6-24、图 6-25 和表 6-13 所示，通过中国高校专利主要发明人申请的专利，我们能够清晰地了解他们主要关注的技术领域：

A61B5/00：用于诊断目的的测量；

A61B5/0402：心电图术，即 ECG；

H04L29/08：传输控制规程，例如数据链级控制规程；

G06F19/00：专门适用于特定应用的数字计算或数据处理的设备或方法；

A61N1/36：刺激用，例如心脏起搏器；

A61B5/0476：脑电图技术；

G16H40/67：用于医疗设备或装置的远程操作；

A61B5/11：测量人体或各部位的运动，例如头或手的震颤或肢体的活动性；

A61N1/372：与植入刺激器有关的装置；

A61N1/39：心脏除纤颤器。

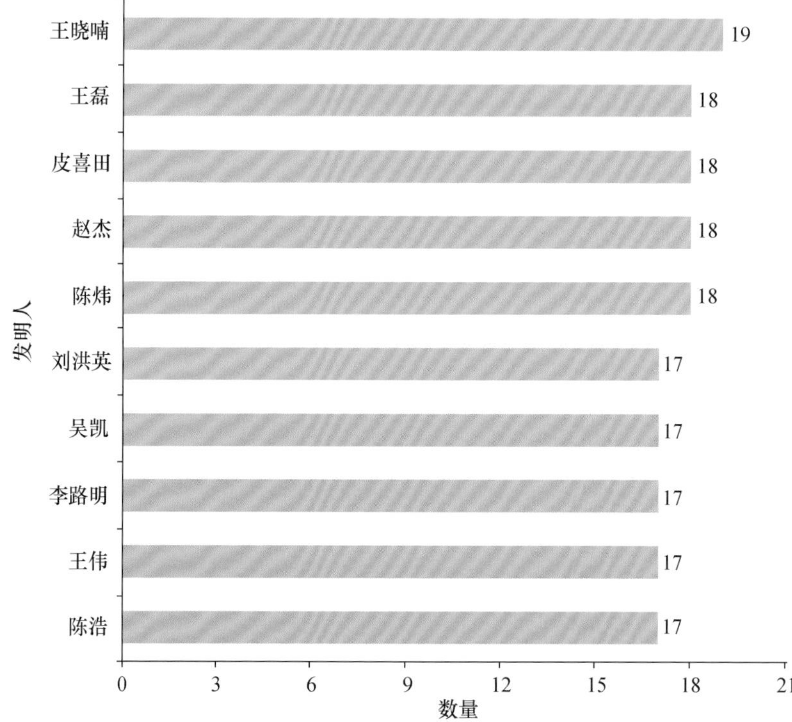

图 6–24 中国高校专利主要发明人构成分析

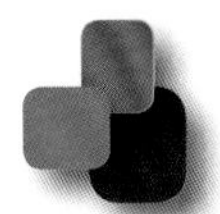

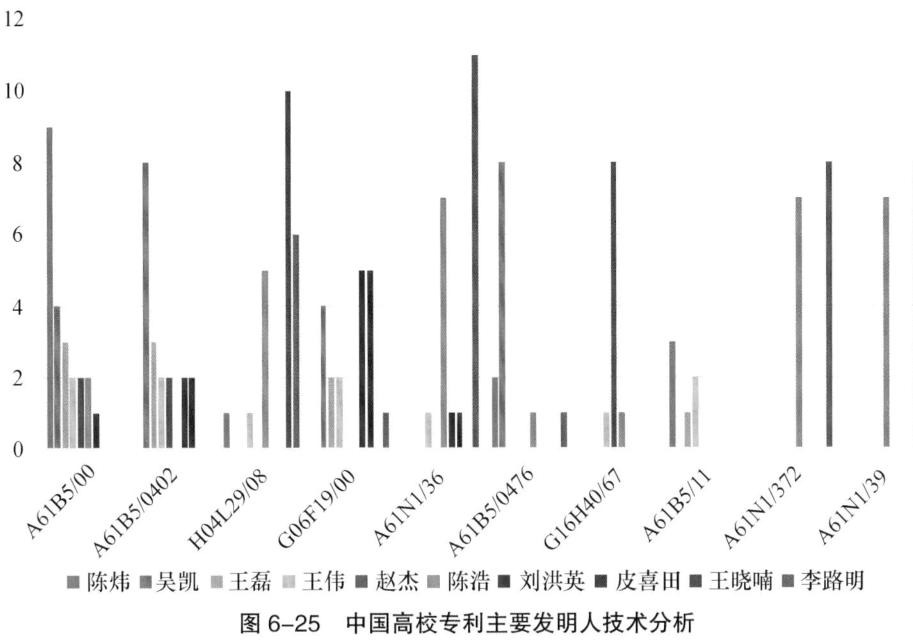

图 6-25　中国高校专利主要发明人技术分析

表 6-13　中国高校专利主要发明人 IPC 技术分析表

发明人	A61B5/00	A61B5/0402	H04L29/08	G06F19/00	A61N1/36	A61B5/0476	G16H40/67	A61B5/11	A61N1/372	A61N1/39
陈炜	9	0	1	0	0	2	0	3	0	0
吴凯	4	8	0	4	0	8	0	0	0	0
王磊	3	3	0	2	0	0	0	1	0	0
王伟	2	2	1	2	1	0	1	2	0	0
赵杰	2	2	0	0	0	0	8	0	0	0
陈浩	2	0	5	0	7	1	1	0	7	7
刘洪英	1	2	0	5	1	0	0	0	0	0
皮喜田	0	2	0	5	1	0	0	0	0	0
王晓喃	0	0	10	0	0	0	0	0	0	0
李路明	0	0	6	1	11	1	0	0	8	8

6.5.7　中国专利代理机构分析

如图 6-26 所示，中国专利代理（香港）有限公司、永新专利商标代理有限公司、北京科亿知识产权代理事务所（普通合伙）、北京集佳知识产权代理有限公司、中国国际贸易促进委员会专利商标事务所、北京超凡志成知识产权代理事务所（普通合伙）、北京市柳沈律师事务所、上海专利商标事务所有限公司、

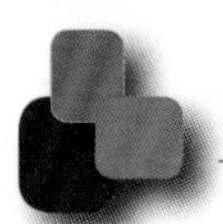

北京纪凯知识产权代理有限公司、广州嘉权专利商标事务所有限公司的代理量较多。其中中国专利代理（香港）有限公司代理量最多，这说明了中国专利代理（香港）有限公司在医疗物联网领域的专利代理实力较强，这方面的专利代理人有着较强的专利技术挖掘、检索和撰写实力。

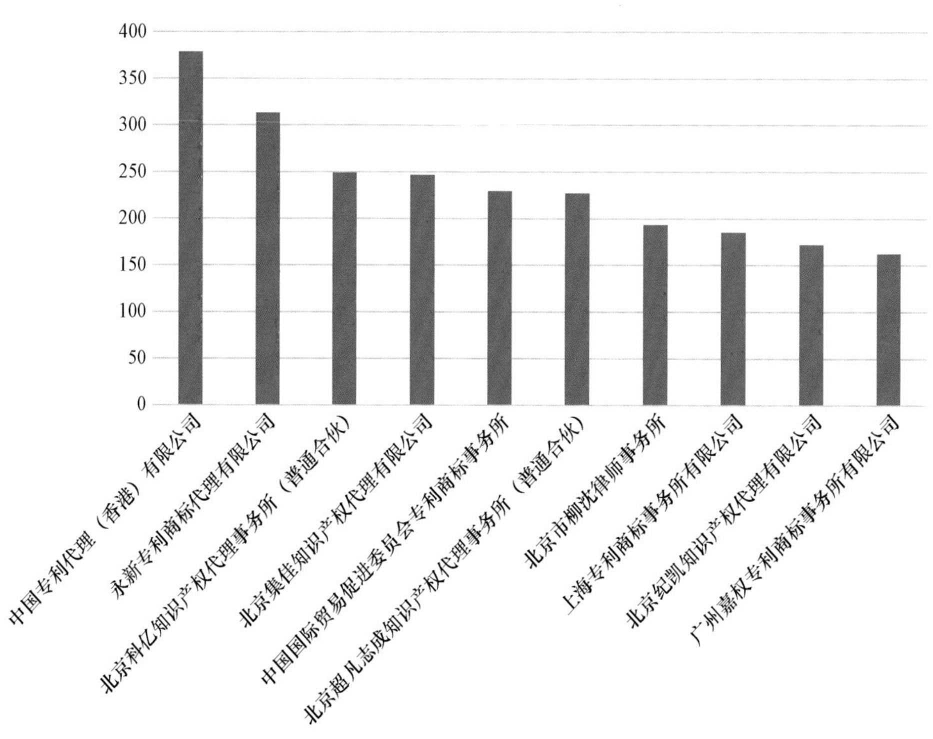

图 6–26　中国专利主要代理机构分析

6.5.8　中国专利法律状态分析

如表 6-14 所示，医疗物联网行业发明专利有权专利占比较低，仅占 15%，多数专利处于在审状态，失效专利占比也相对较高。在审专利数量多，说明中国医疗物联网的技术研发和创新活跃，申请人专利申请活动踊跃。而失效专利过多，这也从一个侧面反映我国专利保护现状，那就是重申请，轻授权和维权。实用新型专利的失效率为 57%。对于研发实力较弱的企业来说，查

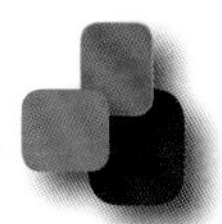

阅和借鉴失效专利既可以提高自身的技术水平，又可以减少研发投入，因此企业要重视该行业的失效专利。

表 6–14　中国专利法律状态分析

专利类型	有权	在审	失效
发明	2 558	8 885	5 531
实用新型	3 946	——	2 959
外观设计	94	——	36

如表 6-15 所示，在中国知识产权局受理的专利申请较多的国内省（市）及国外在华申请较多的国家中，专利有效率最高的是广东省，第二是美国，第三是北京市。专利失效率最高的是山东省，其次是江苏省，第三是上海市。广东省的专利有效率最高，超过了美国，说明广东省的专利保护意识和专利布局能力较强，善于运用专利保护自己的权益。山东省的专利失效率最高，他们更应该注重专利保护和专利布局，提高专利保护能力。

表 6–15　主要国、省（市）专利法律状态分析

省市	有权	在审	失效
广东省	1 277	1 315	1 051
江苏省	652	829	984
北京市	681	782	734
山东省	331	558	944
上海市	465	657	615
美国	559	646	595

如表 6-16 所示，美国的美敦力公司、荷兰皇家飞利浦电子股份有限公司、中国人民解放军总医院、瑞士豪夫迈·罗氏有限公司有权专利占比较高。而在中国高校中，上海交通大学、华南理工大学、浙江大学和清华大学的失效专利占比较高，说明中国高校的专利产业化的概率较低，专利维持意识不够，因此专利的失效率相对较高。我国高校应积极开拓市场，与该技术领域的企业寻求合作，尽可能地加大专利产业化概率，避免技术研发的浪费。

表 6–16　主要申请人专利法律状态分析

申请人	有权	在审	失效
皇家飞利浦电子股份有限公司	108	50	62
浙江大学	29	28	29
上海交通大学	21	21	39
豪夫迈·罗氏有限公司	35	26	18
华南理工大学	25	19	33
吉林大学	26	32	17
深圳市前海安测信息技术有限公司	16	30	27
美敦力公司	36	28	9
清华大学	27	19	21
中国人民解放军总医院	32	25	9

6.5.9　中国专利运营分析

如图 6-27 所示，医疗物联网发生运营的专利量仅占总体的 7%，总体而言，专利运营状况表现欠佳。专利转让和许可中，发明专利占比高，质押中实用新型专利占比高。专利转让发生最多的是广东省、北京市和江苏省，国外有 408 件来华专利进行了转让。专利许可发生最多的是北京市、四川省和广东省，国外有 14 件来华专利发生了许可，质押最多的省份是四川省、广东省和江苏省，这与当地的高新技术企业政策密切相关。

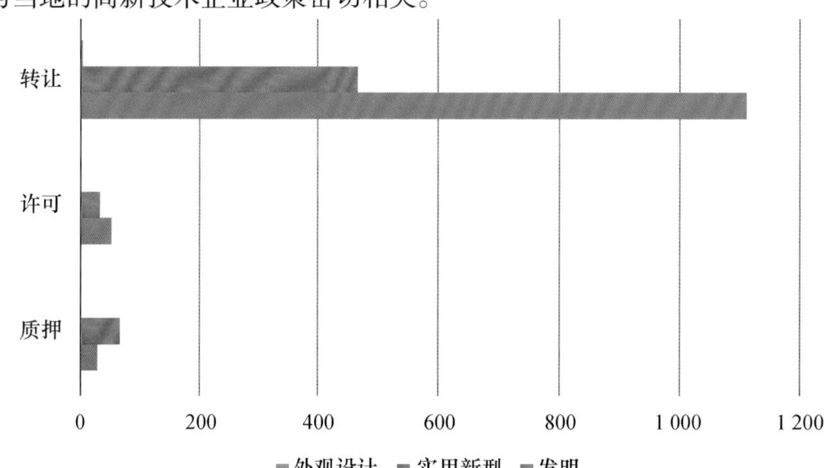

图 6–27　中国专利运营（转让、许可和质押）分析

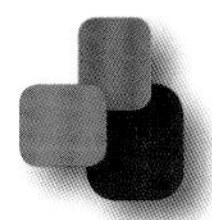

如图 6-28 所示，医疗物联网行业专利运营数量较多的专利权人都是企业，前三名分别是伊姆普兰蒂卡专利有限公司、豪夫迈·罗氏有限公司、奥林巴斯株式会社等国外公司，中国公司共有 1 146 件专利发生了专利运营，占中国公司专利数量的 10%，中国高校共有 172 件专利发生了专利运营，占中国高校专利数量的 3%，数量较多的高校分别是成都中医药大学、南京邮电大学、清华大学、内江师范学院、中山大学、成都理工大学工程技术学院等。可见中国高校应该提高专利运营能力，促进科技成果转化。

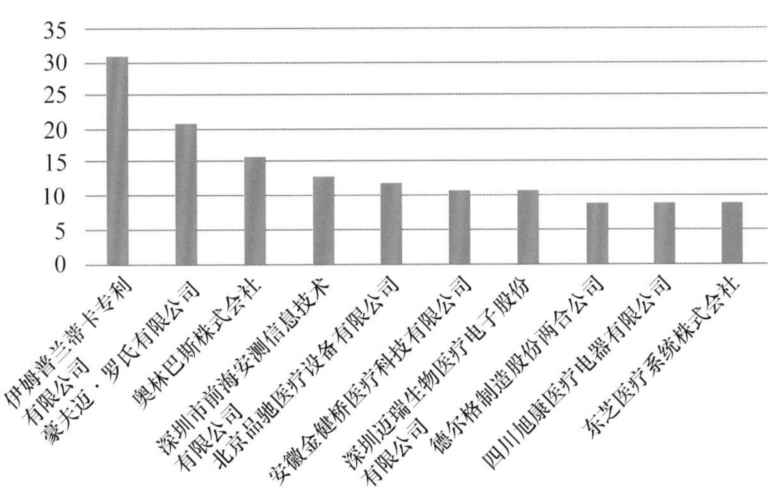

图 6–28　中国专利运营（专利权人）分析

6.5.10　中国发明专利聚类分析

使用智慧芽（patsnap）专利数据库对中国专利进行聚类分析，如图 6-29 所示，我们可以清楚地看到中国医疗物联网专利技术主要集中在 A61B5（用于诊断目的的测量、人的辨识）、G06F19/00（专门适用于特定应用的数字计算或数据处理的设备或方法）、A61B5/0205（同时测定心血管状况和不同类型的身体状况，例如心和呼吸状况）、A61B5/0402（心电图术，即 ECG）等技术分支，涉及决策支持系统、数据挖掘、数字家庭、直播、集群、广播、电视机、生理信息、艾灸、输液器等与医疗健康相关的方方面面。

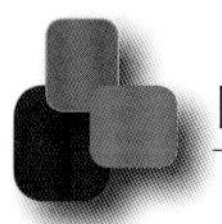

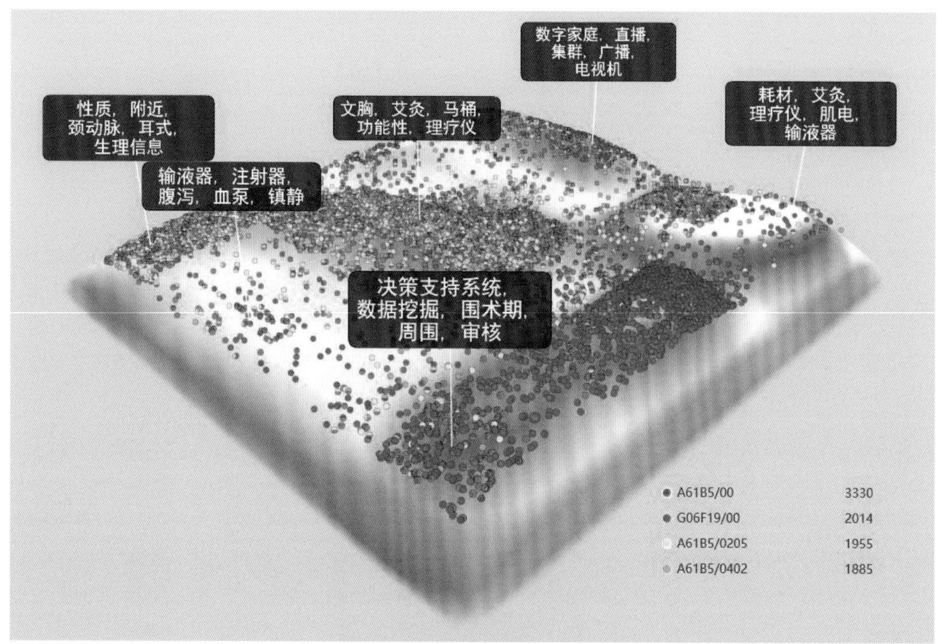

图 6–29　中国专利聚类分析 1

如果按信息技术的特点来进行聚类分析，我们可以清楚地看到中国医疗物联网的专利技术主要集中在传感器、计算机、模块、信号处理、摄像头、机器人和装置等方面，如图 6-30 所示。

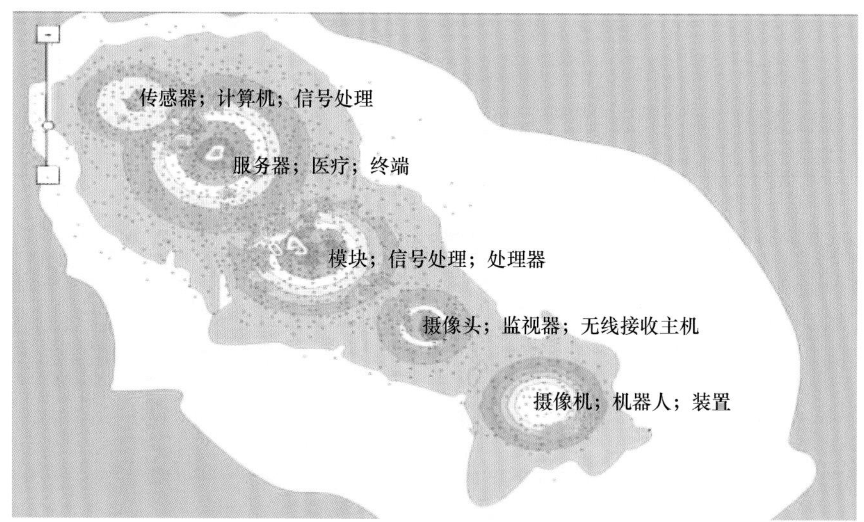

图 6–30　中国专利聚类分析 2

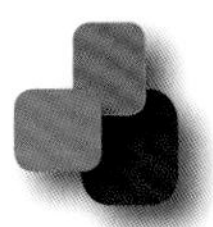

以上信息为我们未来更好地开展专利技术的研究、挖掘和分析提供了重要的参考。

6.6　知识产权分析结论

1. 医疗物联网领域专利申请处于活跃期，中国申请量呈现爆发式增长

医疗物联网技术领域在 1921 年之前就开始有专利申请活动，但申请量很小，属于技术萌芽期。之后一直发展缓慢，没有太多关键技术突破，直到 1995—2000 年才开始快速增长，2001—2010 年申请增量趋于平稳，2010 年后，专利申请数量迅速增加。该领域目前正处于快速发展阶段，创新不断涌现。中国专利申请量从 2005 年开始，呈现爆发式增长趋势。我国政府、企业和高校都在加大对医疗物联网技术的政策和资金的扶持和投入力度。

2. 医疗物联网领域的专利申请技术点较集中

通过分析，在世界范围内，医疗物联网领域专利的技术主要集中在 A61B5、A61N1 和 G06F19。

中国医疗物联网领域专利的技术主要集中在无线心电图、脉搏、讯号、电信号、康复训练、食管、肥胖症、建模、反流、发生器、引线、起搏器、心室、脊髓、探头、中医、柔性、频带、分发、载波、网中、加密、匹配、风险、医嘱、医学影像、遵从、角膜、静脉、通气、控湿、加湿、通路、雾化器、二尖瓣等方面。说明与医疗应用相关的医疗物联网专利具有较好的专利价值。同时，中国医疗物联网专利的相关信息技术主要集中在传感器、计算机、模块、信号处理、摄像头、机器人和装置等方面。这对于我们未来能更好地开展专利技术的研究、挖掘和分析提供了重要的参考。

3. 美国医疗物联网技术领域创新和专利实力最强

通过分析，我们不难发现美国是医疗物联网技术领域的创新和专利强国。美国的专利运营活动也非常活跃。特别是，在此技术领域有很多核心基础专利值得我们更加关注和重视，例如 US6558320、US6024699 等，专利被引证次数均超过 1 700 次。被引证次数越多，说明该专利越重要，是这个领域的核心和基础技术。但是我们也通过进一步的同族专利分析，发现上述几个专利没有在

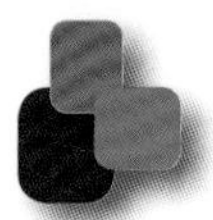

中国申请同族专利，中国的相关申请人可以关注和借鉴这些专利技术。

4. 海外专利的申请人主要为企业，中国申请人海外申请量较少

通过专利分析，我们发现海外在此技术领域的主要专利申请人为企业，如美国美敦力公司、荷兰皇家飞利浦电子股份有限公司、美国心脏起搏器股份公司、韩国三星电子株式会社、美国通用电气公司等。这些公司也是传统医疗设备领域的技术领先者，在传统医疗设备领域占领较高的市场份额。也说明上述公司正在加大对医疗物联网技术领域的资金和技术投入，专利申请和保护热情高涨。

通过对美国、世界知识产权组织、欧洲专利局和韩国的专利申请量排名前10位申请人的分析，我们没有发现一家中国申请人在名单里，说明我国的申请人偏重在中国申请专利，海外专利布局的意识较弱。

5. 中国医疗物联网领域专利申请量大，发明专利占比高

中国在医疗物联网技术领域方面，技术创新力度大，创新热情高，专利申请量在世界范围内占有一定的优势。特别是该领域的专利申请类型以发明专利为主，说明该领域的申请人的专利保护意识较其他传统类型企业高。值得特别注意的是，海外公司在华专利申请的种类90%以上为发明专利，专利技术含金量高，专利权维持率也高。

6. 中国医疗物联网领域专利申请人主要是中外企业和中国高校

中国在医疗物联网技术领域方面的专利主要申请人为中外企业和高校，企业申请人中申请量排名第一的是皇家飞利浦电子股份有限公司，其次是豪夫迈·罗氏有限公司和深圳市前海安测信息技术有限公司。中国高校中，申请量排名靠前的有浙江大学和上海交通大学等。

7. 中国医疗物联网领域专利的在审数量和失效率较高

通过分析，我们发现中国在医疗物联网技术领域的专利在审数量较多，说明近几年技术研发和创新度较高，申请人专利意识不断地提高，专利申请活动也很活跃。同时我们也发现该领域的专利失效率较高，说明申请人比较重视专利的申请工作，但是轻视了专利的授权和权利维持。

8. 中国高校医疗物联网领域的产学研合作有待提高

中国高校是医疗物联网技术领域的创新和专利申请的核心力量之一，中国专利申请量排名前10位的申请人中有5位是中国高校。说明我国高校在这方

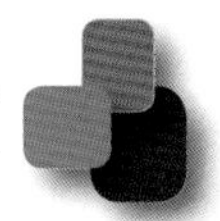

面的科研实力较强，专利申请和保护意识也较强。但是根据专利分析，我们发现高校在此领域的专利的合作申请量不多、专利的转让、许可率较低。从侧面说明了我国高校的产学研合作还有待加强。

9. 广东省、江苏省、北京市是中国医疗物联网领域的创新强省（市）

中国各省（市）专利排名中，广东省排名第一，其次是江苏省和北京市。一方面这些地区是中国的经济发达地区，医疗水平普遍较高，相应的医疗创新实力也较强；另一方面这些地区也是医疗技术和物联网技术兴起较早的地方，特别说明的是，经济发达地区的大学、企业等科研机构密集度高，专利保护意识强，因此专利拥有量高。

6.7　本章小结

本章对医疗物联网的相关专利进行了分析研究，从上述研究不难发现，目前我国整个医疗物联网行业尽管专利总量较多，但是没有任何一家企业能够独立与国外巨头在专利储备上抗衡。我国医疗物联网行业中小企业较多，产业集群不够。当国内企业面临国外大型企业潜在的专利挑战时，没有足够的专利储备迎接挑战，可能导致未来整个行业的发展受到限制。

从发明技术本身看，差距就更为明显。飞利浦等国外公司已关注新技术的研发和创新，还在多个国家和地区全面进行专利布局。我国虽然也开展了这方面的研究工作，取得了一定的进展，但核心技术专利还不够，基础专利较少，特别是海外专利布局意识较差，产品出口的海外知识产权风险倍增。

因此，我国此领域的众多中小企业，应建立专利资源整合协作机制，形成国内企业专利资源池。同时，也需要加强专利运营能力，积极布局海外市场，以提高抵御国外大型企业的专利诉讼风险。

另外，我国几十年形成的科研格局使得大量从事科学研究和技术研究的高科技人才都集中在科研机构和高校，研究机构与高校产生了大量的质量较高的专利。但是一直以来，我国高校在产学研方面“雷声大、雨点小”。特别是在专利方面，中国的高校申请了大量的专利，但是与企业合作申请或对企业进行转让和许可的专利数量较少，这样将造成国家科研经费和专利的浪费。

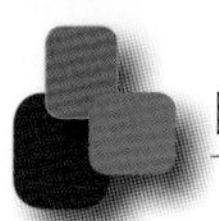

在这方面，中国企业可以通过专利分析，与科研机构和高校进行合作，通过专利的转让、许可，提升企业自身的市场竞争力。例如企业可以和浙江大学、上海交通大学、华南理工大学、吉林大学、清华大学等相关学院和发明人进行深度的产学研合作，尽快走向合作共赢发展的良性道路。

7

第七章　我国医疗物联网的应用场景及产业发展分析

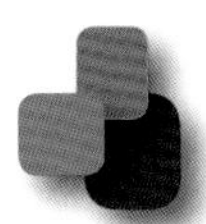

7.1　医疗物联网的应用场景

医疗物联网的应用很广泛，它的典型的应用场景包括：

1. 重大慢性病应用

随着我国人口老龄化的进程不断加剧，慢性病患病率和死亡率的不断上升，社区居民对慢性病的卫生服务需求在快速增长，因此社区慢性病的防治工作是一项长期的系统工程，对社区卫生服务中心信息化建设的要求也越来越高。

远程健康监护主要采用传感器和网络，由传感器采集人体各种生命体征数据，将生命体征数据由网络传输到数据中心被分析利用。医务工作者会根据患者的实际情况做出相应的诊断意见。现代通信与计算机技术的快速发展，实现了多方通信的功能，个人与医疗机构、医疗机构之间都可以传输文字、图像、音频和视频，使得远程医疗服务成为可能，这些服务包括远程会诊、远程医疗急救、远程医疗教育。面向家庭的远程监护服务，可在先进技术的支撑下，将家庭和医疗机构连接在一起，实现家庭监护、诊断、治疗、康复、保健一体化。

具体来说，目前这项应用的典型场景包括无线心电监测以及居家慢性病管理。其中，无线心电监测系统是治疗慢性心衰的最重要的监护方式之一，它的心电监测服务包括 7 个子系统：无线心电监测信号采集和处理子系统、无线心电监测用户管理子系统、无线心电监测咨询预约子系统、无线心电监测专家会诊子系统、无线心电监测知识教育子系统、无线心电监测预报警示子系统、无线心电监测统计分析子系统。无线心电监测对通信的基本要求包括安全性、隐私保护要求、终端功耗要求、QoS 要求等。另外，在居家慢性病管理中，常用的设备是可穿戴无线传感器，这也是医疗物联网的常见应用。它利用网络和其自身的优点（例如费用低，简便、快速、实时无创的采集患者的各种生理数据等），在病人身上采集健康数据，或者长期收集病人的生理数据，对了解健康状况以及研究疾病都很有帮助。此外，手机用户的移动医疗应用，例如，智能胶囊、智能护腕、智能健康检测程序被广泛应用。智能手持终端和传感器的结合能有效地测量和传输健康数据，例如，在慢性病管理中，我们可以通过远程测量血压、心电图、体温、血氧饱和度等指标，在健康服务平台建立完整的居民健康档案，实现居民生命体征数据的定期监测和上传，并由健康服务团队进行分析和诊断，通过语音、视频或者短信的方式进行健康指导，或者由医务人员进行远程的指导。我们还可以通过医疗物联网的定位救助，实现对病人或老人在紧急情况下的一键救助。

2. 偏远地区应用

在农村等偏远地区医疗物联网的应用包括数据采集、数据传输、数据存储和数据利用等。具体来说，该应用的典型场景包括远程会诊，远程会诊就是医疗机构之间利用现代化通信设备，采用离线或在线交互的方式，对患者及其病史、检查进行分析，完成病情诊断，进一步确定治疗方案的新型诊疗方式。在支持农村三级医疗体系的框架中加入视频、图像和音频传输功能，并入城市社区医疗物联网，形成向上级医务人员或医疗机构的远程会诊，以及专科医院和综合性医院之间的相互会诊。运程会诊包括远程调取影像资料和诊断结果，参加远程网络智能诊断和专家会诊。

3. 影像诊断

就目前人工智能的发展趋势来看，影像诊断是其最成熟的应用。传统影像诊断是通过人工阅读来完成的,需要诊断者受到良好的训练并具有丰富的经验，每次诊断需要花费大量时间。而采用人工智能诊断，大大缩短诊断时间并提高了诊断正确率。

利用医疗物联网和人工智能相结合，将大医院内部、基层医务人员完成的病人临床资料和影像资料（包括放射影像资料、B 超影像资料）由网络传输给人工智能系统，并返回诊断结果。

因此，医疗物联网和人工智能相结合在影像诊断的应用取代了传统流程：① 基层医务人员或医疗机构向上级医务人员或医疗机构的诊断申请，以及复杂的病人临床资料处理过程; ② 上级医疗机构收集会诊意见并返回报告。此外，医疗物联网还支持远程诊断及危重症患者家属的资料查询。

4. 健康监护和就诊融合

医疗物联网可以实现对居家的慢性病患者的实时远程监护服务。对患者连续、动态地监护，以便让医生及时了解病人状况，进行有针对性的诊断。通过对病人健康数据的提取，智能处理系统自动开启，在必要时转入专家会诊。医疗物联网弥补了基层医疗卫生机构的医疗和设备条件落后的状况，使得患者可以直接选取上级医疗机构介入医疗救治；同时基层医疗卫生机构可以通过医疗物联网获得医学资料，例如通过远程会诊的实时记录（包括手术资料），达到

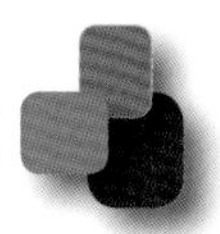

远程观摩和远程诊断的教学效果。

5. 移动支付

医疗物联网的应用，方便了村民不出村看病，村医可以上门为村民看病开药，并通过在线支付平台，直接进行新农村账户支付，实现新农合及时报销结算，减轻村民就医负担；同时利用医疗物联网，卫生管理机构及人员可以进行管辖区域内的卫生信息查询，提高农村卫生监督效率及执法能力。

6. 突发救治应用

国内大城市的经济发展迅速、人口稠密、人员结构复杂，对医疗急救水平要求很高，但目前尚未建立高效的紧急医疗救援体系。因此，利用远程移动急救监护信息管理系统，对患者的抢救是极为必要且有意义的。例如，急救车可在患者上车前获取患者的基本资料及伤情，随车救治的医护人员和救治目标医院可以快速了解患者信息并做到尽可能准确的病情判断，节约与急救现场医护人员进行患者交接的时间，提高了交接信息的准确性。此外，在急救车开往目标医院的路途中，患者的生命体征信号与急救登记信息病案在目标医院设置的中心监控站上实时显示出来，接诊此患者的医疗机构及时了解到患者的基本状况后，可以实现远程监控诊断，还可以通过与急救车上的医护人员进行音频、文字、视频的即时通信，指导现场的基本救治。这种应用场景的主要特点是移动转运中，包含了转运过程中患者信息的实时传送、中心调度、短信指导救治、临床医疗咨询等具体应用功能，特别是救护车快速移动环境下的十二导联心电图等关键特征信息的实时传送以及患者信息的提前准确告知对突发病人的及时抢救具有重要意义。

7. 就诊人群应用

医疗物联网的应用提高了医疗效率和服务质量。在患者体验方面，实现了医患互动、患者的人性化服务和未来的个性化医疗服务等。在医院管理方面，医疗物联网的应用将医、护工作站从桌面延伸到了病床旁，完成信息系统的全面覆盖；通过流程再造，改进和细化工作环节，提高了工作效率和医疗质量，保障患者安全；加强了“以病人为中心”的服务理念，提升了患者的满意度（就医体验），最终利用传感器技术，参与到触及医疗本质的诊疗过程中。

这项应用的典型场景之一是医患互动平台，旨在为医患双方就医疗事务过

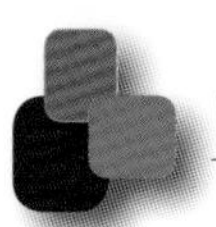

程提供交流平台。这项应用的另一个典型场景是旨在为医院建设一套基于移动终端的应用服务系统，即在医院现有的“一站式”服务系统基础上，增加手机服务通道，使患者可以方便地通过手机进行挂号预约、挂号费支付、检查检验结果查询、医院各项公开信息查询等操作；使医院在就诊前对患者进行初步评估、智能分诊、匹配度判断，在就诊后对患者进行合理的划分，有效的整合医疗资源。

7.2 市场发展前景及市场价值预测

新一代信息技术的发展将进一步提升医疗信息化的水平。随着物联网、云计算的迅猛发展，实用性强、贴近民生的智能医疗将成为发展重点。无线通信技术的不断进步推动移动医疗的快速发展，尤其在农村地区，移动医疗、远程医疗等前景广阔。国内智能医疗市场发展迅猛，除来自新医改的投入外，医院获得的资本及风险投资、私募股权投资都将促进智能医疗的快速发展，未来医疗信息化行业的增长幅度将至少呈两位数增长。

7.2.1 移动医疗市场发展前景及市场价值预测

各类医疗 APP 是移动医疗的开路先锋和突破口。移动医疗 APP 主要有五大类：① 寻医问诊类，如平安好医生、春雨医生、丁香医生、阿里健康等；② 挂号 / 导诊类，如好大夫在线、微医、健康 160、就医宝等；③ 预约挂号医药服务类，如 1 药网、用药助手、叮当快药、康爱多等；④ 掌上药店健康管理类，如小豆苗、护眼宝、优健康、蜗牛睡眠、微脉等；⑤ 其他医疗类，如医口袋、养生头条、戒烟军团、诊疗助手等。《中国移动医疗 APP 产品监测报告 2018》显示，在中国移动医疗 APP 各细分类别用户中寻医问诊类 APP 的用户使用率最高，高达 41.5%。截至 2018 年 2 月，中国主要移动医疗 APP 月活跃用户数最多的前三位分别是平安好医生、微医和好大夫在线，其中平安好医生月活跃用户数最高达到 498.7 万人，是移动医疗 APP 中的热门软件。

截至 2018 年，市场上 2 000 多款移动医疗 APP，月均活跃用户数最高的 APP 达到 724.1 万人。2017 年平安好医生获得基石等众多投资者的青睐，2018

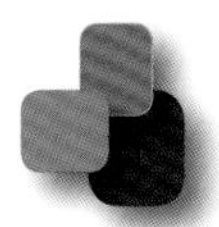

年5月平安好医生登陆港交所，创下2018年以来港股最大规模首次公开募股，同时布局东南亚市场。移动医疗APP市场发展势头强劲，将成为资本的必争之地。

7.2.2　远程医疗市场发展前景及市场价值预测

得益于政策关注以及行业实际需求的增长，近年来国内远程医疗(包括远程患者监测、在线咨询等)市场快速增长。据中商产业研究院发布的《2020年中国远程医疗行业市场前景及投资研究报告》，2018年我国远程医疗市场规模超100亿元。随着5G技术在远程医疗的应用加深，移动医疗终端的普及，医疗物联网的发展，医疗机构参与度的提高，也将推动远程医疗规模的持续扩大。2019年，我国远程医疗市场规模约为130亿元。

远程医疗监护设备的开发在国外已成为一种新潮流，据国际咨询公司Kalorama公布的数据显示，2007年，美国远程医疗监护设备的年销售额只有20多亿美元，而到了2011年，这一数字已上升至89亿美元，由此可见，远程医疗监护设备的发展势头极其迅猛。在欧洲和日本等发达国家和地区，远程医疗监护设备的市场发展势头同样惊人。据了解，近年来我国远程医疗监护设备的研发工作也取得了一定的进步，并已有产品问世。由于我国人口基数庞大，老龄人口是一个不小的数字，因此，开发国产远程医疗监护设备来满足国内老人的需求将有巨大的市场空间和增长前景。

7.2.3　医院管理类应用市场发展前景及市场价值预测

RFID技术在医疗行业中的用途不断增加，包括追踪医院内部的医疗设备和病人的用药情况。

根据Grand View Research的报告显示，2020年RFID技术在医疗市场的应用达到38.9亿美元，年复合增长率为24.7%。

医院管理类应用主要利用RFID技术，对医院的病患、医疗设备、物料、用血等目标对象进行管理。表7-1为全球RFID技术在垂直市场的营收，其中在医疗保健行业，其应用的增长速度位居第三，2009年营收近1亿美元，2009—2014年期间复合年均增长率达到24%以上。

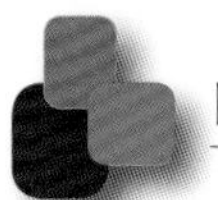

表 7–1　全球 RFID 技术垂直市场的营收（单位：百万美元）

	2009 $MM	复合年均增长率 %Share	复合年均增长率 2009-2014
交通运输	$1 098.8	30.2	>20%
政府机构	$733.0	20.2	>14%
快速消费品	$490.8	13.5	>22%
汽车业	$343.3	9.4	>9%
商业服务	$331.3	9.1	>15%
零售	$213.3	5.9	>33%
医疗保健	$103.9	2.9	>24%
药品	$78.9	2.2	>17%
电子产品	$78.4	2.2	>18%
其他	$163.0	4.5	>38%

2012 年 10 月最新发布的市场报告《应用于医疗行业的射频识别：2012 年至 2018 年全球市场规模、份额、发展、分析和预测》显示，在医疗行业中，2012 年全球射频识别（RFID）市场产值达 11.60 亿美元，2018 年达 33.516 亿美元，这期间复合年增长率预计将达 19.3%。在医疗市场中，RFID 标签市场份额约占全球 RFID 技术市场的 61%[1]。

促使全球 RFID 市场实现快速发展的主要推动因素，包括 RFID 技术在医疗行业方面的应用不断增多；定位和追踪医疗设备的需求在增加；医疗伪造问题日益突出；医疗保健服务的效率和安全性有待提高；众多相关机构正在寻求提高病人护理品质的 RFID 及其他技术。

7.3　移动医疗产业发展分析

物联网技术的发展必将带动移动医疗应用的快速发展。当前，无论是政策的支持力度、民众的现实需求，还是技术的发展趋势，都在推动着移动医疗应用的不断丰富和发展。

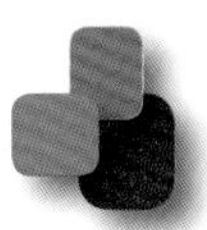

7.3.1 政策环境

1. 国家政策支持

（1）2006 年 5 月 8 日中共中央办公厅、国务院办公厅印发了《2006—2020 年国家信息化发展战略》。国家将信息化工作提升到我国现代化建设全局的战略高度，明确提出信息化是全面建设小康社会、构建社会主义和谐社会和建设创新型国家的迫切需要和必然选择。

战略明确了我国信息化发展的指导思想、战略重点和战略行动。其中提出了我国信息化发展的九大战略重点，并在第四条“推进社会信息化”的战略重点中明确指出：“应加强医疗卫生信息化建设。建设并完善覆盖全国、快捷高效的公共卫生信息系统，增强防疫监控、应急处置和救治能力。推进医疗服务信息化，改进医院管理，开展远程医疗。统筹规划电子病历，促进医疗、医药和医保机构的信息共享和业务协同，支持医疗体制改革。”重点将远程医疗、医疗服务信息化等医疗卫生信息化建设明确列为国家中长期的信息化发展战略。

（2）2006 年，国务院印发了《国家中长期科学和技术发展规划纲要（2006—2020 年）》（以下称《纲要》）。明确对重点领域及优先主题进行了规划和布局，具体包括能源、水和矿产资源、环境、农业、制造业、交通运输业、信息产业及现代服务业、人口与健康、城镇化与城市发展、公共安全、国防等 11 个重点领域。

在“人口与健康”的重点领域中，《纲要》明确了四大发展思路，分别是：① 控制人口出生数量，提高出生人口质量；② 疾病防治重心前移，坚持预防为主、促进健康和防治疾病结合，研究预防和早期诊断关键技术，显著提高重大疾病的诊断和防治能力；③ 加强中医药继承和创新，推进中医药现代化和国际化；④ 研制重大新药和先进医疗设备。其中，疾病防治重心前移和研制先进医疗设备的发展思路将重点支撑医疗信息化建设。

此外，在“人口与健康”的重点领域中，《纲要》还提出了五大优先主题，包括：① 安全避孕节育与出生缺陷防治；② 心脑血管病、肿瘤等重大非传染疾病防治；③ 城乡社区常见多发病防治；④ 中医药传承与创新发展；⑤ 先进医疗设备与生物医用材料。针对心脑血管病、肿瘤等重大非传染疾病防治，提出“重点研究开发心脑血管病、肿瘤等重大疾病早期预警和诊断、疾病危险因

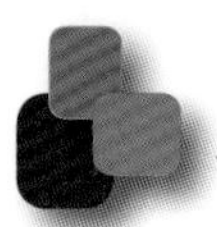

素早期干预等关键技术，研究规范化、个性化和综合治疗关键技术与方案”；针对城乡社区常见多发病防治，提出“重点研究开发常见病和多发病的监控、预防、诊疗和康复技术，小型诊疗和移动式医疗服务装备，远程诊疗和技术服务系统”；针对先进医疗设备与生物医用材料，提出“重点开发新型治疗和常规诊疗设备，数字化医疗技术、个体化医疗工程技术及设备，研究纳米生物药物释放系统和组织工程等技术，开发人体组织器官替代等新型生物医用材料”。

《纲要》明确将面向疾病预防和新型医疗诊疗设备的医疗信息化建设列为国家中长期科学和技术发展规划的重点。

（3）2009 年，国务院正式发布《中共中央 国务院关于深化医药卫生体制改革的意见》（以下称《意见》），作为国家层面的纲领性文件，《意见》为国家在未来 10—20 年的医疗制度的总体发展方向提供了政策性指南。意见提出了医药卫生体制改革的总体目标“建立健全覆盖城乡居民的基本医疗卫生制度，为群众提供安全、有效、方便、价廉的医疗卫生服务”。到 2020 年，覆盖城乡居民的基本医疗卫生制度基本建立，普遍建立起比较完善的公共卫生服务体系和医疗服务体系，比较健全的医疗保障体系，比较规范的药品供应保障体系，比较科学的医疗卫生机构管理体制和运行机制，形成多元办医格局，人人享有基本医疗卫生服务，基本适应人民群众多层次的医疗卫生需求，使人民群众健康水平进一步提高。

《意见》中还明确提出应加快医疗卫生信息系统建设。完善以疾病控制网络为主体的公共卫生信息系统，提高预测预警和分析报告能力；以建立居民健康档案为重点，构建乡村和社区卫生信息网络平台；以医院管理和电子病历为重点，推进医院信息化建设：利用网络信息技术，促进城市医院与社区卫生服务机构的合作。积极发展面向农村及边远地区的远程医疗。

2009 年 1 月 23 日的国务院常务会议还审议并原则通过《医药卫生体制改革近期重点实施方案（2009—2011 年）》（以下称《实施方案》）。《实施方案》明确了 2009—2011 年重点要抓好的五项改革：加快推进基本医疗保障制度建设、初步建立国家基本药物制度、健全基层医疗卫生服务体系、促进基本公共卫生服务逐步均等化、推进公立医院改革试点。

（4）2010 年 2 月，《国务院关于加快培育和发展战略性新兴产业的决定》（以下称《决定》）指出，应立足国情，努力实现重点领域健康发展，并明确

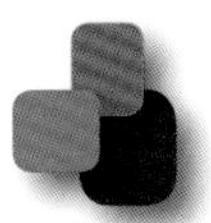

提出了我国发展的七大重要方向，包括节能环保产业、新一代信息技术产业、生物产业、高端装备制造产业、新能源产业、新材料产业和新能源汽车产业等。

针对生物产业，《决定》中提出“加快先进医疗设备、医用材料等生物医学工程产品的研发和产业化，促进规模化发展”，明确将先进医疗设备的研制及规模化发展提升至国家战略高度，并作为战略性新兴产业重点突破。

（5）2012 年 3 月 14 日，国务院正式印发《“十二五”期间深化医药卫生体制改革规划暨实施方案》（以下称《规划》），明确了“十二五”期间医药卫生体制改革的具体规划和方案。

“十二五”时期是深化医药卫生体制改革的攻坚阶段，也是建立基本医疗卫生制度的关键时期。《规划》中首先明确了“十二五”医药卫生体制改革的目标，即“到 2015 年，基本医疗卫生服务更加公平可及，服务水平和效率明显提高；卫生总费用增长得到合理控制，政府卫生投入增长幅度高于经常性财政支出增长幅度，政府卫生投入占经常性财政支出的比重逐步提高，群众负担明显减轻，个人卫生支出占卫生总费用的比例降低到 30% 以下，看病难、看病贵问题得到有效缓解。人均期望寿命达到 74.5 岁，婴儿死亡率降低到 12‰以下，孕产妇死亡率降低到 22/10 万以下”。为了实现目标，《规划》中提出医改要在健全全民医保体系、巩固完善基本医药制度和基层医疗机构运行新机制以及推进公立医院改革三方面实现突破，并明确提出“加快推进医疗卫生信息化。发挥信息辅助决策和技术支撑的作用，促进信息技术与管理、诊疗规范和日常监管有效融合。研究建立全国统一的电子健康档案、电子病历、药品器械、医疗服务、医保信息等数据标准体系，加快推进医疗卫生信息技术标准化建设。加强信息安全标准建设。利用“云计算”等先进技术，发展专业的信息运营机构。加强区域信息平台建设，推动医疗卫生信息资源共享，逐步实现医疗服务、公共卫生、医疗保障、药品监管和综合管理等应用系统信息互联互通，方便群众就医。

作为未来四年深化医药卫生体制改革的指导性文件，《规划》的出台为基本建成符合我国国情的基本医疗卫生制度、实现人人享有基本医疗卫生服务奠定了坚实的基础 [2]。

（6）2012 年国家卫生健康委员会联合 15 部门制定了《中国慢性病防治工作规划（2012—2015 年）》（以下简称《规划》）。《规划》中指出，“十二五”

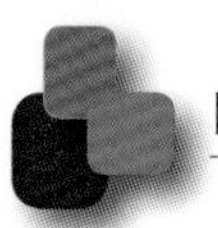

时期是加强慢性病防治的关键时期，要把加强慢性病防治工作作为改善民生、推进医改的重要内容，采取有力有效措施，尽快遏制慢性病高发态势[3]。

《规划》确定了到 2015 年的具体目标：慢性病防治工作的主要人群信息了解率达到 50% 以上，成年人群（特别是 35 岁以上）对血压和血糖信息的了解比率分别达到 70% 和 50%；健康生活行动在全国 50% 的县（市、区）得到普及，全国 10% 以上县（市、区）可以达到国家级慢性病综合防控示范区的标准；全国范围内平均每人每日的食盐摄入量降低至 9 克以下，成年人中吸烟群体占比降低到 25% 以下，勤于锻炼身体的人数比例达到 32% 以上，成人肥胖率控制在 12% 以内，儿童青少年不超过 8%；对高血压及糖尿病患者的管理规范程度比率达到 40%，被管理患者群体的血压[4]、血糖的控制比例达到 60%，脑卒中发病比例的增加值不超过 5%，死亡率下降 5%；重点癌症早期诊断治疗行动在 30% 的癌症高发地区开展；40 岁以上的人群罹患慢性阻塞性肺病的比例控制在 8% 以内；适龄儿童窝沟封闭普及比例达到 20% 以上，12 岁儿童的龋齿患病比例控制在 25% 以内；全人群死因监测普及全国 90% 的县（市、区），慢性病及危险因素监测覆盖全国 50% 的县（市、区），营养状况监测覆盖全国 15% 的县（市、区）；慢性病防控专业人员占各级疾控机构专业人员的比例达 5% 以上[5]。

针对慢性病防治策略与措施，《规划》中提出，关口前移，深入推进全民健康生活方式；拓展服务，及时发现管理高风险人群；规范防治，提高慢性病诊治康复的效果；明确职责，加强慢性病防治有效协同；抓好示范，提高慢性病综合防控能力；共享资源，完善慢性病监测信息管理[6]。

（7）健康中国建设与“十三五”医疗健康信息化。2016 年 8 月 19 日至 20 日，全国卫生与健康大会在北京召开，中共中央总书记、国家主席、中央军委主席习近平出席会议并发表讲话。他强调，把人民健康放在优先发展战略地位，努力全方位全周期保障人民健康；中共中央政治局召开会议，审议“健康中国 2030”规划纲要，会议强调，“健康中国 2030”规划纲要是今后 15 年推进健康中国建设的行动纲领。

国家卫生计生委统计信息中心副主任胡建平指出，健康中国建设具体应有四点推进措施[7]：① 要把握大健康观的内涵，② 要坚持正确的卫生与健康工作方针，③ 要以改革为动力来推进健康中国的建设，④ 信息化为健康中国建设提供强大支撑。实现信息化首先要完善人口健康信息服务体系建设，其次是

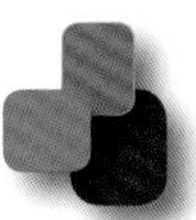

推进医疗大数据应用。在“十二五”期间，一项非常重要的成绩就是明确了国家医疗健康信息化顶层设计，并按照顶层设计统筹医疗健康体系建设；第二项重要成绩是国家投资推动了医疗健康信息化建设，这让很多地方受益；此外，还进行了以电子健康档案为核心的区域人口健康信息化建设。“十三五”期间，还需要在现有医院信息化建设的基础上逐步实现数据分析，并加强移动工作站建设。医疗建设在“十三五”期间还有很大潜力值得挖掘，特别是基于基础建设升级和应用深化领域。

（8）2017 年 1 月 9 日，国务院发布了关于印发《“十三五”深化医药卫生体制改革规划》的通知，该规划根据《中华人民共和国国民经济和社会发展第十三个五年规划纲要》《中共中央 国务院关于深化医药卫生体制改革的意见》《“健康中国 2030”规划纲要》编制[8]主要目标，包括：到 2017 年，基本形成较为系统的基本医疗卫生制度政策框架。分级诊疗政策体系逐步完善，现代医院管理制度和综合监管制度建设加快推进，全民医疗保障制度更加高效，药品生产流通使用政策进一步健全。到 2020 年，普遍建立比较完善的公共卫生服务体系和医疗服务体系、比较健全的医疗保障体系、比较规范的药品供应保障体系和综合监管体系、比较科学的医疗卫生机构管理体制和运行机制。经过持续努力，基本建立覆盖城乡居民的基本医疗卫生制度，实现人人享有基本医疗卫生服务，基本适应人民群众多层次的医疗卫生需求，我国居民人均预期寿命比 2015 年提高 1 岁，孕产妇死亡率下降到 18/10 万，婴儿死亡率下降到 7.5‰，5 岁以下儿童死亡率下降到 9.5‰，主要健康指标居于中高收入国家前列，个人卫生支出占卫生总费用的比重下降到 28% 左右。

《规划》指出，“十三五”期间，要在分级诊疗、现代医院管理、全民医保、药品供应保障、综合监管等五项制度建设上取得新突破，同时统筹推进相关领域改革。

2. 卫生管理部门政策支持

（1）“十二五”卫生信息化建设“3521 工程”。2010 年年底，中华人民共和国卫生部提出了《卫生信息化建设指导意见与发展规划（2011—2015）》，明确提出“十二五”发展目标，即“贯彻落实医改要求，以健康档案、电子病历和远程医疗系统建设为切入点，统筹规划、协调促进适应医改要求的信息系统建设，涵盖公共卫生、医疗服务、新农合、基本药物制度和综合管理等领域。

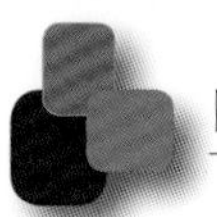

截至2015年，全国卫生信息系统的初步组建工作基本完成，信息标准化和卫生信息平台建设得到加强，系统间实现普遍的高效的互联互通，可共享健康档案与电子病历数据库开始着手建立，使全国30%的人口可以办理健康卡，并为之建立标准化的居民电子健康档案。2015年，全国所有三级医院为所有就诊患者建立标准化的全内容电子病历数据库，1/3的二级医院建立标准化的部分内容电子病历数据库[9]。

同时《规划》中提出了“十二五”期间卫生信息化建设总体框架，简称“3521工程”，即重点建设国家级、省级和地（市）级三级卫生信息平台，加强信息化在公共卫生、医疗服务、新农合、基本药物监管制度、综合管理五项业务中的深入应用，建设电子健康档案和电子病历两个基础数据库，建立一个医疗卫生信息专用网络。可以看到，“3521”工程将使得国内医疗信息化进入全新的发展阶段。

（2）“十三五”基层卫生信息化建设。2017年3月29日，全国基层卫生信息化工作会议在贵阳举行，这是国家卫生计生委基层卫生司第一次召开基层卫生信息化工作会议，此次会议明确了“十三五”期间基层卫生信息化的工作思路，并布置了2017年基层卫生信息化工作“实施图”。国家卫生计生委基层卫生司司长李滔在会上指出，基层卫生信息化对推动基层卫生改革发展和提升基层卫生服务能力所具有的支撑作用。李滔强调，“十三五”时期是信息化引领全面创新、助力健康中国建设的重要战略，也是信息化与卫生计生事业发展深度融合、新旧动能充分释放的协同迸发期。基层卫生信息工作要坚持目标引领，问题导向，管理和应用并重，加快基层卫生信息化建设进程[10]。

（3）“健康中国2020”战略。2012年8月17日，中华人民共和国卫生部部长陈竺在中国卫生论坛上发布《“健康中国2020”战略研究报告》。《报告》中提出，到2020年，中国主要健康指标基本达到中等发达国家水平这一总体目标，“健康中国2020”战略研究进一步将总体目标分解为可操作、可测量的10个具体目标和95个分目标，涵盖了保护和促进国民健康的服务体系及其支撑保障条件，是监测和评估国民健康状况、有效调控卫生事业运行的重要依据[11]。

“健康中国2020”战略研究报告提出的10个具体目标是：国民主要健康指标得到提高，到2020年，预期人均寿命上升至77岁，5岁以下儿童死亡比例减少至13‰，孕产妇死亡比例减少，地区间人民健康状况差距缩小；卫生

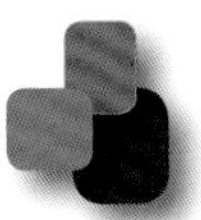

服务体系得到完善，卫生服务的可及性和公平性得到提高；医疗保障制度得到健全，居民患病伴随的经济风险大幅下降[12]；危险因素如慢性病的蔓延和危害得到控制；传染病和地方病的防控工作进一步加强，感染性疾病的影响削弱；对食品药品安全的监测力度得到强化；通过发展科学技术促进医学模式的转变，实现重点前移、转化整合战略；使我国传统医学如中医药在保障国民健康中发挥更重要的作用；推进健康产业发展，满足人民复杂的卫生服务需求；政府积极承担相应的职责，加大健康投入，到 2020 年，卫生总费用占 GDP 的比例不少于 6.5% ～ 7%，符合“健康中国 2020”战略目标的要求[13]。

（4）医疗卫生信息化标准建设进入新阶段。中华人民共和国卫生部信息化工作领导小组办公室、中华人民共和国卫生部卫生信息标准专业委员会于 2009 年 5 月 19 日颁布了《健康档案基本架构与数据标准（试行）》，这一标准的颁布为医疗卫生信息的标准化工作的展开和医疗卫生信息的规范化建设工作提供了重要的参考标准[14]。中华人民共和国卫生部信息化工作领导小组办公室在同年 6 月 4 日颁布了《基于健康档案的区域卫生信息平台建设指南（试行）》的通知，并在 8 月 4 日颁布了《电子病历基本架构与数据标准（征求意见稿）》，这些相关文件也推进了医疗卫生信息的标准化和规范化建设工作[15]。

信息标准是医疗信息互联互通和共享的基础，医疗卫生信息化建设和应用将进入新阶段。中华人民共和国卫生部信息化工作领导小组办公室主任饶克勤提出了我国当前医药卫生信息化建设的几项重点，即“打好三个基础、建好三级平台、提升业务应用系统”。其中“打好三个基础”的核心内容是要加快医疗卫生信息标准化的建设：① 建立全国标准化和统一化的居民健康档案；② 建立国家电子病历的基本架构与数据标准，包括基于电子病历和医院管理的信息系统建设方案；③ 建立国家卫生信息数据字典。只有打好这“三个基础”，才能推动以居民健康档案和电子病历为基础的区域卫生信息平台的建设；才能使我国信息化建设步入规范化、标准化的轨道，并在此基础上提升各业务领域的应用性，实现各级业务系统的数据采集、共享和交换。

（5）《中共中央国务院关于深化医药卫生体制改革的意见》中提出的“完善重大疾病防控体系和突发公共卫生事件应急机制，加强对严重威胁人民健康的传染病、慢性病、地方病、职业病和出生缺陷等疾病的监测与预防控制”的实施，充分发挥卫生行政部门、疾病预防控制机构、基层医疗卫生机构、医院

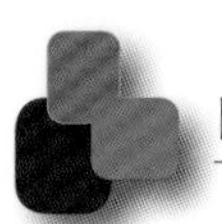

和专业防治机构在慢性病预防控制工作中的作用，明确各自职责、任务和内容，规范慢性病防控工作流程和考核标准，提高慢性病防控效果。2011 年 1 月，中华人民共和国卫生部疾病预防控制局发布了《全国慢性病预防控制工作规范》（试行）[16]。《规范》围绕严重危害我国居民健康的心脑血管疾病、恶性肿瘤、慢性呼吸系统疾病和糖尿病等 4 类疾病，从机构、职责和人员、工作计划和实施方案、监测与调查、干预与管理、信息管理、能力建设、综合评估等 7 个部分对卫生行政部门、疾控机构、基层医疗卫生机构、医院和专业防治机构的职责、任务和基本工作流程进行了规定。

3. 信息化管理部门策略支持

（1）物联网发展规划。2011 年 11 月 28 日，中华人民共和国工业和信息化部发布了《物联网“十二五”发展规划》，该《规划》指出，目前物联网技术应用推广已初见成效。在医疗领域，个人健康监护、远程医疗等应用日趋成熟。并提出“面向经济社会发展的重大战略需求，以重点行业和重点领域的先导应用为引领，注重自主技术和产品的应用，开展应用模式的创新”，在面向社会管理和民生服务领域的应用示范方面，《规划》明确指出，作为重点领域应用示范工程之一，智慧医疗应关注“药品流通和管理，以人体生理和医学参数采集及分析为切入点面向家庭和社区开展远程医疗服务”。

物联网的“十二五”规划指出，要“贯彻落实《国务院关于推进物联网有序健康发展的指导意见》《中国制造 2025》《国务院关于积极推进“互联网 +”行动的指导意见》和《关于深化制造业与互联网融合发展的指导意见》，以促进物联网规模化应用为主线，以创新为动力，以产业链开放协作为重点，以保障安全为前提，加快建设物联网泛在基础设施、应用服务平台和数据共享服务平台，持续优化发展环境，突破关键核心技术，健全标准体系，创新服务模式，构建有国际竞争力的物联网产业生态，为经济增长方式转变、人民生活质量提升以及经济社会可持续发展提供有力支撑”。其发展目标为：到 2020 年，具有国际竞争力的物联网产业体系基本形成，包含感知制造、网络传输、智能信息服务在内的总体产业规模突破 1.5 万亿元，智能信息服务的比重大幅提升。推进物联网感知设施规划布局，公众网络 M2M 连接数突破 17 亿。物联网技术研发水平和创新能力显著提高，适应产业发展的标准体系初步形成，物联网规模应用不断拓展，泛在安全的物联网体系基本成型[17]。

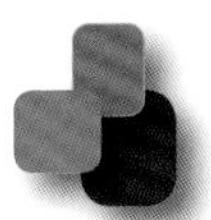

（2）电子商务发展规划。《电子商务“十二五”发展规划》提出要推动医疗等行业应用电子商务，促进行业服务方式的转变。《规划》部署的移动医疗项目涵盖了远程医疗、社区卫生、农村卫生信息化领域的多个试点示范工程。

2016年12月29日，商务部、中央网信办、发展改革委三部门联合发布《电子商务“十三五”发展规划》（以下简称《规划》），《规划》全面总结了“十二五”期间电子商务发展取得的成果，分析了“十三五”期间电子商务发展面临的机遇和挑战，明确了电子商务发展的指导思想、基本原则和发展目标，提出了电子商务发展的五大主要任务、17项专项行动和六条保障措施。《规划》以“创新、协调、绿色、开放、共享”的发展理念贯穿全文，树立“发展与规范并举、竞争和协调并行、开放和安全并重”的政策导向，首次赋予电子商务服务经济增长和社会发展的双重目标，确立了2020年电子商务交易额40万亿元、网络零售总额10万亿元和相关从业者5000万人的三个发展目标[18]。

4. 国家政策支持移动医疗产业走向市场

近年来，“互联网＋医疗健康”服务新模式新业态不断涌现、蓬勃发展，健康医疗大数据加快推广应用，为方便群众看病就医、提升医疗服务质量、效率、增强经济、发展新动能发挥了重要作用，但也遇到一些新情况，需要及时加以规范引导。2018年，国务院办公厅发布了《关于促进“互联网＋医疗健康”发展的意见》（以下简称《意见》），该《意见》制定的原则是：① 坚持以人为本、便民惠民，以人民群众多层次多元化医疗健康需求为导向，依托互联网等技术优势，提高医疗健康服务质量和可及性，这可以帮助在移动医疗市场化的过程中，有助于人民的利益得到保障，不受到侵害；② 坚持包容审慎、安全有序，营造包容发展的政策环境，形成政府主导、多方参与、公平竞争、开放共享的局面。创新监管方式，切实防范风险，这有利于构建一个公平的市场环境；③ 坚持创新驱动、融合发展，推动医疗健康与互联网深度融合，优化医疗资源配置，提高服务体系整体效能，这可以使得整个市场呈现一个积极发展的状态。这三个原则的制定都是为最终能够实现一个良好、有序的市场环境来服务的。

2019年，国务院办公厅发布了《深化医药卫生体制改革2019年重点工作任务》，其中的一条是促进“互联网＋医疗健康”发展。这说明近年来，国家对移动医疗产业发展依然很重视。

在上述各种政策的支持下，我国的医疗物联网得到了大力的发展，在将医疗产业推向市场的过程中，也得到了极大的便利。目前，我国的医疗物联网主要在医疗市场和康养市场上着力，在2017年已达到231.4亿元，而随着政策环境的逐步宽松，医疗物联网的市场规模在接下来的几年将会持续增长。

7.3.2 经济环境

以具有代表性的2011—2012年为例，从以下4个方面来分析我国的经济环境。

1. 国内生产总值增长情况分析

2011年我国国内生产总值为472 882亿元，比2010年增长9.3%。其中，第一产业增长4.3%，第二产业增长10.3%，第三产业增长9.4%。第一产业的增加值占国内生产总值的比重为10.0%，第二产业[19]增加值比重为46.6%，第三产业增加值比重为43.4%。

2012年第一季度国内生产总值107 995亿元，按可比价格计算，同比增长8.1%。分产业看，第一产业增加值6 922亿元，同比增长3.8%；第二产业增加值51 451亿元，增长9.1%；第三产业增加值49 622亿元，增长7.5%。从环比看，一季度国内生产总值增长1.8%[20]。图7-1为2006—2011年国内生产总值及其增长速度。

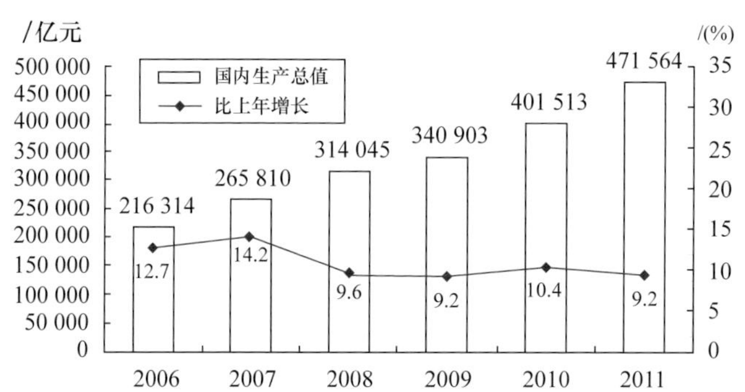

图7-1 2006—2011年国内生产总值及其增长速度

（数据来源：国家统计局）

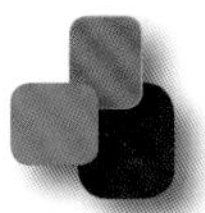

2. 居民收入增长情况分析

2011 年农村居民人均纯收入为 6 977 元，比上年增长 17.9%，扣除价格因素，实际增长 11.4%；农村居民人均纯收入中位数为 6 194 元，增长 19.1%。城镇居民人均可支配收入 21 810 元，比上年增长 14.1%，扣除价格因素，实际增长 8.4%；城镇居民人均可支配收入中位数为 19 118 元，增长 13.5%。农村居民食品消费支出占消费总支出的比重为 40.4%，城镇为 36.3%[21]。图 7-2 为 2006—2011 年农村居民人均纯收入及其实际增长速度。图 7-3 为 2006—2011 年城镇居民可支配收入及其实际增长速度。

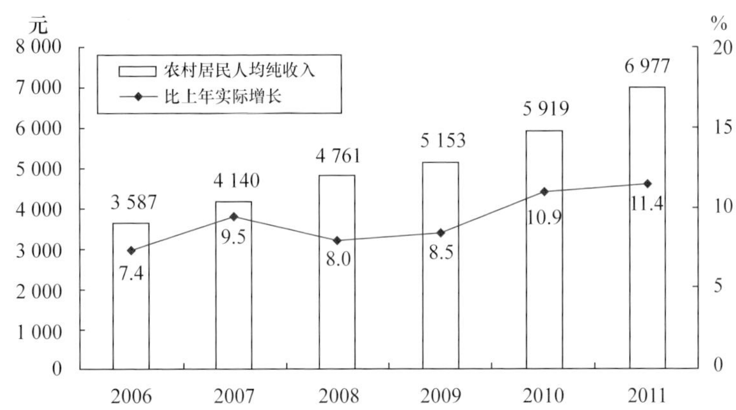

图 7-2　2006—2011 年农村居民人均纯收入及其实际增长速度

（数据来源：国家统计局）

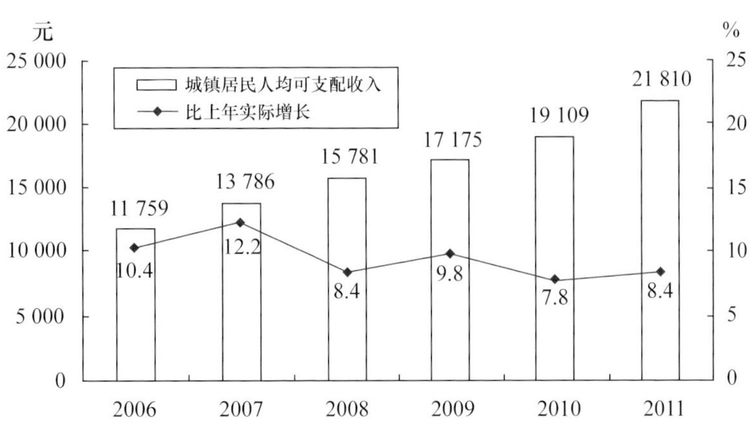

图 7-3　2006—2011 年城镇居民可支配收入及其实际增长速度

（数据来源：国家统计局）

2012 年一季度城镇居民人均总收入 7 382 元。其中，城镇居民人均可支配收入 6 796 元，同比名义增长 14.0%，扣除价格因素实际增长 9.8%。在城镇居民人均总收入中，工资性收入同比名义增长 13.8%，转移性收入增长 15.1%，经营净收入增长 13.1%，财产性收入增长 15.1%。一季度农村居民人均现金收入 2 560 元，同比名义增长 17.0%，扣除价格因素实际增长 12.7%。其中，工资性收入同比名义增长 17.5%，家庭经营性收入增长 15.4%，财产性收入增长 12.3%，转移性收入增长 25.6%。一季度农村外出务工劳动力 16 371 万人，同比增长 3.4%；外出务工劳动力月均收入 2 173 元，同比增长 16.6%。一季度，城镇居民人均可支配收入中位数 5 658 元，同比增长 14.2%；农村居民人均现金收入中位数 1 872 元，同比增长 20.3%[22]。

3. 居民家庭消费水平分析

2011 年全年居民消费价格比上年上涨 5.4%，其中食品价格上涨 11.8%。固定资产投资价格上涨 6.6%。工业生产者出厂价格上涨 6.0%。工业生产者购进价格上涨 9.1%，农产品生产价格上涨 16.5%。图 7-4 为 2011 年居民消费价格月度涨跌幅度。

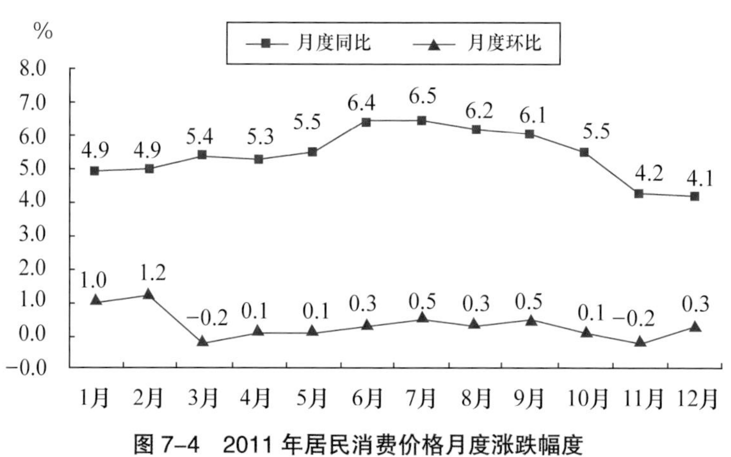

图 7-4　2011 年居民消费价格月度涨跌幅度

（数据来源：国家统计局）

2012 年一季度居民消费价格同比上涨 3.8%，涨幅比上年全年回落 1.6%，比上年同期回落 1.2%。其中，城市上涨 3.8%，农村上涨 3.8%。分类别看，食品上涨 8.0%，烟酒及用品上涨 3.7%，衣着上涨 3.6%，家庭设备用品及维修服务上涨 2.4%，医疗保健和个人用品上涨 2.6%，交通和通信上涨 0.2%，娱乐教

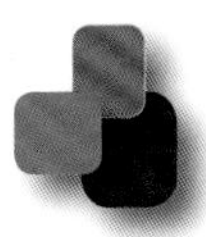

育文化用品及服务上涨 0.1%，居住上涨 2.0%。3 月份，居民消费价格同比上涨 3.6%，环比上涨 0.2%[23]。如表 7-2 为 2011 年居民消费价格比上年涨跌幅度。

表 7-2　2011 年居民消费价格比上年涨跌幅度

指标	全国 / (%)	地域	
		城市 / (%)	农村 / (%)
居民消费价格	5.4	5.3	5.8
其中：食品	11.8	11.6	12.4
烟酒及用品	2.8	3.0	2.4
衣着	2.1	2.2	1.9
家庭设备用品及维修服务	2.4	2.7	1.5
医疗保健和个人用品	3.4	3.4	3.3
交通和通信	0.5	0.2	1.3
娱乐教育文化用品及服务	0.4	0.3	0.8
居住	5.3	5.1	5.7

（数据来源：国家统计局）

4. 医疗卫生财政支出情况分析

根据《2011 中国卫生统计年鉴》统计数据，全国财政医疗卫生在 2009—2011 年的累计支出达到了 1.52 万亿元，与 2008 年同口径支出基数相比，三年新增投入 1.240 9 万亿元，比医改既定的 8 500 亿元增加了 3 909 亿元，如图 7-5 所示。预计至 2020 年，将基本形成覆盖城乡居民的基本医疗卫生体系。

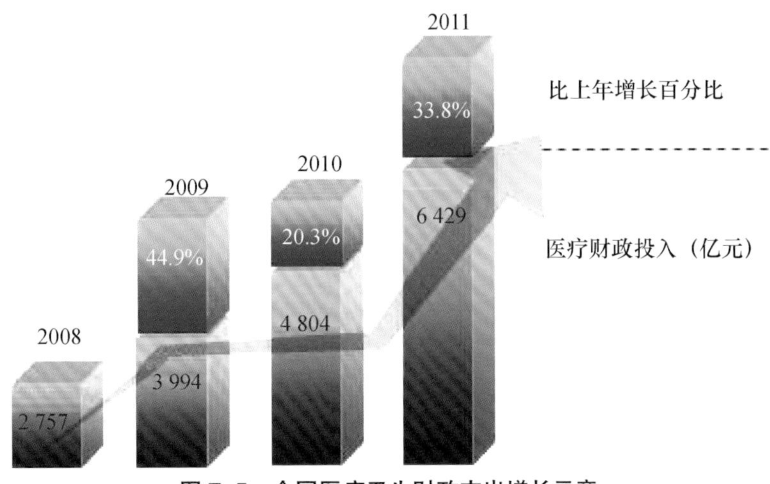

图 7-5　全国医疗卫生财政支出增长示意

（数据来源：《2011 中国卫生统计年鉴》）

2011 年，中国卫生总费用达 24 345.91 亿元，同期人均卫生总费用为 1 806.95 元，卫生总费用占国内生产总值的比重为 5.1%。按可比价格计算，1978—2011 年，中国卫生总费用年平均增长速度为 11.32%，如图 7-6 所示。个人卫生支出由 2002 年的 57.7% 下降到 2011 年的 34.8%，卫生筹资系统的风险保护水平和再分配作用不断提高。医院、门诊机构费用为 18 089.4 亿元，公共卫生机构费用为 2 040.67 亿元，分别占卫生总费用的 71.74% 和 8.09%。医院费用中，城市医院、县医院、社区卫生服务中心和乡（镇）卫生院费用分别占 64.13%、21.28%、5.17% 和 9.3%。

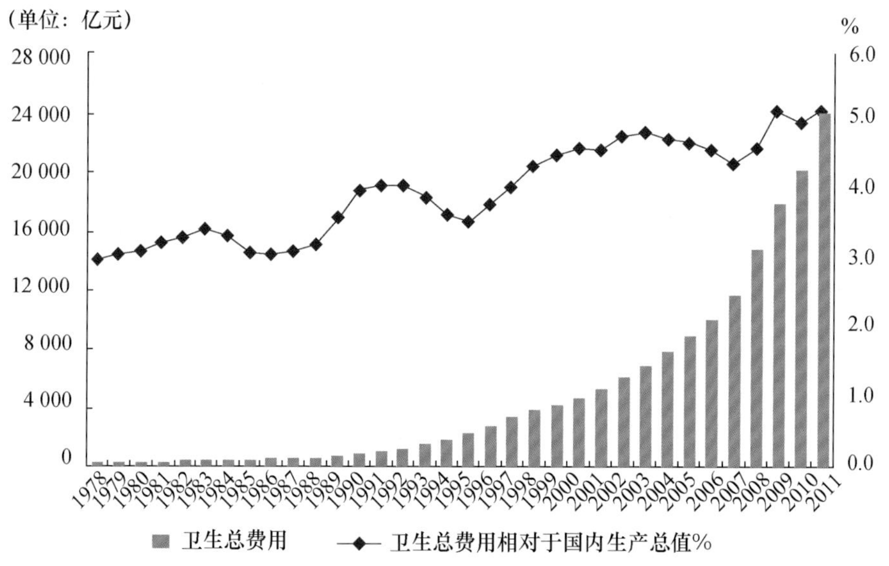

图 7-6　中国卫生总费用和卫生总费用占国内生产总值比重

2018 年 12 月 24 日，财政部部长刘昆向全国人大常委会作国务院关于财政医疗卫生资金分配和使用情况的报告时介绍，2013 年至 2017 年，全国财政医疗卫生累计支出 59 502 亿元，年均增幅 11.7%，比同期全国财政支出增幅高出 2 个百分点。

据刘昆介绍，其中，2017 年全国财政医疗卫生支出 14 451 亿元，较 2013 年增加 5 156 亿元，增长 55.5%，占全国财政支出的比重达到 7.1%，较 2013 年提高 0.5 个百分点。2018 年全国财政预算安排医疗卫生支出 15 291 亿元，较上年增加 840 亿元，增幅高于全国财政支出 2.5 个百分点，占全国财政支出

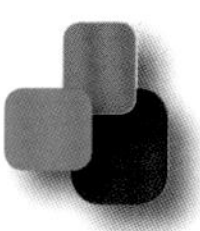

的比重达到 7.3%。

在总量快速增长的同时，各级财政按照医改部署要求，供需兼顾、突出重点，持续优化支出结构。刘昆说，对于供方，2013 年至 2017 年，财政投入由 4 893 亿元增加到 7 550 亿元，年均增长 11.5%，占财政医疗卫生支出的 52.2%。对于需方，政府连年加大对医疗保障的支持力度，在较短时间内编织了全世界最大的医疗保障网，包括城乡居民基本医疗保险和职工基本医疗保险在内的基本医疗保险覆盖人群超过 13 亿人，参保率达到 95% 以上。各级财政对城乡居民医疗保险补助由 3 282 亿元增加到 4 919 亿元，年均增长 10.6%。

2013 年至 2017 年，中央财政对中西部地区医疗卫生转移支付资金由 1 961 亿元增加到 3 095 亿元，年均增长 12.1%，且呈现持续增长趋势，中西部地区人均财政卫生经费不断提高；各级地方财政对城市社区卫生服务中心、乡镇卫生院等基层医疗卫生机构的直接补助由 1 059 亿元增加到 1 808 亿元，年均增长 14.3%，占基层医疗卫生机构总收入的 44.2%。

同一时期，中央财政公共卫生服务补助资金从 408.5 亿元增加到 587.2 亿元，累计补助 2 496 亿元，支持将基本公共卫生服务人均财政补助标准由 30 元提高至 50 元，免费向城乡居民提供的基本公共卫生服务项目由 11 类增加至 14 类，支持开展针对艾滋病、结核病等重大传染性疾病的防控工作。

刘昆说，各级财政近年来持续压减医疗卫生领域行政支出，通过压减“三公”经费、提升行政效率，使卫生健康行政支出占比持续下降，使更多的财政资金用于医疗卫生机构和医疗保障体系的建设发展。

7.3.3　社会环境

1. 老龄化进程加剧、空巢化现象日趋严重

随着社会经济的迅猛发展和科技的不断进步，我国居民生活质量在持续提高，医疗卫生条件得到不断改善，居民的平均寿命得到了延长，全国各地区老年人口数量急剧增加，这一问题已经引发社会普遍关注。

人口老龄化是老年人口数量在总人口中所占比重不断上升的一个动态过程。人口老龄化是人口结构转变过程中的一个必然趋势，是人口出生率和死亡率下降的结果。人口老龄化的衡量指标通常是采用 60 岁或 65 岁以上的老年人

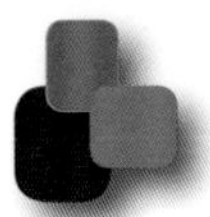

口数量占总人口数量的比重。一般认为，如果一个地区 60 岁及以上老年人口的比重超过全人群的 10%，或者 65 岁及以上老年人口比重超过全人群 7%，则该地区就处于老龄化社会。

根据第六次全国人口普查数据，我国从 2000 年起进入老龄化社会，全国 60 岁以上老年人口达到了 12 998 万人，占总人口的 10.46%；老年人口以每年 800 万的速度递增，2005 年我国 65 岁以上老年人达 10 055 万人，占总人口的 7.7%；2009 年我国 60 岁以上老年人总数已达 1.671 4 亿人，比 2008 年净增 7250 万人，60 岁以上老年人占人口比例为 12.5%，比 2008 年增加 0.5%。预计到 2040 年前后，老年人口将达到 4 亿人的峰值，占届时总人口的 31% 左右，人口老龄化进程加剧，老龄化问题凸显。

居民进入老年阶段后，因机体生理功能老化，免疫功能下降，患各种疾病尤其是慢性病的概率就会增加。根据国家卫生部资料统计显示，2008 年我国居民慢性病的患病率为 20%，其中 60 岁以上老年人群的患病率是一般人群的 2.5 ～ 3.0 倍，约半数的老年人群中患有一种或几种慢性病，比一般人群要高几倍。

根据中国老年科研中心调查，目前全国城市老年人空巢家庭（包括独居）的比例已经达到 49.7%，与 2000 年相比增加的非常迅速，提高了 7.7 个百分点，对其中地级以上大中城市的调查显示，老年人的空巢家庭（包括独居）比例更高，已经达到 56.1%。其中独居老人占 12.1%。仅与配偶同住的占 44%。老年人空巢化的主要原因是农村青壮年劳动力外出务工、经商、学习等造成大量家庭空巢；城市青壮年外出上学、就业以及异城居住和同城分别居住，也是形成老年人空巢现象的原因。老年人空巢现象直接导致家庭养老功能的弱化。

为应对目前我国严重的人口老龄化趋势，满足人们日益增长的养老服务需求，老龄事业发展部门需要采取有效地应对措施，增加国内生产总值中用于老年人口相应的花费，加大用于老年人口退休金、养老保险、医疗保险以及相应的社会福利事业的资金投入。尤其是医疗行业应进一步扩大面向老年人的医疗服务领域和范围，开发符合老年人特点的新型医疗服务。

2. 慢性病日益流行，成为疾病谱重要发展方向

慢性病已成为世界头号杀手。据世界卫生组织统计，2008 年全球有 5 700 万人死于慢性病，占全部死亡人口的 63%，预测 2030 年该比例将上升至 75%。

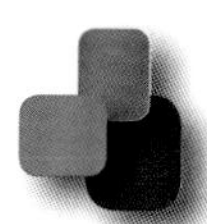

根据卫生部公布的第四次国家卫生服务调查结果显示，2008 年调查地区居民慢性病患病率为 20%，以此推算，全国有医生明确诊断的慢性病病例数达到 2.6 亿。过去十年，平均每年新增近 1000 万例，因慢性病导致的死亡数已经占到我国总死亡数的 83%，慢性病已经成为影响我国居民健康的一个重要因素；根据《中国居民营养与慢性病状况报告（2020 年）》显示，2019 年我国因慢性病导致的死亡占总死亡 88.5%，其中心脑血管病、癌症、慢性呼吸系统疾病死亡比例为 80.7%，防控工作仍面临巨大挑战。

此外，2009 年中国科学院发布了中国到 2050 年科技发展战略研究报告，在人口健康、能源、生态与环境、纳米等 18 个重要领域基本理清了中国到 2050 年的战略需求，其中《中国至 2050 年人口健康科技发展路线图》指出，我国完成了从传染病向慢性病的流行病学模式转变，重大慢性病如癌症、心脑血管疾病、代谢性疾病和神经退行性疾病等则成为人类健康的主要威胁。

以北京市为例，2011 年 7 月北京市发布的《北京市 2010 年度卫生与人群健康状况报告》显示，居民慢性非传染性疾病已成为市民健康的主要威胁，是我市居民的首要死因。2010 年北京市居民的前三位死因分别为恶性肿瘤、心脏病和脑血管病，占全部死亡的 73.75%。而且，全市成年居民慢性非传染性疾病相关身体指标整体水平已经处于正常值的上限。

慢性病的流行使我国人口的健康状况严峻，也直接导致医疗工作重心由“以治疗为中心”向“以预防为中心”的目标发展，将从单纯依赖医院治疗，转变到治疗、预防、保健和提高身体素质相结合，实现病前预防和保健、病中医院诊治、病后康复的综合治疗方式，极大程度地降低医疗成本。

3. 公众意识从“治疗”向“保健”转变

随着国民可支配收入连年提高，人民生活水平和生活质量的提高以及人口老龄化进程的加快，人们的健康意识和保健要求日益强烈，“在家就医，自我保健，远程诊断”新需求的出现，正逐步推动医疗以症状治疗为中心的模式向以预防为主、早判断、早治疗的模式转变。公众健康意识的增强将推动移动医疗市场的发展。

根据世界卫生组织关于健康最新的定义，我国只有 15% 的人口符合定义标准，有 15% 的人处于疾病状态中，剩下的 70% 的处在“亚健康”状态。中华预防医学会的一项调查表明，民众投入健康方面的消费在逐年增加，我国

80% 以上居民用于健康的花费超过总收入的 5%，而且在继续增长。《“十四五”全民医疗保障规划》提出，到 2025 年，个人卫生支出占卫生总费用的比例为 27%，略低于“十三五”时期末的占比。治疗占健康医疗支出的比重将由目前的 70% 减少到 35%，相对应的，预测的比重将从当前的 10% 上升到 20%。公众的健康意识正日益增强。如图 7-7 所示。

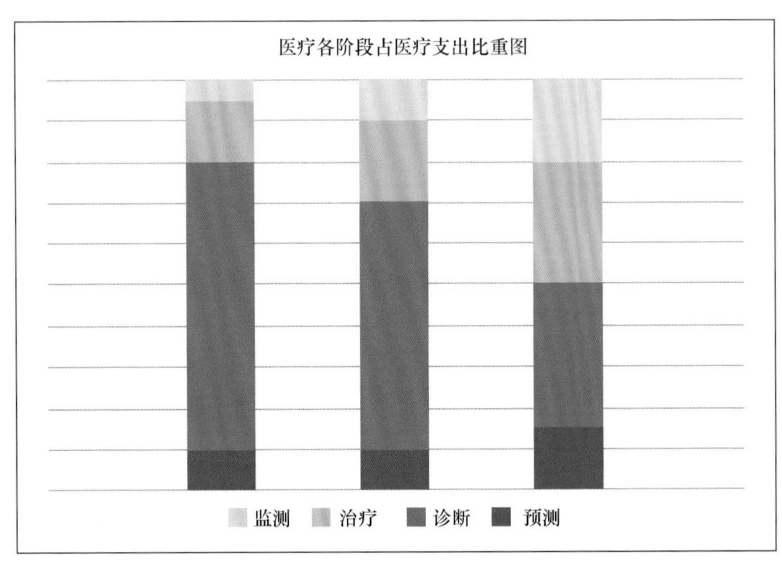

图 7–7　医疗各阶段占医疗支出比重图

随着人类对疾病的态度从消极治疗转变为积极的预防与监控，医疗也正逐渐实现以下转变：从疾病治疗为主向以疾病预防为主；从传染病 / 流行病为主的疾病谱转向以生活方式 / 环境导致的慢性病防控；从院内固定“治已病”转向院外“治未病”；从疾病医学模式转向健康医学模式；从医院信息化管理，转向个人 / 家庭健康信息化管理；从医疗卫生服务，转向以人为本的全民健康服务。

7.3.4　技术环境

1. 移动互联网产业的蓬勃发展催生健康医疗应用的多样性

随着智能手机等移动设备的不断普及，移动通信技术应用的纵深发展，移

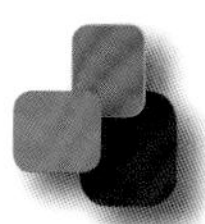

动互联网的覆盖人群越来越庞大。“十二五”期间，国家将大力发展新一代信息技术，移动互联网作为新一代信息技术的具体应用，被列为下一阶段我国信息化建设的重心，在政策引导、资金倾斜方面都将加大推进力度。

移动互联网的健康医疗应用是移动互联网医疗应用的新突破，也是医疗信息化建设的高级阶段。

健康医疗应用主要基于移动互联网，集各地医院、医药企业等资源于一体，为患者提供综合类移动互联网不同层面、不同需求的健康应用。用户可以通过手机以短信息和移动互联网的方式实现与医院信息的查询、浏览、咨询、预约、挂号等功能；用户无须再为一些小病专门排队挂号就医，在家里通过健康医疗应用就可以轻松获取医疗常识；利用传感器即可对自己的身体进行检查，并将数据汇总后保存到云端，便于以后的病历查询；医务人员可进行医医沟通、专家会诊、特色专科推介、开设专家微博与患者沟通、学术交流；医药企业可以建立在线药店，为病患、家庭提供药品展示，家庭常备非处方药的零售配送服务等，使患者足不出户就能用手机购买到需要的药品。此外还可进行医药知识传播。

基于智能手机的互联网医疗应用更加方便了患者和医院，健康医疗应用可直接服务于社会大众，使老百姓切实体会到移动互联网的益处，它提升了医院服务质量，强化了医院对个性化患者的服务手段，改善了医患关系。

2. 物联网产业链的形成为移动医疗奠定了技术基础

我国已经把物联网提升到国家信息化发展的战略高度，并提出了推动计划。2009 年 8 月，温家宝总理在中国科学院无锡高新微纳传感网工程技术研发中心考察时指出，要大力发展传感网，掌握核心技术。2009 年 11 月 3 日，温家宝总理在人民大会堂向首都科技界发表了题为《让科技引领中国可持续发展》的讲话中，再次提出“要着力突破传感网、物联网关键技术”。11 月 13 日，国务院批复同意《关于支持无锡建设国家传感网创新示范区（国家传感信息中心）情况的报告》，标志着“感知中国”已正式上升至国家层面并进入战略实施阶段。2010 年 3 月，温家宝总理在十一届全国人民代表大会第三次会议的政府工作报告中，明确提出要加大培育战略性新兴产业，加快物联网的研发应用。

物联网要实现物与物之间的感知、识别、通信等功能，需要大量先进技术

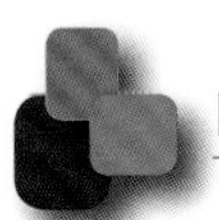

的支持，主要包括感知事物的传感器技术、联系事物的组网和互联技术、判别事物位置的全球定位系统、思考事物的智能技术、识别事物的射频识别技术等。

全球物联网技术的发展还处于初级阶段，当前物联网产业链初步形成，各环节分工较为清晰，且产业链各环节中以全球领先的跨国企业为核心，带动产业链能力的总体提升，通信终端及通信模块环节、运营商、新兴信息服务商、软硬件提供商和硬件集成商都积极参与，充分发掘发展机会。

物联网技术的应用范围非常广泛，涉及交通、环境保护、公共安全、家居、消防、工业监测、健康护理、植物培育、食品监管和军事侦察等多个领域。物联网技术推动和拓展了移动医疗的应用。

3. 物联网技术进入家庭医疗市场

数字医疗设备从心电图、脑电图等一维信息数字化到 CT、MRI、彩超等二维信息数字化，范围不断扩大。全球数字化医疗设备每年销售额为 600 亿美元，年增幅为 10%，而中国市场为 500 亿元人民币，增幅则高达 20%。以 2007—2011 年为例，我国新一代的 X 射线检查机器年均复合增长率为 42.8%，2011 年的销量较上年同期增长了 36.6%。

在数字医疗设备应用范围不断扩大的同时，人们对个人健康和保健的关注使得医疗模式从“以症状治疗为中心”的旧模式逐渐过渡到“以预防为主”的新模式，而医疗器械也开始从复杂的、应用于专业医疗机构的大型医疗设备，转向[26]既适用于医院又适用于家庭和个人的小型穿戴式，甚至是植入式装置。个人便携式移动医疗设备进入了个人移动医疗市场，典型的如电子血压计、便携血糖仪、数字体温计和心电监护仪等。

4. 智能终端的普及为移动医疗的应用开展提供保障

移动终端的普及率越来越高。根据工业和信息化部的统计数据显示，2009 年底，我国已经有超越 7 亿部的手机用户，占人口总数的 55%，在过去的 20 年里，我国移动用户数目增长超过 22 万倍以上。据国际电信联盟等组织统计，全世界有超过一半的移动电话用户分布在发展中国家。移动电话的广泛使用，为移动医疗服务的普及提供了良好的技术基础。

知名通信企业已陆续在医疗信息化领域进行了产业规划。从信息产业的发展来看，2017 年数据带宽上升至原来的 6 倍以上，为运营商创造了数百亿的收入，因此医疗信息化作为新兴的朝阳产业，成为移动数据宽带业务的核心，

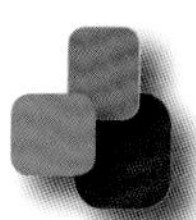

苹果、微软、GE、IBM、摩托罗拉、爱立信、高通等大型跨国企业及电信运营商 Verizon、AT&T 等已经积极投入医疗信息化产业的研发中。

类似的，对于人体植入式芯片，记录用户的身份认证信息以及一些重要的医疗记录，甚至可以随时追踪植入者所在的位置，当植入者出现紧急情况时，可以马上通知联系人，获悉植入者正在进行什么样的药物治疗、对什么药物过敏、曾经做过什么样的手术以及手术容易产生的问题等等。

智能终端的大范围推广和通信企业进入医疗行业，使得智能终端上医疗健康方面的应用也逐渐丰富并受到用户的好评。美国医疗健康资讯网站 MobilHealthNews 指出，2014 年度，FDA 已批准了 23 个与数字健康相关的 App 和设备；Research2Guidance 统计，2015 年全球 14 亿智能手机用户中有 5 亿人使用移动医疗应用。

5. 5G 网络下的移动医疗

超大型物联网支持下的医疗物联网生态系统将涵盖数百万、甚至数十亿的临床可穿戴设备和远程传感器。医生将依靠这些手段来持续捕获、收集患者的医学数据，如生命体征和身体活动数据，甚至还能监测患者是否正在服用他们的处方药。卫生保健机构将可以接近实时地接收这些数据，使他们有效地管理或调整治疗方案。此外，这些数据支持预测分析，医生通过快速检测新出现的健康模式来提高其诊断的准确性。我国可穿戴设备（包括远程和现场设备）市场出货量逐年增加，截止至 2021 年上半年，出货量已有 6 343 万台，医疗物联网领域前景非常广阔。另外，卫生保健产业在全球物联网领域的年度收入预计到 2025 年将达到 270 亿美元。

5G 预计将迎来一个显著增强的移动宽带（Enhanced Mobile Broadband, eMBB）数据速率和超连通性的新时代，这将使得医生能同步学习和分析大量的病人医疗数据，并为患者提供个性化治疗。

eMBB 还支持个性化的医疗保健 APP（如虚拟现实（VR）和直播视频）。这些工具将被医生在无床医院中用于远程管理，通过三维（3-Dimension, 3D）/ 超高清（Ultra High Definition, UHD）视频远程呈现或者 UHD 视频直播为患者提供虚拟治疗，这项服务将为偏远地区的病患克服时间和距离的障碍，让他们获得更好的治疗。

5G 对于整个医疗生态链带来的促进作用表现为三个方面：① 消费者 / 患

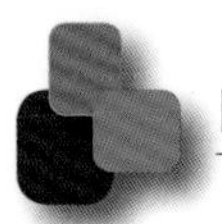

者更高的参与度，例如与医生的互动，对自身健康的关注等；② 医疗资源更有效的配置，例如远程医疗带来的优质资源共享；③ 更低的医疗成本，例如医疗物联网支持下的慢性病家庭护理。

在 5G 网络下，诊断和治疗将突破地域的限制，健康管理和初步诊断将居家化，医生与患者实现更高效的分配和对接，促使传统医院向健康管理中心转型。

6. 医疗人工智能将成为移动医疗行业发展的新方向

人工智能在医疗领域的应用带来了巨大的商机，其主要应用在以下几个方面：

（1）线上问诊领域。在中国，春雨医生 2011 年成立，获蓝驰创投 300 万美元 A 轮投资，到 2014 年获得千万美元级别的投资。成立于 2002 年的美国 Teladoc Health，主要从事远程医疗，在 2011 年获得凯鹏华盈（Kleiner Perkins Canfield & Byers, KPCB）的 1 860 万美元投资。

（2）医生预约领域。在中国，挂号网于 2010 年成立，并在年底获得 2 200 万美元投资。成立于 2007 年的美国公司 Zocdoc，为患者提供在线预约医生服务，于 2010 年拿到 1 500 万美元投资。

（3）肿瘤大数据领域。在中国，新屿信息科技（上海）有限公司、思派网络和零氪科技先后成立，并在 2016 年前后分别获得超过千万美元的投资。成立于 2012 年的美国公司 Flatiron Health，是一家肿瘤大数据分析平台，于 2014 年获得 1.3 亿美元投资。

（4）人工智能在医学影像的应用领域。2015 年，IBM 以 10 亿美元收购医学图像数据公司 Merge Healthcare，并同年成立 Watson Health，利用 Merge Healthcare 公司拥有的海量图像数据进行深度学习，成为“AI+ 医学影像”的标志。

在疾病诊断方面，人工智能相较于医生的一大优势在于可以实现多种疾病的诊断。在影像学方面，腾讯的人工智能部门与上海多家三甲医院进行肺癌 CT 的人工智能辅助诊断；在病理学方面，人工智能已应用于血液系统恶性肿瘤（主要是白血病）的辅助诊断。然而，目前 AI 在辅助诊疗方面还是有局限性的。在病理学上，肿瘤实质和肿瘤间质非常复杂，部分肿瘤的确诊还要依靠免疫组化，这些都会大大增加人工智能诊断的难度；在影像学方面，以肺癌为

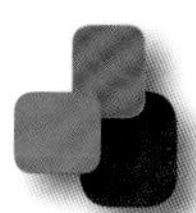

例，大部分人工智能都依赖肿瘤大小、实质的比例和CT值，但是部分CT值很低的纯毛玻璃结节术后仍被证实为微浸润甚至是浸润性腺癌，尤其是大于1cm的结节，这部分患者目前仍然较难鉴别，未来人工智能诊断的准确性仍有很大提升空间。总之，人工智能在临床诊断学方面的前景还是一片光明的。

由于医学知识范围较广，全科医生数量较少，人工智能只要有充足的数据存在，即可实现疾病的诊断，而不会被疾病的种类所限制。因此，将人工智能应用于移动医疗可以实现疾病的诊断从专科到全科的转变。

7.4　本章小结

本章对承载典型医疗健康业务的医疗物联网应用场景及其关键技术进行了分析，特别是针对重大慢性病应用、偏远农村应用、突发救治应用和就诊人群应用四个典型应用场景，进行具体分析，包括其主要内容、系统架构。

此外，本章还针对医疗物联网从四个方面对其进行分析，分别是政策环境、经济环境、社会环境以及技术环境。从各个方面可以看出，医疗物联网的发展得到了极大的支持，医疗物联网在国内的发展呈现出欣欣向荣的景象。

参考文献

[1] 李晓红 . 物联网应用的商业模式分析——以智能医疗行业为例 [D]. 北京：对外经济贸易大学 , 2013.

[2] 刘允海 . 必须持续不断地推进改革 [J]. 中国医疗保险 , 2013,(09): 32-32.

[3] 卫生部网站 . 15 部门联合制定规划 遏制我国慢性病快速上升势头 [R/OL]. (2012-05-21). http://www.gov.cn/gzdt/2012-05/21/content_2142133.htm.

[4] 庄亚芳 , 乔春娟 , 顾春峰 , 等 . 重固镇居民慢性病行为危险因素调查 [J]. 上海医药 , 2012,(18): 42-44.

[5] 井珊珊 . 慢性非传染性疾病防控关键技术及控制策略研究 [D]. 济南：山东大学 , 2013.

[6] 丛颜宝 , 王守玉 , 王丽霞 , 等 . 以社区诊断为基础的慢性病综合干预机制 [J]. 中国初

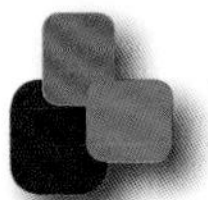

级卫生保健 , 2014,28(10): 67-68.

[7] 胡建平 . 健康中国建设与 “十三五” 医疗健康信息化 [J]. 中国信息化 , 2016, (10): 11-13,15.

[8] 国务院 . 国务院关于印发“十三五”深化医药卫生体制改革规划的通知 [A/OL]. (2017-01-09). http://www.gov.cn/zhengce/content/2017-01/09/content_5158053.htm.

[9] 崔泳 . 2011—2015 年卫生信息化发展规划及下阶段工作重点——卫生部统计信息中心主任孟群在中国卫生信息技术交流大会上的讲话 (节选)[J]. 中国信息界（e 医疗）, 2011,(1): 16-18.

[10] 健康报 . “十三五”基层卫生信息化建设要发力！ [R/OL]. (2017-03-30). https://www.sohu.com/a/131190036_162422.

[11] 中华人民共和国卫生部 .《“健康中国 2020”战略研究报告》解读 [J]. 中国实用乡村医生杂志 , 2013, 20(4): 239-240.

[12] 李毅 , 赵军平 . 重症监护病房数字化系统解决方案 [J]. 医疗卫生装备 , 2007, 28(9): 37,40.

[13] 吴淳 , 田瑀 , 黄培杰 , 等 . 中国医疗服务行业的商机 [J]. 销售与市场 (管理版), 2013(10)：52-56.

[14] 王艳军 , 郝慧琴 , 董海原 . 从新医改的角度解析区域医疗服务信息平台建设内容的定性研究 [J]. 中国药物与临床 , 2011,11(10): 1119-1123.

[15] 刘静 . 医院病房护理文书及其数据元属性的标准化研究 [D]. 济南：山东大学 , 2010.

[16] 中华人民共和国中央人民政府 . 全国慢性病预防控制工作规范（试行）[Z/OL]. (2011-01). http://www.gov.cn/gzdt/att/att/site1/20110413/00123fb9bce70f0f334701.pdf.

[17] 工业和信息化部 . 信息通信行业发展规划物联网分册（2016-2020 年）[Z/OL]. (2017-6-29). http://www.cvtech.com.cn/uploadfile/ExcelFile/2017-06/file20170629101249391 88.pdf.

[18] 中华人民共和国商务部 . 商务部、中央网信办、发展改革委联合发布《电子商务“十三五”发展规划》[A/OL]. (2016-12-29). http://www.mofcom.gov.cn/article/zt_dzsw135/lanmuone/201612/20161202421554.shtml.

[19] 中华人民共和国中央人民政府 . 国家统计局发布初步核实数据：2011 年 GDP 为 9.3% [R/OL]. (2012-09-05). http://www.gov.cn/jrzg/2012-09/05/content_2217434.htm.

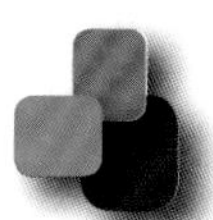

[20] 前瞻网 . 2012 年第一季度国内生产总值（GDP）情况分析 [R/OL]. (2012-04-13). https://www.qianzhan.com/qzdata/detail/148/20120413-f5b063680d44e271.html.

[21] 佚名 . 中华人民共和国 2011 年国民经济和社会发展统计公报 [J]. 中国会计年鉴，2012,(1): 83-92.

[22] 国家统计局 . 2012 年 3 月份居民消费价格变动情况 [R/OL]. (2012-04-09). http://www.stats.gov.cn/tjsj/zxfb/201204/t20120409_12804.html.

[23] 中国卫生经济 . 2009—2014 年中国卫生总费用分析 [R/OL]. (2016-12-15). http://www.cssn.cn/ddzg/ddzg_ldjs/ddzg_sh/201612/t20161215_3347177.shtml.

第八章 我国医疗物联网产业化推进策略

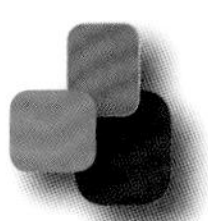

8.1　产业化的必要性

信息技术的发展正逐渐改变着人们的生产和生活方式。采用信息技术进行医疗信息化建设是医疗卫生事业能否在新时代更好地服务于患者、服务于社会的重要支撑，正逐渐受到政府部门、相关企业及组织更多的关注。

作为新兴信息技术，物联网技术能够实现人与物、物与物的信息交互和无缝连接，达到对物理世界实时控制、精确管理和科学决策的目的，它将成为医疗信息化进程的关键举措。物联网技术已经成为医疗信息化建设的主要技术推动力量，正在积极推动医疗服务模式的优化和转变，并催生出更加便捷、高效、精准的移动医疗业务，移动医疗产业链正逐渐形成。

由于受到时间和地理的限制，目前医疗诊断的“望闻问切”，需要医生面对患者才能进行，容易造成病情贻误。面对我国医疗资源极度匮乏且分布不均衡的现状，利用信息技术消除距离障碍成为必然的选择之一。物联网技术的引入使得医生有了更多的手段实现对病人的实时监测和诊治，也使得患者享受到了更多贴心和多样的医疗业务。

关于移动医疗，是移动设备（如手机）、移动病人监测设备和其他无线设备支持的医疗服务和公共健康实践；医疗卫生信息与管理系统协会（Healthcare Information and Management Systems Society, HIMSS）对移动医疗的定义为“通过使用移动通信技术——例如 PDA、移动电话和卫星通信来提供医疗服务和信息”[1]。

当前，移动医疗产业处于推动阶段，各个国家都实施了各种各样的政策来推动移动医疗产业的发展。各个国家除了给予良好的政策外，还从市场的角度积极推动移动医疗产业的发展，并从经济、行业发展规范等方面给予了大力的支持。

移动医疗产业的发展应该从以下几个方面给予支持：① 政府层面，移动医疗产业的发展是一个利国利民的政策，移动医疗产业的良好发展能够稳定国家的发展；② 医疗产业内的重视，各个医院应该积极的推动移动医疗的发展，和企业以及高校合作，形成一个良好的闭环；③ 在发展移动医疗产业的过程中，应该注重产品输出，这是因为输出产品能够给国内移动医疗产业的发展注

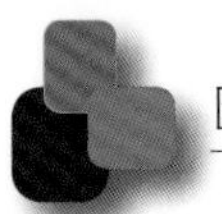

入活力。移动医疗产业的发展有希望成为我国经济发展的一个巨大推动力。

然而，移动医疗产业的发展是机遇与挑战共存的，除了有利于经济的发展，现阶段移动医疗产业还存在各种问题。跨界复合型人才的培养，我国目前的人工智能从业者总共不到5万人，高校每年培养的专业人才也只有不到2 000人，既懂医疗又懂人工智能的更是少之又少。只有解决了人才问题，才能真正突破国家在人工智能领域发展的瓶颈。实体医疗资源长期匮乏，医疗支付面临巨大压力，医疗行业本身复杂的特性，缺乏成熟的商业模式，患者对传统诊疗模式的偏好，以及国家的政策总是迟于市场的反应速度等。只有为医疗行业的各个领域颁布相应的政策才能加速互联网渗透到医疗体系当中。面对这些困难，与医疗信息相关的人才在近年都行动起来了，无论是科研工作者、医生，还是政府都积极地参与其中。这说明，医疗信息化已经成为全社会的一个共识。

综上所述，移动医疗是一种基于移动通信技术来提供医疗信息和医疗服务的医疗形式，因此，与传统医疗相比，移动医疗的范围更为宽泛。移动医疗充分利用通信技术在一定范围内可以灵活地接入这一特性，将医护人员的工作移至病床前，将医疗服务的范围拓展至院外甚至是家庭，将医疗服务的时间从病中延长至病前和病后，开拓了医疗服务的新模式。

8.2 移动医疗产业发展的影响因素分析

1. 政策监管因素

（1）移动医疗领域。2009年5月，卫生部发布《互联网医疗保健信息服务管理办法》，面向医疗卫生机构网站、预防保健知识网站或者在综合网站设立预防保健类频道向上网用户提供医疗保健信息的服务活动。要求从事互联网医疗保健信息服务，在向通信管理部门申请经营许可或者履行备案手续前，应当经省、自治区、直辖市人民政府卫生行政部门、中医药管理部门审核同意。并对申请提供互联网医疗保健信息服务的从业资格提出了具体要求[2]。

（2）远程医疗领域。当前我国远程医疗服务运营门槛较高，发展面临着政策壁垒。卫生部办公厅制定的《2010年远程会诊系统建设项目技术方案的通知》中表示，目前远程医疗服务主要以三甲医院为实施主体，要求配备相应

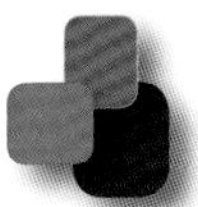

的业务管理人员和系统维护人员，并具有完善的远程医疗管理规章制度及信息保密措施[3]。

健全且配套的法律法规对我国远程医疗服务长期顺利发展和推进是十分重要的。现阶段，还不存在相关的法律手段来制约远程医疗双方的信息传输以及电信运营商的行为，一旦出现传输错误、资料不全、咨询失误等问题，就有可能导致误诊、漏诊；同时，计算机病毒或“黑客”突然攻击也有可能造成患者病情及病历隐私的泄漏，法律还未规定具体的人来承担相关责任。这种由于网络的不确定性带来的远程医疗事故将比传统的医疗纠纷更难处理。因此远程医疗的深入开展急需要相应配套的法律和法规[4]。

2. 安全问题

安全性是移动医疗最为重要的一个问题。患者数据及其他相关信息必须受到保护，不能出现丢失损坏或者被入侵的问题，这一点非常重要。开发移动医疗系统时，必须考虑到各种安全要求，包括系统中所有硬件设备的访问安全、数据传输安全和数据存储安全，特别是医院服务器的安全。

一直以来，国内医疗行业对网络的使用都比较谨慎。虽然无线网络具有移动灵活、部署简单的特点，对医院业务的开展非常有帮助，但无线网络设备在工作时是否对医疗设备和病人（特别内置心脏起搏器的病人）存在辐射和干扰等问题，医院始终存有疑虑。

在远程医疗环节，数据传输也存在安全问题。数据的传输和存储，容易受到“黑客”、病毒攻击，造成信息丢失、被删除或被改写等严重后果，这也制约着医疗物联网的推广和普及。

对于在医疗管理中采用的射频技术，荷兰阿姆斯特丹大学医学中心发布了一项非临床研究，研究中使用了一个有源 125 kHz 和一个无源 868 MHz 的 RFID 设备，用以评定其对包括静脉泵和除颤器在内的 41 个医疗器械的电磁干扰。每个设备测试 3 遍，共计 123 次测试，其中有 22 次对病人护理构成了“危险”。两例被列为对病人护理有“显著”不利影响，22 例被视为“轻微”影响，尤其是无源 RFID 信号被证明“最有问题”。研究中 RFID 读写器和医疗器械之间的平均距离为 30 cm。研究的结论是，医院和诊所若在重症护理室使用 RFID 设备，须进行电磁干扰实地测试，并保持 RFID 设备的更新，以符合国际标准。尽管这是项非临床研究，但其得出的结论对 RFID 设备在病人护理

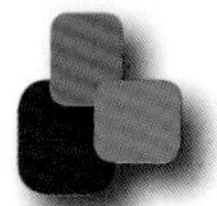

领域的发展仍然产生了很大影响。

3. 核心技术薄弱问题

个人便携式医疗产品以小型化、便捷化、低成本、网络化为主要趋势，产品种类繁多，有心电手机、手机皮、腕表等，突出人性化设计，但核心芯片以进口为主，很大程度上制约了终端低成本化的实现。另外，受制于测量精度、测量操作条件以及成本因素的影响，许多终端还难以被用户普遍接受。

无线通信技术或者说无线传输模块，是实现移动医疗的基础。由于无线通信技术的爆炸式增长，市场上出现了许多新兴的无线标准，特别是工业、科学和医疗（Industrial Scientific and Medical, ISM）频段，任何人都可以使用，无须获得授权批准。唯一的要求是，所开发使用的产品必须遵守适用于该频段的一些规定。如蓝牙 Bluetooth ™、蓝牙低功耗 BLE ™和 ANT 等新标准同一些 1GHz 或者 2.4GHz 以下频段的其他专有技术一起，广泛应用于医疗领域。尽管这些标准已经应用于医疗领域，但其却并未针对医疗应用进行优化。瓶颈问题主要集中在电流消耗方面，它们中大多数都具有高峰值电流。

个人健康监护产品突出个性化和互动性。用户自服务成为重要形式，需要增强数据挖掘和智能分析能力，但目前上报的数据来源有限，颗粒度不够精细，难以通过有限的数据分析预测疾病的发生和发展。

另外，大幅医学影像处理困难，医学影像在病人信息、远程会诊中占有重要比重，但如果信息量大，在远程采集和传输时就会碰到难点。

除了上述的问题外，移动医疗产业化发展的过程中，最主要的问题就是核心技术的知识产权问题。目前，核心技术的知识产权保护领域乱象丛生，大量的移动医疗企业面临知识产权被侵权的风险。在著作权领域，盗版和数据篡改是令开发者头疼的问题，不少开发者经常遇到在未经同意或者授权的情况下，被他人通过反编译等手段制造与其源代码不完全一致的复制品，或者改变了正版 APP 的某一项或者某几项服务、设置再使用的情况；在商标权领域，移动医疗企业商标注册的步伐稍一放缓，就会面临大量“抢滩登陆”、开发山寨软件和盗用热门软件等侵犯商标权的情况；在专利领域，擅自使用某一移动医疗 APP 的某项核心技术专利，开发功能相同或类似的移动医疗 APP，侵犯开发者的专利权。知识产权保护的问题不容小视，因为每一个侵权行为都与企业利益和患者权益息息相关。对企业来说，受到山寨 APP 影响而损失的时间成本、

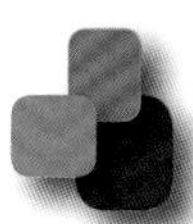

机会成本会让公司流失大量用户资源和市场份额，经济利益受到极大影响。

4. 潜在风险问题

移动医疗过程中还可能会产生一些潜在的风险，目前的一种医疗 App 能够把移动平台变成医疗设备，例如通过附属装置或传感器将移动设备变成听诊器的 APP，测量血糖和心电图并在智能手机端显示结果的 APP；另一种医疗 APP 可以控制医疗设备的使用、功能、模式等，例如通过胰岛素泵控制胰岛素的输送。这两类 APP 由于连接或控制着已经被规范的医疗设备，可能产生新的风险 [5]。

移动医疗 APP 与其他领域 APP 的最大不同在于其医学知识和医疗信息内容的呈现。

5. 网络覆盖问题

无线连接是一个巨大的挑战，特别是在一些无法进行信号传输的区域（地下室、安装有玻璃窗的钢结构建筑物和其他屏蔽信号的建筑物）。没有无线信号覆盖的地方，无线系统的正常运行将受到阻碍。医院建筑的结构和整体格局比较特殊，如果无线访问接入点（Wireless Access Point, AP）部署较少，会产生覆盖死角；AP 热点部署较多，又容易产生干扰。当数据传输压力大的时候，医用 PDA 将出现在多个 AP 间频繁切换的状况，容易导致数据包丢失，降低数据传输的安全性和可靠性。

专门的移动医疗方案提供商提出，可以考虑引进 5G，凭借移动基站的室内信号分布系统实现移动医疗网络的升级，并开发出基于网络融合的多终端医疗信息化应用 [6]。

6. 基础设施不完善问题

移动医疗的实施需要基础设施配合，以远程医疗为例，目前远程信息传输的质量不高，带宽是最大的瓶颈，即便是采用通信质量较高的专线接入方式，其最高传输速率还不到要求的 50%。如果传送给会诊专家的患者影像和声音信息不清晰、不连续甚至是不同步，那么专家诊断无疑会受到较大的影响 [7]。

7. 标准化问题

目前移动医疗的发展面临着标准化的问题。以远程医疗为例，政府部门尚未建立较完备的标准化、规范化体系，医疗规范的统一性和技术的标准化程度在远程医疗的系统建设中仍旧不足，相同的软件被医院重复开发，医院间系统

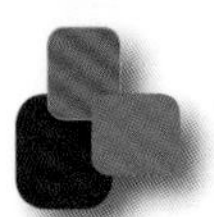

的兼容性又无法保证，信息传输的通信信道不同、应用软硬件不一致，使得医疗信息不能有效共享，不同的会诊中心不能互相通信，要实现全国范围内的远程医疗的开放、交互式联网较为困难。

8. 商业因素

（1）移动医疗盈利模式尚未明确。移动医疗产业链角色较多，涉及面广，包括监管机构、医疗机构、网络运营商、设备制造商、软件开发商、系统集成商、App 应用开发商、投资公司、基金会等，一个机构可以同时担任产业链中的几个角色，目前盈利模式尚未明确，需要逐步探索形成新的合作和商业模式。

以“好大夫在线”为例，作为 2006 年成立的移动医疗公司，“好大夫在线”网站已经在如何将移动与医疗相结合的道路上摸索了 6 年，形成了以点评为主的经营模式，发展了几十万用户，收录了 29 万余位医生的信息，但仍然没找到现实的盈利模式。

在“好大夫在线”的产品中，只有电话咨询服务是收费的。如果面向患者收取问医费用，就会涉及网络行医执照问题，这一问题尚无相关法律法规给出明确规范。此外，国内公众并没有养成对手机软件的付费习惯，且移动设备的主要用户群体是年轻人，他们对医疗消费往往没有很高的支付意愿，向普通用户收取软件费用还不太现实。不仅是“好大夫在线”，国内其他移动医疗公司对自身的盈利模式也同样迷茫[8]。

目前国内移动医疗应用大致有几种类型，针对普通消费者的自我健康管理类 App（血糖、血压管理、体重、孕期计算等）、健康咨询 / 用药查询类 App（如“丁香园”的用药助手、“春雨医生”等）、挂号导医类（如“好大夫在线”等）、健康交流平台等；另外，杏树林信息技术（北京）有限公司也推出一些针对医生的医学辅助工具（如杏树林网络的医口袋等）。

移动医疗 App 的盈利模式总结下来主要有三种：① 广告模式；② 收费模式；③ 增值服务收费，但基本功能免费模式。IHS Screen Digest 公布的数据显示，苹果手机的最赚钱的 App 近一半是免费的，安卓手机的最赚钱的 APP 31% 是免费的，而流行 App 中 68% 有附加收费内容或功能[9]。

现阶段，从事个人医疗 App 的企业一般都不大，没有形成产品、技术和服务的集成。免费的 App 一般采用广告形式，而收费的 App 被接受度不高。以春雨医生为例，依靠付费下载和问诊收费服务，每月已有约 10 万元的现金流，

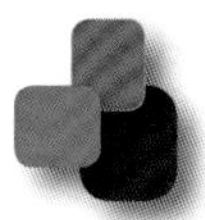

但为了提高活跃度，公司投入 15 万元补贴医生的问诊收费，目前并没有采取付费分成的模式，企业仍处于亏损阶段。

虽然移动医疗行业是目前创业和投资最热门的行业之一，但一些投资人重视的只是产品能否迅速占领市场，对产品能否很快盈利并不太在意。

（2）远程医疗经济效益不明显（消费与节约成本的矛盾）。在市场经济条件下的医疗体系着重于双重效益，在医院需要生存的前提下其经营管理者更重视经济效益，要求在投入低成本的基础上得到尽可能大的回报。一套远程医疗系统（包括计算机、外设及接入设备）一般需要几十万甚至上百万的资金投入，要使系统正常运转，又需要投入大笔的软硬件的维护升级费用、网络的使用费和专职技术人员的报酬。目前来看，远程医疗的成本投入较高，但经济效益却并不明显，这已引起医院管理部门的重视。

此外，远程医疗服务的大部分费用以通信费用的方式支付给了电信运营商，只有很少的一部分作为会诊咨询费用支付给服务提供方医院，被咨询专家的劳务技术价值没能得到公平合理地体现，同时许多医院远程医疗项目的劳务补偿普遍偏低，很难有效调动专家参与的积极性。目前远程医疗项目还缺乏国家制定的统一收费规定和劳务补偿标准，定价的自主权掌握在开展远程医疗单位的手中，定价依据不够合理，价格的变动调整也很随意，导致患者就诊时对远程医疗的收费存在疑虑[10]。

9. 意识形态因素

远程医疗是利用高科技手段为患者提供服务，在诊断质量、治疗时间、寻医途径等方面有诸多的优点。但当前远程医疗普及率不高，人们对这项技术的认识程度不一致,一方面目前许多医务人员对此项技术的作用和意义感知不深，部分医师不愿接受新技术；另一方面，多数患者对这种新的医疗服务方式的优越性不了解，不愿轻易尝试远程会诊，使其应用推广率仍然较低。

10. 人才因素

移动医疗领域的综合性人才匮乏，懂医的不懂信息技术，懂信息技术的不懂医。随着信息技术在医疗卫生行业的广泛应用，对医疗卫生从业者和信息技术人员的要求也将逐步提高。移动医疗属于通信领域和医学领域的交叉，对复合型人才的要求比较高，一方面要具备比较高的信息技术水平，另一方面还要懂得医疗管理，也就是要有医疗行业的经验。苛刻的用人条件以及现阶段人才

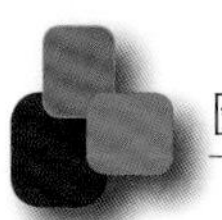

培养范围的狭窄，使用人单位很难招到满意的人选。目前我国大部分医疗卫生机构缺乏对医疗业务和信息技术全面了解的复合型人才；医疗卫生从业者对于信息技术的掌握整体水平偏低；医疗卫生从业者缺乏系统的卫生信息化培训，影响了医疗信息化建设的开展和应用。

8.3 移动医疗产业发展策略

总体而言，由于我国医疗信息化还处于起步阶段，在推广中不可避免地存在诸多问题。首先，信息的统一联网尚待时日。信息化的根本意义在于信息世界的互联互通，由于投资主体、资金、功能定位不同，医疗体系还无法实现联网，造成了重复建设，难以最大限度地通过信息共享降低医疗成本。这从各大医院各自为政，推出的就诊卡可见一斑。从更大的范围来看，目前我国移动医疗系统与国内现有医疗卫生系统协同不利，尚未形成政府、医院、市场的合力。这表明，医疗信息化的发展仍需要国家的大力扶持，要解决认证、互用性和标准发展问题。

此外，智能医疗的商业模式还不够明确，不过对于运营商而言，无论是效仿法国电信采用技术合作模式，还是借鉴美国电话电报公司采取产业链聚合模式，或者如西班牙电信，采取相对独立的专业运营模式，都需要因地制宜、优化自身网络与终端能力，根据行业需求提供差异化服务。

1. 移动医疗服务模式与应用推广模式策略

移动医疗服务的应用推广是移动医疗产业发展的基础，同时移动医疗产业发展也能推动移动医疗服务的应用推广。鉴于现有的移动医疗服务应用现状，迫切需要利用无线通信技术或移动技术构建一套多元化整合型的医疗服务网络，将各级各类医疗机构的业务链、体系链、服务链和利益链有机结合起来。从医疗业务、医疗服务和医疗体系等多方面推动移动医疗服务和应用的推广。

在医疗业务方面，需要形成“小病在社区、大病到医院、康复回社区”双向转诊机制，以缓解看病难、住院难和手术难的局面，引导病源的合理流动和医疗资源的合理配置；并且各级医疗机构之间能够针对真实病例进行实时、在

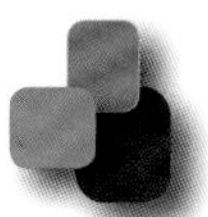

线的医学专业讨论，形成可持续发展的医务人员再教育体系和实时互动的诊疗体系；在医疗服务方面，需要针对医疗专业执行统一的标准、统一的流程、统一的团队，在统一的信息化平台上对同一人群进行医疗服务；在医疗体系方面，需要构建医、教、研、公共卫生、社会力量参与的一体化的体系架构，将体系内的医疗资源（人员、设备等）进行合理配置；在医疗利益方面，各级医疗机构在功能互补的基础上，实现利益的最大比。

另外，移动医疗产业的发展需要以关键产业为核心，形成以点成线的产业链，再由相关的产业链形成产业联盟。而移动医疗产业新模式是以产业联盟为基础，通过无线移动网络平台，在广域范围内，以实时互动的方式提供医疗健康服务，其中结合了多级医疗服务机构、专业化数据采集、处理、存储服务公司、专业化通信技术提供商，可以为人群提供持续的各个等级的主动式健康服务。也具备了多级医疗机构和不同服务提供商之间的相互支持、互动协调的可持续服务的盈利手段。服务受体也得到了连续专业化的高质量、低费用的医疗健康服务。体现以预防为主的医疗健康管理模式，以提供可持续服务方式创造利润、发展产业规模的现代服务业集成化属性。以关键产业为核心来构建产业链，以便携移动的生命信号采集终端为核心，带动采集技术、指标验证、设备工业化设计等产业；以数据无线加密及时传输为核心，带动无线设备制造、网络升级等相关产业；以实时互动医疗平台为核心，带动巨量终端（手机）增值服务产业发展。

最后，移动医疗产业的发展需要以资金为支点进行开发，并以走向市场为最终目标。移动医疗产业的开发过程需要大量的资金支持，移动医疗产业的研究人员可以通过政府、医院、投资公司等以科研项目申请、融资等方式获取资金。在获得资金后，研究人员需要将移动医疗产业走向市场作为自己的目标，以市场为驱动力支撑自身的发展。移动医疗产业的市场主要包含医疗市场和康养市场两个部分。研究人员应该根据这两个市场的不同需求来明确产品的定位，在医疗市场，移动医疗应该以治疗相关的产品为主，例如肿瘤检测工具等；在康养市场，移动医疗应该以养护相关的产品为主，例如心电记录仪等。

2. 重视知识产权布局

（1）整合行业研发资源，打造专利资源地。从上述研究不难发现，目前

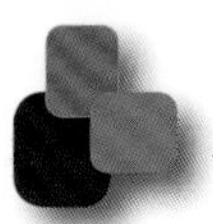

我国整个医疗物联网行业尽管在专利总量上并不在少数，但是没有任何一家单独企业能够与国外巨头在专利储备上相抗衡。我国医疗物联网行业的中小企业较多，产业集群不够。当国内企业面临国外大型企业潜在的专利挑战时，没有足够的专利储备迎接挑战，可能导致未来整个行业的发展受到限制。

从发明技术本身来看，差距就更为明显。许多国外公司已关注新技术的研发和创新，还在多个国家和地区全面进行专利布局。我国虽然也开展了这方面的研究工作，取得了一定的进展，但核心技术专利还不够，基础专利较少，特别是海外专利布局意识较差，产品出口的海外知识产权风险倍增。

因此，对于我国此领域的众多中小企业，应建立专利资源整合协作机制，形成国内企业专利资源池，以提高抵御国外大型企业专利诉讼风险。

（2）提高专利意识及应对风险能力，积极布局海外市场。近几年来，我国医疗物联网行业在世界范围内的影响力越来越大，但是随着全球化竞争的加剧，西方发达国家往往会采用专利规则来限制我国企业参与国际竞争。事实也证明，专利已成为打击竞争对手、抢占市场优势的重要手段，我国企业只有加强专利保护意识和能力，才有可能进入海外市场。

我国医疗物联网企业只有加强技术研发力度，加快结构调整，充分重视专利保护，提高应对专利纠纷的能力，才具备实施全球化战略的基本条件。政府或行业协会应引导企业了解国外相关法律法规，熟悉行业内的专利保护情况，并在技术上寻找突破口，积极进行专利布局，用专利这项武器来武装自己。

（3）通过专利运营，与国外巨头在国内市场形成竞争和牵制。通过上述分析数据可以看到国外大型医疗物联网企业已经在全球进行了专利布局，我国企业专利无论是在数量、质量还是在整体结构分布上都无法与这些国外巨头相抗衡。皇家飞利浦电子股份有限公司、美敦力公司、通用电气公司等大型企业非常注重在世界范围内进行专利保护。

我国企业除了努力研发具有自主知识产权的产品外，还应尝试利用专利运营的方式，如在专利诉讼发生前通过合作谈判、交叉许可、专利转让等方式，在核心专利和外围专利上，建立坚固的专利防护体系，或者和国外企业达成市场合作机制。拥有较强的专利运营能力，对我国企业来说有很长的一段路要走，这需要政府或行业协会加强引导和辅助。

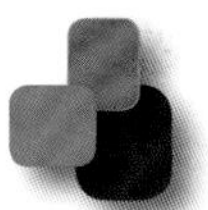

（4）加强产学研工作，加强高校与企业的合作研发。我国几十年形成的科研格局是大量从事科学研究和技术研究的高科技人才都集中在科研机构和高校，研究机构与高校产生大量的质量较高的专利。但是一直以来，我国的高校在产学研方面“雷声大、雨点小”。特别是在专利方面，我国的高校申请了大量的专利，但是这些专利鲜有和企业的合作申请、转让和许可行为。这样造成了国家科研经费和专利的浪费。

在这方面，我国企业可以通过专利分析，与科研机构和高校进行合作创新或进行专利转让、许可，提升自身的市场竞争力，在激烈的市场竞争中处于不败之地。例如企业可以和浙江大学、上海交通大学、清华大学等相关学院和发明人进行深度的产学研合作，尽快走向合作共赢发展的良性道路。

（5）要重视海外专利申请和布局。我们在中国专利分析中，可以发现此技术领域，申请量排名靠前的有荷兰的皇家飞利浦电子股份有限公司，日本的奥林巴斯株式会社。说明这些海外科技巨头非常重视在中国的专利申请和布局。而我们的公司却很少有海外专利申请，这说明我国专利申请人的海外专利申请意识不强，无专利布局意识和规划。未来我国政府和行业协会等要加强对企业专利申请的引导和资金奖励，对企业的海外专利申请进行指导和帮助，提高企业在海外的知识产权竞争力。

（6）供给资金来刺激专利产出及市场占领。我们国家近年来在专利上的投入比重在逐年增加。只有充足的资金保障才能激发科研人员的热情从而带来技术的不断更迭，给科研和市场的产品带来活力。而通过投入资金带来的专利最终将走向市场，在获得红利之后反哺投资人，最后可以形成一个良性循环机制，使得移动医疗产业健康发展。

3. 移动医疗产业发展模式策略

近年来，我国医疗卫生行业的总体发展有了很大的改善，但仍然存在投入总量相对较少、医疗资源分布不均衡、管理与服务不尽科学、医疗设备行业对外依存度偏高等问题。在我国，占社会总人口不足 20% 的大中城市拥有 80% 以上的优秀医疗资源，医疗机构、人才和经费高度聚集于这些地区，而拥有总人口 80% 以上的广大农村地区医疗资源相对匮乏。另据国家有关部门统计，2019 年底，全国 1 881 个县（县级市）共设有县级医院 1.6 万家，床位总利用率仅为 60%，许多中小医院的床位利用率更低至 30% 以下。大部分中小医院

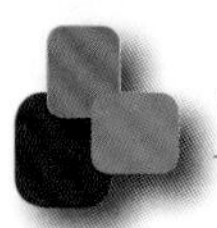

的生存和发展面临严峻挑战[11]。因此，当务之急是大力促进医疗服务行业健康快速地发展，构建符合我国实际的医疗服务产业模式，满足日益增长的全社会的医疗需求，通过实施移动医疗产业化战略，来改变我国医疗服务的现状。

医疗服务产业化需要依靠市场需求决定价格，医疗服务的参考价格由政府指定；根据服务对象的需求，提供特定的医疗服务项目，收取特定的费用；根据医疗市场的分布，确定医院发展的方向，建立特色不同的医院，加强对特色项目的投入，减少或终止对非特色项目的投入；在医疗服务产业化的过程中，不符合市场需求的医院将自然退出竞争；这些都将使对医疗卫生事业的投入总额相对增加、集中和更加合理。通过实施医疗服务产业化战略，可以调动全社会的积极性，以市场经济利益驱动为机制，逐步形成以公立医院、股份制医院、国有民营医院三分天下各有其一的医疗格局[12]。

（1）依托先进的信息技术，建立健全医疗服务网络。信息技术具有改变医疗卫生行业的巨大潜能。我国医疗卫生行业的信息化程度与发达国家相比仍有较大差距。目前，国内医疗卫生行业的信息化大多仅仅停留于用电子版保存纸版文件内容，尚未形成真正意义上的信息。而建立健全医疗服务网络才是医疗卫生行业信息化的未来发展方向，在保障健康和挽救生命的同时，可以大大降低医疗成本。我国医疗卫生行业市场化程度低下，资源比较集中，优良设备与优秀医生大多集中于数量有限的大医院，供小于求是十分突出的矛盾，大医院的人满为患就是例证。庞大的市场需求支撑的却是大医院低效率的运转，通过先进信息技术的运用来实现快捷、精确、共享的医疗服务，是对当前医疗服务产业化的极大促进。

（2）建设合理的医疗服务产业化发展模式。医疗服务产业化发展的核心举措之一是依法建立具有实质意义的医疗产业集团。我国的医疗产业实际上从未达到产业化的程度，目前仍然处于“单打独斗”的阶段，没有具有实质意义的医疗产业集团，从而使得治理结构不够清楚，企业的发展也就难以稳定和持续，正常的商业活动也就无法保障。在日益增长的医疗服务需求及经济全球化带来的医疗产业竞争的背景下，医疗服务产业化和医疗服务行业集群的推进势在必行。集群的发展规划应当根据现在各相关产业的发展状况制定，产业集团的组建也要发挥地区的优势，进而扩大到国家优势。

（3）实施医疗服务产业的资本管理。医疗机构一直都具有鲜明的政府经

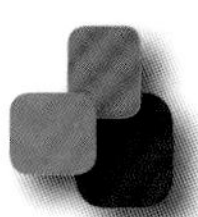

营色彩，因此它们的经营压力小，也没有强烈的意愿进行管理模式的变革，所以治理结构也得不到及时调整，使得利润主要被资本投入者攫取，知识和品牌所有者的回报不够合理，这就导致了医疗服务产业中核心业务单元管理效率低下，甚至使整个医疗服务产业产生经营黑洞。医疗服务产业的管理必须随着产业的发展更加科学化、规范化，产业结构的两个重要环节是资本运作和组织管理。资本所有者或投资者应当与管理者分离，医疗产业的运转也要用规范科学运营代替传统医疗行政行为，在体现国家产业经济政策的同时明确产权和管理范围，医疗服务行业发展的理念也应当与时俱进，提高医疗体系的运行效率，医疗服务行业化经营模式也应当适应市场经济的要求。例如，对医疗服务行业依托资本平台进行股份制改革，允许符合要求的企业发行股票上市；发挥政府的产业协调作用，充分利用现有医疗技术设备、床位等资源，降低成本，合理调配资金和人力资源，扩张医疗服务行业规模。

（4）建立更适合市场经济发展的产业化经营方式。一是利用资本的纽带。如控股或买断一个或者数个医院，要注意使用资本的力量。医疗体制改革在政策上为医院上市扫除了障碍，发行股票、进行股份制改革是解决医院在转型中的资金和体制问题的有效手段，上市公司取得医院的股份或者控制权的个案也呼之欲出。二是利用被资本的纽带。各家医院可在各家独立法人资格的基础上，构建优势互补、资源共享、互惠互利、双向转诊的医疗网络服务体系，充分利用各方的医疗设备、医疗技术及空闲床位等医疗资源，实现规模的扩张，从而达到品牌知名度的提升。医院规模的扩张可以更加有效地实现资金、人力、医疗技术和设备的最大化利用，使医院成本降低。

（5）充分发挥政府的产业协调作用。目前我国大多数医疗机构依靠政府的投入，因此医疗服务行业发展必须得到政府长期的关注，协调医疗服务行业外部发展环境，合理进行医疗机构布局。如果没有政府的参与，医疗服务行业的发展将无从谈起。建立医疗产业集团时，在产业协调中也需要政府的广泛参与。

（6）健全和完善医疗保险行业。随着技术的进步和全球经济一体化的推进，各国现今较封闭自立的医疗体系将变得自由开放，因此医疗保险行业的市场潜力巨大。全民医疗保障体系对于国家的益处显而易见，医疗保险在降低风

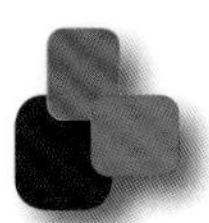

险的同时改善着全民的健康状况。将商业保险与社保系统有效结合，可以实现两者之间的促进与互补，从而进行科学的市场整合，形成高效而完整的医疗保险行业体系。保险公司与医疗机构结合提供集中化的服务在美国是一种常见的产业模式，在一定程度上可以节省成本并提高医疗服务品质。但这种模式的前提之一，是医疗行业的高度产业化。

我国处于社会主义市场经济体制，兴办医疗产业实体、围绕自身优势，开发、建设不同类型经济实体，并向规模化、科技化、集团化方向发展，是医疗产业长远发展的基本战略。在现代医疗产业的发展过程中，应当按照产业发展的规律和相关制度，将国家财政补助、金融服务、保险配套、民间资本、国外投资等统筹纳入产业发展模式，走出创新之路，以市场经济为基础，逐步形成以公有制医疗产业、股份制医疗产业、国有民营医疗产业各司其职的发展模式，完善全民医疗保障体系。

4. 移动医疗产业发展的政策策略

针对我国医院信息化的发展现状及存在的问题，应该从以下几个方面来加强和推进医院信息化标准和法律体系建设，着手推动移动医疗产业化发展。

建立和完善医院信息化标准和法律体系，包括建立并完善医院信息化标准和健全医院信息化相关法律法规体系结构两个方面。

我国医院信息化的标准建设虽然有了很大的发展，相应的国际标准已普遍应用在病情诊断和手术中，但医疗卫生机构信息的标准化程度跟不上需求[13]是不可否认的事实。医院内患者身份、诊疗和药品等信息均处于自定义状态，各医院之间难以有效共享。

标准化接口、诊疗和价格条码的限制使得医院必须编写专用软件实现信息交换，一个收费项目常与不同医保中心和医保类别的多个收费项目相对应。这些问题既使得医院信息化成本无谓地增加，又降低了信息共享的效率，限制了医疗服务水平的提升。

结合我国医院信息化建设的现实发展情况，制定相应的管理性法律法规也是重要的问题。对医疗护理执行过程中以及电子病历系统应用过程中产生的问题，应当制定相应的法律体系。同时，要进行卫生信息法的探索和制定，与医院信息化工作的开展相适应。

加强医院信息系统集成标准体系建设，例如异构系统集成、数据共享和数

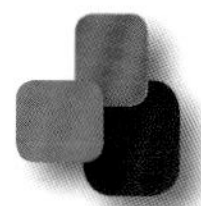

据交换传输标准等。

软件系统的规模会随着医院信息化的发展而不断增加，一个医院的所有信息子系统的开发难度将会不断增加，无法被一家软件厂商完全承担。目前和将来的情况是由多个软件厂商合作完成一个医院的信息化项目，这就要求研究医院信息系统的集成问题，将医院内部子系统、医院信息系统与外部系统进行集成。重点要解决医院信息系统的异构系统集成、数据共享和数据交换传输标准等关键性技术问题，全方位覆盖医院所有业务流程，使医疗信息系统规模化和集成化[14]。

医院信息化不是医院手工流程的信息化重现，而是要进行流程重构，要根据科学的理论和多年的实践，使医院信息管理规范化、标准化和制度化，为医院的管理提供有力的工具，进而带动医院经济效益的提高。要根据实际目标的不同，建立科学的统计和分析架构，完成高质量的信息产出，为辅助决策提供支持。为了做好决策支持，医院本身要实现两点：① 医院的信息系统和医院的信息管理人员要能提供足够准确的数据统计报表和详尽的数据分析报告，为决策者提供数据支持；② 决策者将科学管理与传统的经验管理相结合，熟练使用信息系统提供的数据统计报表和数据分析报告，从而为医院的宏观和微观发展提供决策支持。

8.4　本章小结

作为新兴信息技术，医疗物联网能够实现人与物、物与物的信息交互和无缝连接，达到对物理世界实时控制、精确管理和科学决策的目的，成为医疗信息化进程的关键技术。医疗物联网已经成为医疗信息化建设的主要技术推动力量，正在积极推动着医疗服务模式的优化和变革，并催生出更加便捷、高效、精准的移动医疗业务，移动医疗产业链正逐步形成。

以应用带动产业发展的共赢商业模式需要各环节有效协同。政府的主要作用体现在通过制定产业政策和引导资金流向，对物联网产业进行引导。产业联盟的主要作用体现在加强产业链上下游各个企业之间的协作和共赢；终端生产、运营商、软件开发、系统集成商需要明确在商业模式中自身的作用

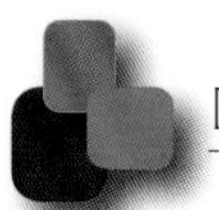

和定位，确保产业链各环节流畅衔接并相互制约；解决产品接口不统一带来的规模化问题以及产业链资金承担量不同导致的集成环节压力大等问题。

目前政府及产业联盟在产业链上可能的着力点体现在以下几个方面：

（1）终端方面：推动接口协议统一；

（2）网络方面：推动宽带建设和平台搭建；

（3）应用方面：促进协议标准统一化；

（4）集成方面：促进培养、合作及资金支撑[15]。

参考文献

[1] 徐倩 . 基于 iOS 系统的戒烟类移动应用程序研究 [D]. 重庆：重庆医科大学 , 2014.

[2] 徐瑶 . 我国网络信息行政监管问题研究 [D]. 北京：中国人民解放军军事医学科学院 , 2013.

[3] 中华人民共和国卫生部 . 2010 年远程会诊系统建设项目技术方案的通知 [R/OL]. (2011-03-07). http://chisc.net/CIOjulebu/wsbmwj/2011-03-07/6.html.

[4] 刘翔 , 朱士俊 , 李信春 . 我国远程医疗发展现状、难点和对策分析 [J]. 中国医院, 2004,8(6): 8-11.

[5] 黄浩 . 寻医问药 APP[J]. 中国信息化 , 2012,(10): 51.

[6] 徐超 . 封闭模式面临挑战运营商拓展无线医疗“大众级”应用 [J]. 通信世界 , 2010,(12): 21.

[7] 佚名 . 医疗信息化回归以“人”为本 [J]. 中国新通信 , 2009,(16): 82-83.

[8] 王慧珍 . 西安市移动医疗发展存在问题与对策探析 [J]. 电子测试 , 2014,(8): 104-105.

[9] 佚名 . 珠海科技：差异化竞争路线 [J]. 中国信息化 , 2012,(10): 53.

[10] 周麒 . 浅谈远程医疗在现代化医院的应用：2014 中华医院信息网络大会论文集 [C]. 北京：中国数字医学 , 2014.

[11] 王宏顺 . 我国医疗卫生产业发展模式初探 [J]. 医学动物防制 , 2010,(11): 1077-1078.

[12] 韩德民 . 中国医疗产业发展思考 [J]. 融合与发展 . 2003: 30-33.

[13] 赵亚俐 . 把脉我国医疗信息化——纵观我国医疗信息化建设的相关瓶颈 [J]. 中国电子商务 , 2003, (10): 60-63.

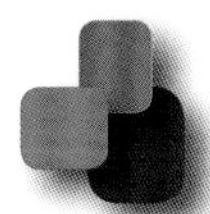

[14] 中国医院协会信息管理专业委员会，埃森哲咨询公司 .《中国医院信息化发展研究报告 (白皮书)》(摘录一)[J]. 中国数字医学 , 2008,3(6): 10-18.

[15] 张瑞 . 物联网产业链分析及运营商策略模式探讨 [J]. 科技信息 , 2013,(3): 128-129,180.